PT・OT 国家試験共通問題 頻出キーワード 1800

[編]
中島　雅美
中島喜代彦

南江堂

● 執筆者一覧

編　集
中島　雅美　　国試塾リハビリアカデミー代表
中島喜代彦　　九州中央リハビリテーション学院副学院長

編集協力
新谷陽一郎　　一陽会グループ理事長
中山　彰一　　福岡リハビリテーション専門学校学校長

執　筆
長濱　直喜　　天草厚生病院
江嵜　宏実　　天草厚生病院
奥添　貴士　　天草厚生病院
鶴長建太朗　　天草厚生病院
領田菜穂子　　天草厚生病院
宮坂　明成　　天草厚生病院
長濱　深雪　　天草セントラル病院
武部　那美　　天草セントラル病院
大﨑　史織　　天草セントラル病院
大塚　彩香　　天草セントラル病院
大野　紗織　　天草セントラル病院
坂本　久美　　天草セントラル病院
冨岡　詩織　　天草セントラル病院
永野　　宏　　天草セントラル病院
馬場　陽子　　天草セントラル病院
山内　紗里　　天草セントラル病院
山里　天洋　　天草セントラル病院
山下　信志　　天草セントラル病院
山本　裕輔　　天草セントラル病院
江﨑　重昭　　介護老人保健施設 松朗園
林　　佑季　　介護老人保健施設 松朗園
山﨑　真美　　介護老人保健施設 ブルーマリン天草
池田　　優　　介護老人保健施設 ブルーマリン天草
船元　都子　　介護老人保健施設 ブルーマリン天草
吉永　雄一　　介護老人保健施設 ブルーマリン天草

武部 啓太	デイサービスセンター厚生
立川 衛	デイサービスセンター松朗園
盛田 理恵	デイサービスセンター松朗園
林田 雅	デイサービスセンター新谷
河元 岩男	麻生リハビリテーション大学校
宇戸 友樹	麻生リハビリテーション大学校
木村 孝	麻生リハビリテーション大学校
田中 裕二	麻生リハビリテーション大学校
花田 穂積	麻生リハビリテーション大学校
松岡 美紀	麻生リハビリテーション大学校
山下 慶三	麻生リハビリテーション大学校
宮本 良三	医療福祉専門学校 緑生館
古島 譲	北九州リハビリテーション学院
石橋 敏也	北九州リハビリテーション学院
大島 秀明	北九州リハビリテーション学院
河波 恭弘	北九州リハビリテーション学院
辻 和明	北九州リハビリテーション学院
野口 敦	北九州リハビリテーション学院
落合 裕之	下関看護リハビリテーション学校
佐野 真由美	下関看護リハビリテーション学校
秋山 美佳	下関看護リハビリテーション学校
坂口 文宏	福岡医療専門学校
秋山 みずほ	福岡医療専門学校
古賀 大貴	福岡医療専門学校
杉 勇作	福岡医療専門学校
谷 直道	福岡医療専門学校
田原 典嗣	福岡医療専門学校
仲濱 毅	福岡医療専門学校
藤井 和彦	福岡医療専門学校
山本 拓史	福岡医療専門学校
川島 圭司	福岡リハビリテーション専門学校
岩本 博行	福岡リハビリテーション専門学校
齋藤 和広	福岡リハビリテーション専門学校
西山 修	福岡リハビリテーション専門学校
松岡 健	福岡リハビリテーション専門学校
沖 雄二	福岡リハビリテーション専門学校

木下栄子	福岡リハビリテーション専門学校
手島茂盛	福岡リハビリテーション専門学校
丸本つぐみ	福岡リハビリテーション専門学校
若松うらら	福岡リハビリテーション専門学校

(敬称略,施設ごとに掲載)

序　文

　昭和40年(1965年)に日本で「理学療法士及び作業療法士法」が制度化されてから約50年，国家試験も第49回目を迎えるに至った．

　PT・OTの養成校も3年制・4年制の専門学校，3年制の医療短期大学，4年制の大学(私立から国立まで)と多岐にわたり，1年間の全養成校の卒業生(国家試験受験生)は，PTは約1万人強，OTは約5,000人強と，著しく増加した．

　そしてこの50年間の間には，国内の医療業界そのものも様変わりした．リハビリテーション医療は，創成期には「整形外科後療法」や「労働災害後療法」として労災病院内での仕事の1つとして取り入れられていたが，21世紀になってから日本の超高齢社会の到来により「老年医療・介護の支援」としてのリハビリテーションが主体となるとともに，医療から介護まで，病院から施設，そして在宅まで，とその裾野が大きく広がった．当然，国家試験の設問にも「超高齢社会における老年医療・介護」をテーマにした内容が増えてきている．

　つまり，リハビリテーションの対象の広がりとともに，知っておかなければならないリハビリテーション用語が50年間で倍増，いや数倍増し，養成校で学んでいる学生たちは基本的な医学用語，リハビリテーション用語はもちろんのこと，最新の医療・介護の中で使用されている用語も当然理解しなければならなくなったのである．それに加え，医療・科学の研究・発展とともに新たにわかってきたこともたくさんあり，またWHOなどによる世界規模での用語の見直し(ICD-10)によって新規に加わった医学用語も数多い．

　現在の国家試験ではこのような用語を当たり前のように使用して問題が作成されているため，設問中の用語の数が増えただけでなく，その言葉の意味がわからなければ問題は解けないようになっている．ところが，近頃の学生の学習をみていると，言葉の意味を理解することなく「国家試験の解答を覚える」という勉強方法が多く見受けられる．そのため，過去問題そのものとまったく同じ問題でなければ正解することがで

きず，国家試験で不合格になる学生も増えている．

そこで，このように考えてみよう．国家試験に合格すれば，免許証が授与される．つまり，その業界のプロフェッショナルになるということである．国家試験問題を解答できる＝専門用語を理解している＝プロフェッショナルなのである．すなわち，国家試験に合格できる知識を持った人は，国家試験の設問中の「医学用語」，「リハビリテーション用語」の言葉の意味を理解しているということである．

本書は，過去20年分の専門基礎分野の国家試験問題の中から知っていてほしい，理解していてほしい「キーワード」を抽出して，できる限り「わかりやすい」，「イメージしやすい」言葉で説明した用語集である．

養成校の教員の先生方には，養成校で学んでいる学生諸氏に国家試験に出題されている「医学用語」および「リハビリテーション用語」をマスターさせるような指導を，是非本書を利用して行って頂きたい．そして本当の意味での専門家（プロフェッショナル）としてのPT・OTを育てて頂きたいと心から願っている．

また，養成校の学生諸氏には，国家試験の問題を解く際にポケットサイズの豆単（辞書）として本書を必ず携帯し，国家試験学習のための補助書籍として是非活用して頂きたい．

本書が国家試験受験を控えた学生諸氏の「国試の友」として活躍することを心から願ってやまない．

2013年10月

編　　者

目 次

1. 解剖生理学（植物機能）　1

細胞 …………………… 藤井和彦　1
内臓 ………………………………　1
酸塩基平衡 ………………………　2
自律神経機能 ……………………　3
代謝 …………… 藤井和彦, 田原典嗣　3
ビタミン ……………… 田原典嗣　6
血液成分 ……… 田原典嗣, 谷　直道　6
血管 …………… 谷　直道, 古賀大貴　11
心機能・循環機能 ……… 山本拓史　18
心臓の構造 ………………………　19
刺激（興奮）伝導系 …… 秋山みずほ　21
心電図 ……………………………　22
リンパ循環 ………………………　23
呼吸器の構造
………… 秋山みずほ, 川島圭司　24
呼吸機能 ……………… 川島圭司　26
消化器 ………… 川島圭司, 齋藤和広　28
消化器付属器 ………… 齋藤和広　32
消化機能 …………………………　33
組織構造 …………………………　34
外分泌腺 ……………… 西山　修　35
内分泌腺 …………………………　35
ホルモン ……… 西山　修, 松岡　健　36
排尿機能 ……………… 松岡　健　41
泌尿器の構造 … 松岡　健, 岩本博行　42

2. 解剖生理学（動物機能）　47

酵素 …………………… 河元岩男　47
電解質 ……………………………　47
胚 …………………………………　48
細胞 ………………………………　48
刺激と興奮 ………………………　49
神経伝達物質（ホルモン） ………　49
神経伝導の3原則 ………………　50
活動電位 …………………………　51
筋電図 ………………… 田中裕二　52
筋細胞 ……………………………　52
筋収縮 ……………………………　53
筋線維 ……………………………　53
運動神経 ……………… 木村　孝　57
単シナプス反射 …………………　58
多シナプス反射 …………………　58
深部腱反射 ………………………　58
脊髄の構造 ………………………　59
延髄 ………………………………　60
橋 …………………………………　61
中脳 ………………………………　61
間脳 …………………… 松岡美紀　62
小脳 ………………………………　63
体温調節機構 ……………………　64
脳脊髄液 …………………………　65
脳脊髄膜 …………………………　65
脳地図 ……………………………　66
中枢神経の構造 …………………　66

目次

項目	著者	頁
求心性神経線維		66
大脳	松岡美紀, 山下慶三	67
大脳辺縁系	山下慶三	70
脳波		71
伝導路	宇戸友樹	72
脳溝		75
脳室		75
脳神経	宇戸友樹, 花田穂積	75
脳幹反射	花田穂積	78
反射		79
前庭感覚		79
聴覚伝導路		80
聴覚器の構造		80
視覚		81
視覚器の構造	坂口文宏	82
視覚伝導路		84
神経細胞		84
神経細胞以外の脳細胞	杉 勇作	86
神経終末		86
求心性神経線維		87
遠心性神経線維		87
交感神経線維		88
深部感覚		88
平衡反応		89
末梢神経		89
末梢神経叢	仲濱 毅	89
皮膚		90
表在感覚		91
表在受容器		91
嚥下に働く筋		92

3. 運動学　95

項目	著者	頁
力学	古島 譲	95
運動		97
運動学習		97
(神経走行)管		98
軟骨		99
骨	辻 和明	99
骨間膜	野口 敦	104
結合		105
孔(頭蓋骨)		105
関節	野口 敦, 河波恭弘	106
関節内運動	河波恭弘	110
靱帯		110
筋	河波恭弘, 大島秀明	113
末梢神経	大島秀明	117
筋収縮	石橋敏也	119
筋張力		121
体表解剖		121
足部変形		123
中殿筋麻痺		123
歩行分析		123

4. 人間発達学　125

項目	著者	頁
原始反射	岩本博行	125
姿勢反射		126
脊髄反射		127
発達検査		127
新生児		128

5. 病理学　129

項目	著者	頁
病因	池田 優	129
炎症		131
退行性変化	吉永雄一	131
進行性変化	吉永雄一, 山﨑真美	134
循環障害	池田 優	136
形成異常	山﨑真美	137
腫瘍	落合裕之	138

感染	山﨑真美 142	脳炎・脳症	江嵜宏実 190
アレルギー	佐野真由美, 秋山美佳 143	脳圧亢進症状	191
発痛物質	秋山美佳 148	髄膜刺激症状	191
症候(症状)	148	不随意運動	192
黄疸	149	高次脳機能障害	山内紗里 193
寄生	149	脳神経障害	196
代謝異常	150	意識障害	鶴長建太朗 197

6. 整形外科学　151

骨折 … 永野 宏, 山里天洋	151
骨障害 … 永野 宏, 大塚彩香	154
関節障害 … 大塚彩香, 馬場陽子	158
骨関節障害 … 馬場陽子, 山下信志	163
絞扼性障害(症候群) … 山下信志	166
末梢神経障害 … 山下信志, 山里天洋	169
筋障害 … 山里天洋	171
脊髄損傷	171
切断	172
熱傷	173
歩行障害 … 山本裕輔	173
整形外科治療	174
整形外科検査	176
整形外科テスト法	176

7. 神経内科学　179

脳血管障害 … 宮坂明成	179
パーキンソン病	182
多系統萎縮症 … 奥添貴士	183
錐体路徴候 … 武部啓太	184
錐体外路徴候	186
失調症	186
多発性硬化症 … 江嵜宏実	188
中枢神経障害 … 武部啓太	188
脳腫瘍	189

記憶障害	198
自律神経障害	198
末梢神経障害	199
筋ジストロフィー … 奥添貴士	201
筋疾患	203
言語障害 … 江嵜宏実	205
嚥下障害 … 長濱直喜	205
感覚障害	206
運動ニューロン障害 … 奥添貴士	206
異常歩行 … 長濱直喜	207
症候(症状)	208
画像検査	209
臨床検査	209
進行過程	210
姿勢反応	210
病的反射	210

8. 内科学　213

心疾患 … 大﨑史織	213
循環器疾患 … 武部那美	217
呼吸器疾患 … 大野紗織	220
感染症 … 冨岡詩織	225
糖尿病 … 武部那美	227
代謝性疾患 … 坂本久美	229
消化器障害 … 林田 雅	231
消化器疾患	232
肝障害 … 冨岡詩織	234

血液疾患	坂本久美	236
内分泌疾患	長濱深雪	237
泌尿器疾患		239
自己免疫疾患	坂本久美	240
症候（症状）	長濱深雪	241
治療法		241
薬物療法		241

9. 精神医学　243

統合失調症	沖　雄二	243
気分障害（感情障害）	手島茂盛	248
認知症		250
認知症検査		251
知能検査		252
記憶障害	木下栄子	253
意識障害		253
行動および情緒の障害		254
身体表現性障害		255
不安障害	若松うらら	257
強迫性障害		258
解離性障害，転換性障害		259
虚偽性障害		260
人格（パーソナリティ）障害		260
てんかん	丸本つぐみ	261
依存症		263
睡眠障害	船元都子	265
摂食障害	若松うらら	265
発達障害	船元都子	265
反響症状		267
妄想		267
幻覚		269

虐待		269
気質	宮本良三	269
精神分析		270
精神科治療システム		270
精神科治療		270
向精神薬		272

10. 臨床心理学　275

学習	林　佑季	275
記憶		276
感情		277
クレッチマーの体型		278
人格		278
性格検査	林　佑季，江﨑重昭	279
知能検査	盛田理恵	282
精神分析（心理分析）		284
精神療法（心理療法）	江﨑重昭，立川　衛	284
発達心理	盛田理恵	289
障害者心理		291
行動心理		291
防衛機制（心理機制）	立川　衛	291

11. リハビリテーション医学・その他の臨床医学　295

医学概論	領田菜穂子	295
リハビリテーション医学		295
眼科学		296
小児科学		297
産科学		298
老年医学		298

1 解剖生理学（植物機能）

細 胞

1 ゴルジ装置【ごるじそうち】 □□□ (チェック欄)　解生(動)　★★
　細胞内に存在する小器官．粗面小胞体（リボソームというブツブツがついたもの）でつくられた蛋白質を加工し，できた身体部位別の蛋白質を最終目的部位別に仕分けして細胞内または細胞外に送り出す機能をもつ．

2 核小体 / 仁【かくしょうたい / じん】 □□□　解生(動)　★
　細胞の核の中に存在する，リボソーム RNA の合成が行われる場所．光学顕微鏡では濃く染まってみえる．

3 細胞膜【さいぼうまく】 □□□　解生(動)　★
　細胞を囲む膜．イオンを透過させたり，細胞外からの刺激を受けたりする．

4 小胞体【しょうほうたい】 □□□　解生(動)　★★
　細胞内に存在する網状の小器官．表面にリボソームというブツブツがついたものを粗面小胞体といい，ブツブツがなく表面がつるつるのものを滑面小胞体という．主なはたらきはリボソームで合成された蛋白質の輸送である．

内 臓

1 平滑筋 / 内臓筋【へいかつきん / ないぞうきん】 □□□　★★★
　血管，胃，腸，膀胱などの内臓の壁をつくる筋．自律神経支配を受け，自分の意志によってコントロールできない不随意筋．

2 対臓器【ついぞうき】 □□□　病理　★
　体の左右に対称に（有対性に）ある臓器．

> ★印の数は国試頻出度を示す．

1. 解剖生理学（植物機能）

酸塩基平衡

1 アシドーシス，アルカローシス【あしどーしす，あるかろーしす】 □□□ ★

血液(体液)のpH(水素イオン濃度を表し，酸性かアルカリ性かを示す)が，正常範囲(7.35〜7.45)を超えて酸性側(7.35より少ない方向)に傾いた状態をアシドーシス，アルカリ性側(7.45より多い方向)に傾いた状態をアルカローシスという．

2 呼吸性アシドーシス，呼吸性アルカローシス【こきゅうせいあしどーしす，こきゅうせいあるかろーしす】 □□□ ★★★

呼吸量の減少(体内にCO_2がたまり血液が酸性に傾く)によるアシドーシスを呼吸性アシドーシスといい，呼吸量の増加(体内のCO_2量が減少し血液がアルカリ性に傾く)によるアルカローシスを呼吸性アルカローシスという．(p.224 呼吸性アシドーシス／呼吸性アルカローシス参照)

3 代謝性アシドーシス，代謝性アルカローシス【たいしゃせいあしどーしす，たいしゃせいあるかろーしす】 □□□ ★★★

呼吸以外の原因で起こるアシドーシスとアルカローシス．代謝性アシドーシスは酸性物質が排泄されずに重炭酸イオンが排泄されることで起こる(p.230 代謝性アシドーシス参照)．代謝性アルカローシスは呼吸以外の代謝(嘔吐や胃液の吸引など)により水素イオンを喪失することで起こる．

4 pH，中和【ぺーはー，ちゅうわ】 □□□ ★★

pHは水素イオン指数を表す記号．水素イオン指数とは物質の酸性，アルカリ性の度合をみる数値で，pH＝7が中性，7より小さければ酸性，7より大きければアルカリ性となる．アルカリ性のものと酸性のものを混ぜて中性に近づけることを中和という．

5 水素イオン【すいそいおん】 □□□ ★

水素原子(H)が電子を1個失ってできた陽イオン(H^+)．水素イオン濃度が高くなればなるほど物質は酸性になる．

代 謝

自律神経機能

1 末梢性化学受容器【まっしょうせいかがくじゅようき】 □□□(チェック欄) ★

末梢にある，化学的物質を感知するセンサー．頸動脈小体や大動脈弓に存在する．血液中のO_2分圧，CO_2分圧を感知し，呼吸や循環を調節する．

2 体温調節中枢【たいおんちょうせつちゅうすう】 □□□ ★★

加温すると熱放散が促進され，冷却すると熱産生反応が起こる領域．視床下部にあり，とくに視索前野が重要．(p.63 体温調節中枢参照)

3 大内臓神経【だいないぞうしんけい】 □□□ ★

胸髄(T5〜9)の交感神経幹神経節細胞．腹腔神経節で節後線維となり，腹部内臓(胃・膵臓・腎臓・脾臓・肝臓・小腸など)に入る．また副腎髄質には大内臓神経そのものが入る．

4 下腹神経【かふくしんけい】 □□□ ★

胸腰髄(T11〜L2)から出る交感神経．膀胱（ぼうこう）や下部消化管を支配し，排尿・排便に関与する．

5 迷走神経【めいそうしんけい】 □□□ ★★

第10脳神経ともいい，運動神経・感覚神経および副交感神経を含む．頸部・胸部・腹部内臓に広く分布し，それらのはたらきをコントロールする．

6 骨盤神経／骨盤内臓神経【こつばんしんけい／こつばんないぞうしんけい】 □□□ ★★★

第2〜4仙髄(S2〜4)から出る副交感神経で，排尿，排便，勃起に関与する．

代 謝

1 グルコース，単糖，グリコーゲン，多糖【ぐるこーす，たんとう，ぐりこーげん，たとう】 □□□ 病理 ★★★

グルコースとはブドウ糖のことで，糖質の一種(単糖類(糖質の最小単位))である．これが体の中で分解されることでエネルギーが生まれる．グリコーゲンはグルコース(単糖)がたくさん集合した多糖であり，細胞内に蓄積される．

4　1. 解剖生理学(植物機能)

2 グリコーゲンの合成・分解【ぐりこーげんのごうせい・ぶんかい】
□□□ (チェック欄)　★★

グリコーゲンの合成とはグルコースを結合してグリコーゲンをつくること．
グリコーゲンの分解とはグリコーゲンをばらばらにしてグルコースにすること．

---

3 多糖類，ムコ多糖類，デンプン【たとうるい，むこたとうるい，でんぷん】
□□□　★★

多糖類は単糖が10個以上くっついてできたもの．ムコ多糖類は細胞と細胞をつないでいるゼリーのようなもので，体の中では関節や皮膚，血管，眼球などいろいろなところに存在する．デンプンは多糖類の一種で，植物の貯蔵糖(動物ではグリコーゲン)である．

---

4 アミノ酸【あみのさん】　□□□　★

蛋白質の構成素材(単量体)．アミノ酸がたくさん集合して蛋白質になる．

---

5 脂肪酸【しぼうさん】　□□□　★

脂質の構成素材．一般に摂取される脂肪分の多くはトリグリセリド(中性脂肪)で，これはグリセロールに脂肪酸が3つ結合したものである．

---

6 セルロース【せるろーす】　□□□　★

糖質(多糖類)の一種．ヒトはセルロースの分解酵素をもっていないため消化できない．そのため食物繊維といわれ，便秘の改善などに効果があるといわれている．

---

7 蛋白質の合成【たんぱくしつのごうせい】　□□□　★★

蛋白質はたくさんのアミノ酸が結合したものであり，アミノ酸をくっつけて蛋白質をつくることを蛋白質の合成という．

---

8 解糖活性／解糖系酵素活性【かいとうかっせい／かいとうけいこうそかっせい】
□□□　解生(動)　★

解糖系とは，生体内での糖の代謝経路で，酵素で糖を分解してエネルギーをつくり出すシステムのことである．この酵素に対する反応のしやすさを解糖活性(解糖系酵素活性)という．

代 謝

9 基礎代謝量(BMR)【きそたいしゃりょう(びーえむあーる)】 □□□ (チェック欄) ★★★

基礎代謝量(BMR：basal metabolic rate)とは，生体が生命を維持するために必要な覚醒時の代謝のこと．日本人の成人男性(20〜40歳)では約1,500 kcal/日，成人女性では約1,200 kcal/日である．

10 基礎代謝率(BMR)，エネルギー代謝率(RMR)【きそたいしゃりつ(びーえむあーる)，えねるぎーたいしゃりつ(あーるえむあーる)】 □□□ ★★

目が覚めた状態で生命を維持するために必要な最小限の代謝を基礎代謝という．基礎代謝率(BMR)とは，単位時間当たりの基礎代謝のこと．エネルギー代謝率(RMR)とは，運動によって増えた代謝が基礎代謝の何倍になるかという数値のこと．

11 代謝当量(METs)【たいしゃとうりょう(めっつ)】 □□□ 運動 ★★★

いろいろな運動や作業でつかうエネルギーが，安静座位時(1 MET)に使うエネルギーの何倍になるかを示すもの．参考として，1 MET とは安静座位での酸素消費量であり，約 3.5 ml/kg/分である．

12 ATP【えーてぃーぴー】 □□□ 解生(動) ★★

アデノシン三リン酸のこと．生物が生きていくために不可欠で，細胞内のエネルギー源のほとんどが ATP によって供給される．ATP が分解して ADP(アデノシン二リン酸)に変わるときにエネルギーが生じる．

13 嫌気性代謝閾値(AT)【けんきせいたいしゃいきち(えーてぃー)】 □□□ 運動 ★★

無酸素性作業閾値ともいう．運動強度を増加していくとき，有機的エネルギー産生に無機的代謝によるエネルギー産生が加わる直前の運動強度のこと．

14 単位体表面積【たんいたいひょうめんせき】 □□□ ★

通常，体表面積 $1 m^2$ 当たりという意味である．基礎代謝量は身長や体重より体表面積により比例することから，エネルギー代謝の表示として用いられる．成人男性で約 $38 kcal/m^2/$ 時である．

6 1. 解剖生理学(植物機能)

15 **特異動的作用(SDA)【とくいどうてきさよう(えすでぃーえー)】**
□□□ (チェック欄)　★★
食事をすると体が温まるように,食物をとることによって細胞内の代謝が高まる現象. 最近は食事誘発性熱産性(DIT)ということが多い.

ビタミン

1 **ビタミン【びたみん】** □□□　★★
ヒトの生存・生育に微量に必要な栄養素のうち,炭水化物・蛋白質・脂質以外の有機化合物の総称. 必ず食物からとらなければならない. 体の中で起こる化学反応をスムーズにする酵素を助けるはたらきがある. ヒトのビタミンは 13 種類ある.

2 **チアミン / ビタミン B_1【ちあみん / びたみんびーわん】** □□□　病理　★
糖質の代謝に利用される栄養素. 不足すると,脚気や神経炎などの症状が起こる. 卵,乳,豆類に多く含まれ,体内では肝臓に貯蔵される.

3 **ニコチン酸 / ナイアシン【にこちんさん / ないあしん】** □□□　内科・病理　★★
水溶性ビタミンであるビタミン B_3 のこと. 熱に強く,糖質や脂質の代謝,脂肪やコレステロールの合成に必要で,アルコールの分解を助ける作用もある. 不足すると,皮膚炎,ペラグラ,口内炎,神経炎や下痢などの症状が起こる.

血液成分

1 **血漿,血清【けっしょう,けっせい】** □□□　整形　★
血漿は血液から血球を除いた液体成分のこと. 脊椎動物では水分のほか,蛋白質,糖質,脂質,無機塩類,代謝物質を含む. 物質の輸送,ガス交換などに関与する. 血清は血漿からフィブリンを除いた成分のこと.

2 **血清 CRP(値)【けっせいしーあーるぴー(ち)】** □□□　整形　★
正式名は血清 C 反応性蛋白質といい,炎症や組織細胞の破壊が起こったときに血清中に増加する. 基準値は 0.3 mg/dl 以下.

血液成分

3 血清GOT(値)【けっせいじーおーてぃー(ち)】 □□□ (チェック欄) 内科
★

血清に含まれるグルタミン酸オキサロ酢酸トランスアミナーゼ．基準値は11〜40 IU/l/37℃．肝細胞内に高い活性が認められ，肝機能の異常が起こると増加する．

4 血清γ-GTP(値)【けっせいがんまじーてぃーぴー(ち)】 □□□ 内科
★★

血清に含まれるγ-グルタミルトランスペプチダーゼ．アルコール性肝障害の指標となる．身体のさまざまな臓器に含まれており，それらの臓器の細胞が壊れると血液中に大量に流れ出てくる．

5 血清アルカリフォスファターゼ(ALP)【けっせいあるかりふぉすふぁたーぜ】 □□□ 病理・整形
★

アルカリ性下でリン酸エステル化合物を加水分解する酵素．肝臓，腎臓，骨芽細胞，胎盤，小腸など全身に分布するが，その大部分は細胞膜上にあり，正常の場合，その一部が血清中に放出されて存在する．

6 血清リン【けっせいりん】 □□□
★★

血清に含まれるリン．骨・歯の形成，細胞膜形成，細胞内エネルギー供給物質，酸塩基平衡の調整，血球機能の維持などの作用がある．

7 血清カリウム【けっせいかりうむ】 □□□ 病理
★

血清に含まれるカリウム．体液を構成する主要成分．血圧を下げる作用がある．

8 血清カルシウム【けっせいかるしうむ】 □□□
★

血清に含まれるカルシウム．神経・筋の刺激による興奮の伝達，血液凝固などの作用がある．

9 血清ビリルビン【けっせいびりるびん】 □□□ 内科
★

血清に含まれるビリルビン．老化した赤血球が破壊され，その中に含まれるヘモグロビンが代謝してつくられたものを間接型ビリルビン，肝臓に運ばれて水溶性に転換されたものを直接型ビリルビン(抱合型ビリルビン)という．両者を合わせた数値が総ビリルビンとなる．これが血液中に増えると黄疸が現れる．

1. 解剖生理学（植物機能）

10 血中 2,3-DPG / ジフォスフォグリセリン酸【けっちゅうつーすりーでぃーぴーじー / じふぉすふぉぐりせりんさん】 □□□ （チェック欄） ★

エネルギー産生における解糖系の中間代謝産物で，赤血球内に存在する．血中 2,3-DPG の増加により酸素がヘモグロビンから解離しやすくなり，この生理作用により組織への酸素供給を調節している．慢性貧血では増加する．

11 血中 CK（値）【けっちゅうしーけー（ち）】 □□□ 内科 ★

CK はクレアチンホスホキナーゼ（CPK）ともいう．筋細胞のエネルギー代謝に重要な酵素で，正常の場合は血中にはほとんど存在しない．血中 CK 値の上昇で筋疾患が疑われる．基準値は男性：40～200 IU/l，女性：30～120 IU/l（比色法）．

12 血中ケトン体【けっちゅうけとんたい】 □□□ ★

ケトン体とはアセト酢酸，3-ヒドロキシ酪酸，アセトンの総称で，脂肪酸がβ酸化を受けた後の代謝産物である．血中ケトン体の上昇は，肝臓でのケトン体生成が亢進して，エネルギー代謝が脂肪酸にかたよった状態にあることを意味する．

13 血中遊離脂肪酸【けっちゅうゆうりしぼうさん】 □□□ ★

脂肪が（脂肪酸とグリセロールに）分解されて生じる脂肪酸で，血漿中にアルブミンと結合して存在する．飢餓状態や糖尿病のときには血中遊離脂肪酸の濃度が極端に上昇する．

14 血沈（値）【けっちん（ち）】 □□□ 整形 ★

赤血球沈降速度，赤沈（ESR）ともいう．赤血球が試験管内を沈んでいく速度のことで，1時間に何 mm 沈んだかを検査する．基準値は男性：1～10 mm，女性：2～15 mm．軽度の亢進（20～50 mm）では気管支炎，肺結核初期，貧血など，中程度（50～100 mm）では悪性腫瘍，肺炎，肺結核，肝硬変，血友病などが疑われる．

15 血漿アルブミン / 血清アルブミン【けっしょうあるぶみん / けっせいあるぶみん】 □□□ 内科 ★

血清中に多く存在する蛋白質の1つ．血漿中の総蛋白質の約 60% を占め，主に肝臓で生成される．栄養・代謝物質の運搬，浸透圧の維持などのはたらきがある．減少していれば低栄養に陥っている可能性がある．

16 血液凝固因子(フィブリノゲン，トロンビン)【けつえきぎょうこいんし(ふぃぶりのげん，とろんびん)】 □□□ (チェック欄) ★★

フィブリン(線維素)は血液の凝固にかかわる蛋白質で，フィブリノゲンはフィブリンの前駆体である．トロンビンはプロトロンビンが活性化したもので，このトロンビンがフィブリノゲンをフィブリンに変化させる．このように出血を防止するための止血システムに関与する因子を血液凝固因子という．

17 血漿浸透圧【けっしょうしんとうあつ】 □□□ ★

濃度の異なる2種類の液体を隣り合わせに置くと，互いに同じ濃度になろうとする．この力を浸透圧という．血漿浸透圧は血管内と血管外の濃度差を同じにしようとする力であり，電解質によって維持されている．血漿浸透圧は約 290 mOsm(ミリオスモル)である．

18 漿液【しょうえき】 □□□ ★

体内に存在する一般に淡黄色透明のさまざまな液体で，血漿のもとになる．無機塩類，蛋白質を含み，粘性は少ない．筋運動による摩擦を減らす潤滑剤としても機能する．

19 ヘモグロビン(酸化ヘモグロビン，還元ヘモグロビン)【へもぐろびん(さんかへもぐろびん，かんげんへもぐろびん)】 □□□ 病理 ★★★

ヘモグロビンは赤血球内にある蛋白質で，ヘム(鉄色素)とグロビン(蛋白質)からなる．ヘムは鉄原子が中央にあるポルフィリン誘導体で，この鉄原子に酸素が結合して各組織へ運搬される．酸化ヘモグロビンは酸素結合したヘモグロビン，還元ヘモグロビンは酸素と結合していないヘモグロビンのこと．

20 リンパ球【りんぱきゅう】 □□□ 病理 ★★

白血球には細胞内に顆粒のある顆粒白血球と顆粒のない無顆粒白血球があり，リンパ球は無顆粒白血球である．はたらきとしては，免疫システムを使った液性免疫(Bリンパ球による抗体(免疫グロブリン))と，Tリンパ球を用いて体の中に入ってきた異物を攻撃する細胞性免疫がある．

1. 解剖生理学(植物機能)

21 サイトカイン，リンホカイン【さいとかいん，りんほかいん】
□□□ (チェック欄) 病理 ★

リンパ球や単球などの細胞が分泌する蛋白質(糖蛋白質)を総称してサイトカインといい，これらは細胞の増殖，分化，成熟などに作用する．またサイトカインのなかでも，刺激・活性化されたリンパ球から分泌される蛋白質をリンホカインという．(p.145 サイトカイン参照)

22 T細胞/Tリンパ球(ヘルパーTリンパ球，キラーTリンパ球)【てぃーさいぼう/てぃーりんぱきゅう(へるぱーてぃーりんぱきゅう，きらーてぃーりんぱきゅう)】 □□□ 病理 ★

T細胞＝Tリンパ球．骨髄で産生されたTリンパ球前駆細胞が胸腺で分化成熟したもの．末梢血中のリンパ球の70～80%を占める．ヘルパーTリンパ球は抗体産生を誘導する．キラーTリンパ球はウイルス感染細胞などを破壊する．

23 B細胞/Bリンパ球【びーさいぼう/びーりんぱきゅう】 □□□ 病理 ★

免疫応答を行うリンパ球であり，抗原(外敵)に対して抗体産生を行う．骨髄で分化成熟し血液内に出現する．末梢血中のリンパ球の20～30%を占める．抗体(免疫グロブリン)を使ってあらゆる異物に対して攻撃をする．

24 好中球，好酸球，好塩基球【こうちゅうきゅう，こうさんきゅう，こうえんききゅう】 □□□ 病理 ★★

白血球の顆粒球は3種類ある．好中球は貪食作用をもつ．好酸球は殺菌作用をもつ．好塩基球は損傷や感染への体の反応を強くする作用をもつ．

25 単球，マクロファージ【たんきゅう，まくろふぁーじ】 □□□ 病理 ★★

単球は単核白血球ともいい，全白血球の3～6%を占める．直径は20～30μmあり，白血球中でもっとも大きい．末梢血中で異物と出会った場合にその異物を飲み込み(貪食し)分解する．単球として血液中にいる期間は数時間～数日であり，その後は血管外に出てマクロファージに変化する．

血管

26 **免疫グロブリン(IgA，IgG，IgD，IgE，IgM)【めんえきぐろぶりん(あいじーえー，あいじーじー，あいじーでぃー，あいじーいー，あいじーえむ)】**
□□□(チェック欄) 病理 ★★

免疫グロブリン(Ig)はBリンパ球が産生する抗体で，5種類(IgA，IgG，IgD，IgE，IgM)ある．血液中や体液中に存在し，体内に侵入してきた細菌・ウイルスなどの微生物を抗原として認識し結合する．この抗原と抗体の複合体を白血球やマクロファージなどの食細胞が認識し，貪食して体内から除去する．

血　管

心　臓

1 **(右・左)冠(状)動脈，冠動脈起始部【かん(じょう)どうみゃく，かんどうみゃくきしぶ】** □□□(チェック欄) ★★★

冠(状)動脈は大動脈から最初に分岐し，心臓を栄養する動脈．大動脈弁の根元の直下で左右に1本ずつ出ている(=右冠状動脈，左冠状動脈)．大動脈から分岐する部分を冠動脈起始部という．

2 **前枝，前室間枝，回旋枝，後枝，後室間枝【ぜんし，ぜんしつかんし，かいせんし，こうし，こうしつかんし】** □□□ ★★★

左冠状動脈は大動脈起始部から出て(前枝)1～2cmのところで分枝し，左前室間枝と左回旋枝となる．右冠状動脈は右心房と右心室の境を前から後ろへ走り(後枝)，右心室および右心房へ枝を出してから後室間枝に流入する．

3 **冠血流量【かんけつりゅうりょう】** □□□ ★

冠状動脈に流れている血液量のこと．血圧の影響は受けにくい．

4 **大動脈弁，肺動脈弁【だいどうみゃくべん，はいどうみゃくべん】** □□□ ★★

左心室から大動脈への出口にある3枚の半月弁(左・右・後)を大動脈弁という．右心室から肺動脈への出口にある3枚の半月弁(前・左・右)を肺動脈弁という．これらは各動脈から心臓への血流の逆流を防いでいる．

はたらき

栄養血管，機能血管【えいようけっかん，きのうけっかん】 □□□ ★

栄養血管とは全身の組織や細胞に栄養や酸素を送る血管のこと．機能血管とはその内臓が機能(仕事)するための血管のこと．肝臓の栄養血管は固有肝動脈，機能血管は門脈である．肺の栄養血管は気管支動脈，機能血管は肺動脈である．

毛細血管

毛細血管網【もうさいけっかんもう】 □□□ ★

組織の中で毛細血管が網目状に合体したもの．血液や組織から出た物質を交換し合う場所である．

動 脈

1 下横隔動脈【かおうかくどうみゃく】 □□□ ★

腹大動脈から枝分かれした動脈．横隔膜の下面に左右対称に分布して横隔膜を栄養する．

2 腸間膜動脈【ちょうかんまくどうみゃく】 □□□ ★

腹大動脈の前面から枝分かれした動脈．腹部消化管に分布してそれらを栄養する．

3 固有肝動脈【こゆうかんどうみゃく】 □□□ ★

腹大動脈の分枝である腹腔動脈から枝分かれした総肝動脈がさらに分枝した動脈．肝臓を栄養する．

4 眼動脈【がんどうみゃく】 □□□ 解生(動) ★★

内頚動脈がウィリス動脈輪をつくる前の分枝．視神経と並んで視神経管を通って眼窩(がんか)に入り，眼球，眼筋，涙腺などに枝を出した後に眼窩上動脈となる．額(ひたい)の皮膚に分布する．

5 気管支動脈【きかんしどうみゃく】 □□□ ★

肺の栄養血管．胸大動脈および肋間動脈から分枝し，気管支に沿って肺門から肺内に進入して肺胞にいたり，これを栄養する．血液量は肺循環系の1%程度にすぎないが，肺胞やそのほかの呼吸器系諸組織を栄養するという重要な役割を負っている．

血管　13

6　**後下小脳動脈【こうかしょうのうどうみゃく】**　□□□（チェック欄）　★
　　椎骨動脈から分岐し延髄上部の表面を背側にまわり，延髄の背外側を栄養する小さな穿通枝を分岐する動脈．さらに下小脳脚上を通って小脳の下部表面に達し，小脳の後下表面を栄養する．

7　**（前・後）脛骨動脈【けいこつどうみゃく】**　□□□　★
　　大腿動脈の分枝である膝窩動脈が膝窩筋の下縁で前脛骨動脈と後脛骨動脈に分枝する．ヒラメ筋腱弓部で始まるのが後脛骨動脈で，足部で（内側・外側）足底動脈となる．ヒラメ筋腱弓の下から始まるのが前脛骨動脈で，足背部で足背動脈となる．

8　**上腕動脈【じょうわんどうみゃく】**　□□□　★
　　腋窩動脈に続く動脈．大胸筋の下縁から肘窩（上腕二頭筋腱膜の下）で橈骨動脈と尺骨動脈に分枝する．

9　**浅側頭動脈【せんそくとうどうみゃく】**　□□□　★
　　頭頸部の動脈の1つ．外頸動脈の終枝であり，側頭部から頭頂部に枝分かれしている．耳の前をさわるとドクドクと拍動を感じることができる．

10　**（前・後）交通動脈【こうつうどうみゃく】**　□□□　★★★
　　頭蓋内の脳血管．前交通動脈は左右の前大脳動脈を結ぶ動脈で，1本である．後交通動脈は中大脳動脈と後大脳動脈を結ぶ動脈で，左右に1本ずつである．

11　**大腿動脈【だいたいどうみゃく】**　□□□　★★
　　大腿部でもっとも太い血管．外腸骨動脈が鼠径靱帯を通り抜けたところから始まり，内転筋腱裂孔までの動脈をいう．

12　**大動脈（大動脈弁，上行大動脈，大動脈弓，胸大動脈，腹大動脈）【だいどうみゃく（だいどうみゃくべん，じょうこうだいどうみゃく，だいどうみゃくきゅう，きょうだいどうみゃく，ふくだいどうみゃく）】**　□□□　★★★
　　大動脈は心臓の左心室から出る主幹となる動脈．左心室の大動脈弁から始まり上行する部を上行大動脈，カーブする部を大動脈弓，横隔膜まで下行する部を胸大動脈という．横隔膜を越えて下行する部を腹大動脈という．

1. 解剖生理学（植物機能）

13 (前・中・後)大脳動脈【だいのうどうみゃく】 □□□(チェック欄) ★★★
頭蓋内で脳を栄養する動脈を大脳動脈という．左右の内頸動脈から左右の(前・中)大脳動脈が枝分かれし，脳底動脈から左右の後大脳動脈が枝分かれする．前大脳動脈は大脳半球前内側面，中大脳動脈は大脳半球外側面，後大脳動脈は大脳半球後面を流れる．

14 椎骨動脈【ついこつどうみゃく】 □□□ ★★★
鎖骨下動脈より起始(起始部)して上行し，第6〜1頸椎横突孔を通って大後頭孔から頭蓋内に入る．延髄前上方で左右の椎骨動脈が合流して脳底動脈になり，さらに上行する．

15 椎骨脳底動脈系【ついこつのうていどうみゃくけい】 □□□ ★
椎骨の起始部から後大脳動脈に分岐するまでの動脈系のこと．この間に小脳，脳幹，大脳後部を栄養する血管を分枝する．

16 内頸動脈【ないけいどうみゃく】 □□□ ★★
総頸動脈の分枝で頭蓋内を栄養する動脈．眼，大脳の前面，内側面，外側面など大脳の大部分を栄養する．

17 脳底動脈【のうていどうみゃく】 □□□ ★★
左右の椎骨動脈が延髄前上方で合流して上行し，大脳の下面で2本の後大脳動脈に分岐するまでの動脈．小脳・延髄・橋・中脳を栄養する．

18 膝窩動脈【しっかどうみゃく】 □□□ ★
大腿動脈から連続し，内転筋腱裂孔部からヒラメ筋腱弓下で前脛骨動脈と後脛骨動脈に分岐するまでの動脈．

19 橈骨動脈【とうこつどうみゃく】 □□□ ★
上腕動脈から連続し，肘窩部から橈骨に沿って走行し，手掌で尺骨動脈とアーチを形成して合流する動脈．脈拍を触知するのに利用される．

20 臍動脈【さいどうみゃく】 □□□ ★★
胎児期に胎児から胎盤へ血液を送る動脈．胎児の左右の内腸骨動脈から1本ずつ出て，胎児のへそを通って胎盤に向かう．臍帯内では臍静脈とらせんを描くように絡み合っている．名前は動脈であるが，中を流れる血液は酸素分圧が低く老廃物を多く含む静脈血である．

血 管

21　**頸動脈洞【けいどうみゃくどう】**　□□□（チェック欄）　★★★
　　総頸動脈が内頸動脈と外頸動脈に分岐する部分で，血管内部が洞状に膨らんだところ．血圧の受容器である．60 〜 200 mmHg の血圧変化を神経インパルス信号に変換する．信号は舌咽神経を経由して延髄の心・血管運動中枢へ送られる．

22　**（右・左）鎖骨下動脈【さこつかどうみゃく】**　□□□　★
　　動脈血を上肢を中心に分配する動脈で，鎖骨の下を通るので鎖骨下動脈という．右鎖骨下動脈は腕頭動脈から分枝し，左鎖骨下動脈は大動脈弓から分枝する．

23　**（右・左）総頸動脈【そうけいどうみゃく】**　□□□　★★
　　頸部側面に位置する動脈．右総頸動脈は腕頭動脈から分枝し，左総頸動脈は大動脈弓から分枝する．気管・食道の外側を上行して甲状軟骨上縁の高さで外頸動脈と内頸動脈に分岐する．

24　**精巣動脈【せいそうどうみゃく】**　□□□　★
　　腎動脈の下で腹大動脈から起こる細く長い動脈．精巣に分布する．

静　脈

1　**静脈血【じょうみゃくけつ】**　□□□　★★★
　　全身に酸素を供給した後の，二酸化炭素を多く含んだ血液．酸素に乏しいので暗赤色である．肺静脈を除く静脈および肺動脈に流れる．

2　**静脈還流【じょうみゃくかんりゅう】**　□□□　★★
　　全身から心臓へ酸素の少ない血液が戻ってくること．呼吸ポンプ作用，筋ポンプ作用，心臓の吸引作用により起こる．

3　**臍静脈【さいじょうみゃく】**　□□□　★★
　　胎盤から胎児のへそを経て，胎児へ血液を送る静脈．胎盤で酸素と栄養を受け取った胎児血液は，臍帯の臍静脈を経て胎児体内に入り，胎児の門脈や下大静脈に合流する．臍静脈は 1 本で，中を流れる血液は酸素分圧が高い血液である．

4　**（右・左）腎静脈【じんじょうみゃく】**　□□□　★★
　　腎臓から出て下大静脈に入る静脈．左腎静脈は長く，右腎静脈は短い．腎臓から出るときは 2 本であるが，すぐに合流し 1 本となって大静脈に入る．
　　(p.42（右・左）腎静脈参照)

1. 解剖生理学（植物機能）

5 (右・左)副腎静脈【ふくじんじょうみゃく】 □□□ (チェック欄) ★

副腎から出る静脈．右副腎静脈は下大静脈へ直接流入する．左副腎静脈は左腎静脈と合流して下大静脈へ流入する．

---

6 (上・下)大静脈【だいじょうみゃく】 □□□ ★★★

体中から集まる静脈血を右心房へ流入させる静脈．右心房へ上から流入する上大静脈と右心房へ下から流入する下大静脈がある．

---

7 (内・外)頸静脈【けいじょうみゃく】 □□□ ★★

内頸静脈は脳・顔面表層および頸部の血液を集める静脈で，左右に1本ずつある．頸部の根元で鎖骨下静脈と合流して腕頭静脈となる．外頸静脈は頭頸部で頭蓋外側および顔面深部からの血液の大部分を心臓へ戻す静脈で，前斜角筋の前方で鎖骨下静脈に合流する．

---

8 (右・左)静脈角【じょうみゃくかく】 □□□ ★★

左右にある内頸静脈と鎖骨下静脈の合流点のこと．左右下半身と左上半身のリンパ液を集める胸管は左静脈角に合流し，右上半身のリンパ液を集める右リンパ本幹は右静脈角に合流する．

---

9 (右・中・左)肝静脈【かんじょうみゃく】 □□□ ★★★

肝臓からの静脈血を下大静脈に注ぐ静脈．

---

10 奇静脈系【きじょうみゃくけい】 □□□ ★★

奇静脈は脊柱右側を上行し上大静脈に合流する静脈で，脊柱左側を同様に上行する静脈は半奇静脈と副半奇静脈である．奇静脈と半奇静脈・副半奇静脈をまとめて奇静脈系という．

---

11 腰静脈【ようじょうみゃく】 □□□ ★

左右の上行腰静脈（奇静脈系になる）と下大静脈を結ぶ静脈で，左右に4本ずつある．

---

12 (右・左)胃静脈【いじょうみゃく】 □□□ ★★

胃から門脈に流入する静脈．右胃静脈は幽門部付近で門脈に合流する．左胃静脈は噴門部で脾静脈あるいは門脈に流入する．

血 管　17

13　(右・左)鎖骨下静脈【さこつかじょうみゃく】　□□□ (チェック欄)　★
　　左右両側にあり，鎖骨の下で第1肋骨の上を通る静脈．内頸静脈と合流して左右の腕頭静脈となり上大静脈に流入する．

14　総腸骨静脈【そうちょうこつじょうみゃく】　□□□　★★
　　下肢から戻る外腸骨静脈と，骨盤内から戻る内腸骨静脈が合流した静脈．左右の総腸骨静脈は合流して下大静脈になる．

15　(右・左)内胸静脈【ないきょうじょうみゃく】　□□□　★
　　腹部の腹皮下静脈から起こり，上腹壁静脈を経て形成される左右の静脈．右内胸静脈は奇静脈に，左内胸静脈は副半奇静脈に流入する．

16　肺静脈【はいじょうみゃく】　□□□　★★★
　　肺から心臓の左心房へ戻る機能血管．肺で酸素を補給された動脈血を左心房へ運ぶ．左右の肺からおのおの2本ずつ，計4本ある．

17　脾静脈【ひじょうみゃく】　□□□　★★
　　脾静脈は脾臓から門脈へ流入する静脈で，下腸間膜静脈や膵静脈が流入する．

18　(肝)門脈【(かん)もんみゃく】　□□□　★★★
　　腹部消化管からの静脈血を肝臓へと注ぎ込む血管．主に上腸間膜静脈と脾静脈が合流して形成される．腹部消化管で吸収された栄養分を肝臓に運ぶ．

19　(上・下)腸間膜静脈【ちょうかんまくじょうみゃく】　□□□　★★
　　腹部消化管からの静脈で，門脈に合流する．上腸間膜静脈は右結腸・中結腸・回結腸からの静脈が合流して形成され，門脈に流入する．下腸間膜静脈は左結腸・S状結腸・上直腸からの静脈が合流して形成される．

20　空回腸静脈【くうかいちょうじょうみゃく】　□□□　★
　　小腸静脈ともいう．空腸・回腸から上腸間膜静脈へ流入する静脈．

特 殊

胎盤【たいばん】　□□□　★
　　妊娠時に子宮内に形成され，母体と胎児を連絡する器官．胎盤と胎児は臍帯で連絡する．母体側と胎児側の代謝産物の交換，ガス交換，胎児の免疫支援，ホルモンによる妊娠の維持などの役割がある．

心機能・循環機能

1. **体循環【たいじゅんかん】** □□□(チェック欄) 内科 ★
   血液の循環する経路の1つで，大循環ともいう．左心室→大動脈→組織→大静脈→右心房に循環する経路．

2. **肺循環【はいじゅんかん】** □□□ 内科 ★
   血液の循環する経路の1つで，小循環ともいう．右心室→肺動脈→肺→肺静脈→左心房に循環する経路．

3. **血管抵抗，末梢血管抵抗【けっかんていこう，まっしょうけっかんていこう】** □□□ ★★
   血液の流れに対する血管内の抵抗のこと．血管抵抗のほとんどは毛細血管や末梢血管でみられる．末梢血管抵抗が増すと血圧が上昇する．

4. **アシュネル Aschner 試験【あしゅねるしけん】** □□□ ★
   自律神経機能を検査する試験．対象者を閉眼させ，眼球をまぶたの上から指で中等度に10〜15秒ずつ3〜4回繰り返して圧迫する．これにより三叉神経が刺激され，反射的に迷走神経が興奮し，脈拍が減少して血圧が低下する．また悪心，嘔吐を伴う．

5. **バルサルバ Valsalva 試験【ばるさるばしけん】** □□□ ★
   自律神経機能を検査する試験．息を止めて10秒ほどいきむと，胸腔内圧が上昇して静脈還流量が減少する．静脈還流量の減少は左室容積を次第に減少させる．その結果，血圧低下および1回拍出量低下が生じ，反射的に交感神経が緊張して頻脈になる．

6. **動静脈較差【どうじょうみゃくかくさ】** □□□ ★
   動脈血液と静脈血液にそれぞれ含まれる酸素量の差．

7. **冠動脈圧【かんどうみゃくあつ】** □□□ ★★
   冠(状)動脈は大動脈起始部の大動脈洞(バルサルバ洞ともいう)から起こり，心筋に酸素を供給する．冠動脈内の血管内圧を冠動脈圧という．

心臓の構造

8 **圧受容体(器)，圧受容体(器)反射【あつじゅようたい(き)，あつじゅようたい(き)はんしゃ】** □□□ (チェック欄) ★★
　頸動脈洞や大動脈弓にある圧受容体(器)が血圧の上昇に伴って伸展されると，舌咽神経・迷走神経を介して延髄の循環中枢へ情報が伝達され，その結果，迷走神経活動が亢進し交感神経活動は抑制される．この反射のことを圧受容体(器)反射という．

9 **頭蓋内圧【ずがいないあつ】** □□□ ★
　脳圧，脳髄液圧ともいう．頭蓋骨内部の圧力のこと．脳腫瘍や出血によって内圧は亢進する．

10 **カフ【かふ】** □□□ ★
　血圧を測定する際に，上腕に巻いて空気を挿入するベルトのこと．

11 **心臓予備力【しんぞうよびりょく】** □□□ リハ ★
　心臓の発揮する「最大限界までの能力」と「安静時の能力」との差．活動や緊急事態などの身体活動に備えて準備されている力という意味である．

12 **心筋酸素消費量【しんきんさんそしょうひりょう】** □□□ ★
　心筋が動くために必要な酸素量．心筋酸素受容(消費)と冠血流量は直線関係にあり，冠動脈血流量が運動に対して減少すると心筋酸素消費量が不足するため虚血状態となる．

13 **収縮期血圧，拡張期血圧【しゅうしゅくきけつあつ，かくちょうきけつあつ】** □□□ ★★
　心臓が収縮して血液を大動脈に送り出したときの血圧を収縮期血圧(最高血圧)という．全身から戻ってきた血液が心臓にたまり，心臓が拡張しているときの血圧を拡張期血圧(最低血圧)という．

心臓の構造

1 **(右・左)心耳【しんじ】** □□□ ★
　心房の一部である耳殻状の部分．左心房に左心耳，右心房に右心耳がある．肺動脈・大静脈の基部を両側から包んでいる．

1. 解剖生理学(植物機能)

2　心室中隔【しんしつちゅうかく】 □□□ (チェック欄)　★★★
　心臓にある上下左右の4つの部屋のうち，下の左右の心室を隔てている壁．

3　心尖【しんせん】 □□□　★
　心臓の先端部．胸の左前下方(左側第5肋間と鎖骨中線との交叉点)にある．

4　心臓壁【しんぞうへき】 □□□　★
　心臓を形成する壁．3層からなり，内側壁は心内膜，中層壁は心筋層，外側壁は心外膜である．全身に血液を送り出す左心室の壁がもっとも厚い．

5　心嚢【しんのう】 □□□　★
　心外膜ともいい，漿膜性心膜と線維性心膜に区分される．漿膜性心膜はさらに漿膜性心膜臓側板と漿膜性心膜壁側板に区分される．この2つの漿膜性心膜の間に心膜腔があり，ここに少量の漿液が入っている．

6　心内膜，心弁膜【しんないまく，しんべんまく】 □□□　★★
　心内膜は心臓の内側をおおう膜であり，そのまま左右の房室弁と左右の動脈弁を形成している．この内膜からできた弁を心弁膜という．

7　房室弁(僧帽弁／二尖弁，三尖弁)【ぼうしつべん(そうぼうべん／にせんべん，さんせんべん)】 □□□　★★★
　房室弁は心臓の心房と心室の間にある弁のことで，僧帽弁(二尖弁)と三尖弁がある．僧帽弁は左心房と左心室との間の弁で，三尖弁は右心房と右心室との間にある弁である．心室から心房への血液の逆流を防止している．

8　卵円孔，卵円窩，卵円孔弁，中隔鎌【らんえんこう，らんえんか，らんえんこうべん，ちゅうかくかま】 □□□　★★★
　卵円孔は胎児期において心臓の右心房と左心房を連絡する孔のこと．出生後は卵円窩として右心房中隔に痕跡を残す．卵円孔弁は胎児期の卵円孔の左側(左心房足)にある弁のこと．出生後は中隔鎌として左心房中隔に痕跡を残す．

9　(前・後)乳頭筋【にゅうとうきん】 □□□　★★
　左右の心室にある円錐形の筋．先端にはたくさんの腱索(けんさく)が付着している．この腱索は房室弁に付着しており，乳頭筋が収縮することで腱索により弁が心室側へ引かれて房室弁が閉鎖する．その結果，心室から心房への血液の逆流を防いでいる．

10 半月弁【はんげつべん】 □□□ (チェック欄) ★★
左心室と大動脈の間の大動脈弁と，右心室と肺動脈の間にある肺動脈弁を半月弁といい，おのおの半月状の弁3個よりなる．心室拡張期に血液が動脈側から心室内へ逆流するのを防ぐはたらきがある．

11 心臓中隔(心房中隔，心室中隔)【しんぞうちゅうかく(しんぼうちゅうかく，しんしつちゅうかく)】 □□□ ★
心臓を左右に分ける壁を心臓中隔という．このうち，心房を左右に隔てる壁を心房中隔，心室を左右に隔てる壁を心室中隔という．

刺激(興奮)伝導系

1 刺激伝導系 / 興奮伝導系【しげきでんどうけい / こうふんでんどうけい】 □□□ ★
刺激伝導系＝興奮伝導系．右心房に存在する洞房結節で発生した心拍リズム（電気）を心臓全体の心筋に伝え，有効な拍動を行わせるために働く一連の特殊心筋群のこと．

2 洞結節 / 洞房結節【どうけっせつ / どうぼうけっせつ】 □□□ ★
心臓で発生する電気的な刺激の発生源で，ペースメーカーの役割をもつ．キース・フラック結節ともいう．

3 房室結節【ぼうしつけっせつ】 □□□ ★
田原結節ともいう．右心房の下方で心室中隔近くにある．伝導速度が遅く心房と心室の収縮に時間差をもたせることができる．心房からの興奮をヒス束に伝える役目がある．

4 ヒス束【ひすそく】 □□□ ★
心臓の拍動に関与する特殊心筋の束．房室結節からの興奮を心室間の壁の中を通して右脚と左脚に伝える役目がある．

5 プルキンエ線維【ぷるきんえせんい】 □□□ ★★
特殊心筋の最終心筋線維．右脚と左脚からの線維が細くたくさんに枝分かれして固有心筋内を走る．刺激伝導系からの興奮を固有心筋に伝える役目がある．

1. 解剖生理学（植物機能）

心電図

1 較正波【こうせいは】 □□□（チェック欄） 内科 ★

心電図を設定する際に基線からR波までの高さを統一するための基準となり，波形の感度を調整するもの．1 mV = 10 mmと決められており，各心電図の最初に出ている波形の四角の部分である．

---

2 胸部誘導，肢誘導【きょうぶゆうどう，しゆうどう】 □□□ 内科 ★

胸部誘導は前胸部〜左胸部（V1〜6）にかけて6個の電極を貼り，心臓を水平断面でみて心電図を記録する方法である．肢誘導は右手，左手，左足に付けた電極（右足はアース）を用いて記録する方法で，標準肢誘導と単極肢誘導がある．

---

3 脱分極，再分極【だつぶんきょく，さいぶんきょく】 □□□ 内科 ★★

細胞が興奮していない状態では，細胞内は細胞外に対して電気的にマイナスの状態を示し，その状態を「分極している」という．この分極した状態に刺激が加わることにより，細胞外のNa^+などが細胞内に流入し，細胞内外の電位差が逆転することを脱分極という．脱分極状態から分極状態に戻ることを再分極という．（p.52 脱分極参照）

---

4 正常洞調律【せいじょうどうちょうりつ】 □□□ 内科 ★★

洞結節で発生した電気的興奮が正しく心房，房室結節，心室へと伝わり，それによって心電図のP，QRS，T波が規則正しく現れ，これが一定のリズムで繰り返されている状態のこと．

---

5 第Ⅰ誘導，第Ⅱ誘導，第Ⅲ誘導【だいいちゆうどう，だいにゆうどう，だいさんゆうどう】 □□□ 内科 ★

心電図計測の標準肢誘導の計測法．第Ⅰ誘導は右手左手間の誘導で，左室の側壁をみる．第Ⅱ誘導は右手左足間の誘導で，心臓を心尖部からみる．四肢誘導で波形がもっとも明瞭に描かれる．第Ⅲ誘導は左手左足間の誘導で，右室側面と左室下壁をみる．

6 心電図(P波，PQ間隔，QRS間隔，ST部分，T波)【しんでんず(ぴーは，ぴーきゅーかんかく，きゅーあーるえすかんかく，えすてぃーぶぶん，てぃーは)】 □□□(チェック欄) ★★★

心電図は心臓の電気的な活動を波上のグラフの形で記録するもの．P波は心房の興奮．PQ間隔は洞房結節に起こった興奮が房室結節，ヒス束，プルキンエ線維を通過するのに要する時間．QRS間隔は心内膜に達した興奮が心筋を興奮させるのに必要な時間．ST部分は心室全体が興奮している間．T波は収縮した心臓が元に戻るときの波形．

リンパ循環

1 リンパ液，乳糜【りんぱえき，にゅうび】 □□□ 解生(動) ★

リンパ液は毛細血管から浸出した一般にアルカリ性で黄色，漿液性の液体．血漿成分からなる．乳糜は脂肪や遊離脂肪酸が乳化してリンパに混ざった乳白色の体液．脂肪を多く含む食物が小腸で消化され，乳糜管と呼ばれるリンパ管に取り込まれる．

2 乳糜槽【にゅうびそう】 □□□ ★★

体幹内にあるリンパ本幹の一種で，下肢からの腰リンパ本幹と消化管からの腸リンパ本幹との合流部．第2腰椎前で腹大動脈後方にある．腸リンパ本幹から流れてくるリンパは，吸収された脂肪滴のために白濁しているので乳糜と呼ばれる．

3 リンパ管，毛細リンパ管【りんぱかん，もうさいりんぱかん】 □□□
★★

リンパ管はリンパ液が流れる管のことで，逆流防止のための半月弁がある．毛細リンパ管はもっとも末梢のリンパ管で，組織からのリンパ液を吸収する．

4 リンパ節【りんぱせつ】 □□□ ★

リンパ管のところどころにあるソラマメ状の丸い膨らみ．新しいリンパ球や免疫抗体を産生し細菌や異物を処理する．

5 胸管【きょうかん】 □□□（チェック欄） ★★★

下半身と左側上半身のリンパ液を集めるリンパ系の本幹．後腹壁上部の乳糜槽から始まり，大動脈とともに横隔膜を貫いて胸椎の前を上り，頸部に入って左の静脈角（鎖骨下静脈と内頸静脈の合流部）に左頸リンパ本幹と左鎖骨下リンパ本幹とともに流入する．

6 右リンパ本幹【みぎりんぱほんかん】 □□□ ★★

右上半身のリンパ液を集める 1〜3 cm のリンパ本幹．内頸静脈と鎖骨下静脈の合流部である右静脈角に合流する．

7 （右・左）腰リンパ本幹【ようりんぱほんかん】 □□□ ★★

右腰リンパ本幹は右下半身からのリンパ液を集めるリンパ本幹．左腰リンパ本幹は左下半身からのリンパ液を集めるリンパ本幹．両者は第 2 腰椎の前方で乳糜槽に合流する．

8 腸リンパ本幹【ちょうりんぱほんかん】 □□□ ★

小腸や大腸からのリンパ液（脂肪滴を多く含んだ乳糜）を集めるリンパ本幹．第 2 腰椎の前方で乳糜槽に合流する．

呼吸器の構造

1 鼻腔【びくう】 □□□ ★

鼻の奥の空洞になっているところ．空気の通り道で，においを感じとる細胞が存在する．

2 上気道，下気道【じょうきどう，かきどう】 □□□ ★

気道のうち，上気道は鼻腔，咽頭，喉頭を，下気道は気管〜終末細気管支〜肺胞をいう．

3 喉頭，喉頭蓋【こうとう，こうとうがい】 □□□ ★★

喉頭は咽頭と気管の間の器官で，声帯を振動させて声を出す発声機能と，食べ物を飲み込むときにむせないようにする嚥下機能をもつ．喉頭蓋は嚥下時に閉鎖し，食べたものが気管側へ入り込まないようにしている．

呼吸器の構造 25

4 気管軟骨【きかんなんこつ】 □□□ (チェック欄) ★
気管に存在するC字形の軟骨で，それが連続してくっついた構造である．柔軟性を保ちながらも，気道がつぶれないような強度を確保している．

5 気管分岐部【きかんぶんきぶ】 □□□ ★★
第4～5胸椎の高さで気管が左右の主気管支に分かれる部分．左気管支が細く長い構造をもつのに対し，右気管支は太く短く角度が垂直に近いため，異物が入りやすい．

6 葉気管支，区域気管支【ようきかんし，くいききかんし】 □□□ ★
左右の主気管支が左右のおのおのの肺葉に分枝した気管支を葉気管支(右は上葉・中葉・下葉気管支，左は上葉・下葉気管支)という．葉気管支は左右ともに肺区域に分枝し，区域気管支となる(右は10本の区域気管支，左は8本の区域気管支)．

7 (肺)葉【(はい)よう】 □□□ ★
左右の肺にはおのおのの裂溝があり，(肺)葉に分かれている．右肺は水平裂と斜裂により上葉・中葉・下葉に，左肺は斜裂により上葉・下葉に分かれる．

8 肺尖部【はいせんぶ】 □□□ 内科 ★
肺の上方の先端で，鎖骨より2～3cm上方に位置する部分．

9 肺胞【はいほう】 □□□ ★
気道の最末梢部の組織．外呼吸の場所であり，肺の容積の85%を占める．成人では肺胞の表面積の総計は約100 m^{2}となる．

10 肺胸膜【はいきょうまく】 □□□ ★
肺を包む膜を胸膜というが，その胸膜は2層構造をもち，内側の胸膜を肺胸膜という．なお，肺胸膜は肺という内臓側の胸膜という意味で臓側胸膜ともいう．外側の胸膜を壁側胸膜といい，肺胸膜と壁側胸膜との隙間を胸膜腔という．

呼吸機能

1　1秒率【いちびょうりつ】　□□□（チェック欄）　★

最大吸気位（精一杯空気を吸った状態）からできる限り速く息を吐かせた場合に，吐き始めから最初の1秒間に吐いたガスの量を1秒量という．1秒率とはこの1秒量を肺活量で除した割合．この値が70%未満であれば閉塞性換気障害となる．

2　Torr【とる，とーる】　□□□　内科　★★

気圧を表す単位．1気圧は760 Torr．mmHgとほぼ同じ値である．

3　過換気【かかんき】　□□□　★★

換気が異常に亢進した状態．呼吸が深くかつ速くなることで，血中の二酸化炭素が排出され低CO_2血症（血中のCO_2濃度が低下した状態）となり，血液のpH値が亢進してアルカリ性になる（＝呼吸性アルカローシス）．呼吸困難，知覚異常，意識障害などの症状を示す．

4　肺活量，肺活量比【はいかつりょう，はいかつりょうひ】　□□□　神経　★★★

肺活量はこれ以上息を吸えないところ（＝最大吸気位）からこれ以上息を吐けないところ（＝最大呼気位）までに吐いたガスの量のこと．肺活量比とは実際の測定で得た肺活量の値を，性別や年齢などをもとに予測される予測肺活量（標準肺活量ともいう）の値で除した割合をいう．

5　1回換気量【いっかいかんきりょう】　□□□　★

安静時の呼吸時に1回の呼吸で吸ったガスの量（＝1回吸気量），または吐いたガスの量（＝1回呼気量）のこと．成人で400〜500 mlとなる．

6　予備呼気量【よびこきりょう】　□□□　★

安静時に息を吐いたところ（＝安静呼気位）から，さらに努力して吐いたガスの量のこと．

7　予備吸気量【よびきゅうきりょう】　□□□　★★

安静時に息を吸ったところ（＝安静吸気位）から，さらに努力して吸ったガスの量のこと．予備吸気量＝肺活量－（1回換気量＋予備呼気量）．

8 呼吸商(RQ)【こきゅうしょう(あーるきゅー)】 □□□ (チェック欄) ★★

呼吸比ともいう．一定の時間内において，栄養素が分解されてエネルギーに変換される際に排出した二酸化炭素の量を消費した酸素の量で除したもの．酸化された栄養素の割合を調べる目的に利用される．呼吸商は糖質では1.00，脂質では0.71，蛋白質では0.80である．

9 呼吸中枢(呼息中枢，吸息中枢)【こきゅうちゅうすう(こそくちゅうすう，きゅうそくちゅうすう)】 □□□ ★★★

呼吸中枢は呼吸運動の司令塔であり，延髄網様体と橋に存在する中枢．呼息中枢は延髄腹側，吸息中枢は延髄背部にあり，吸息中枢が優位である．持続性吸息中枢は橋下部，呼吸調節中枢は橋上部にある．(p.60 呼吸中枢参照)

10 動脈血(血中)二酸化炭素(CO₂)分圧【どうみゃくけつ(けっちゅう)にさんかたんそ(しーおーつー)ぶんあつ】 □□□ 内科 ★★

動脈血中の二酸化炭素分圧($PaCO_2$)を意味しており，正常値は40 Torrである．分圧は数種の気体が混ざった混合ガスの中で，ある気体のもつ圧力を示す．参考までに，空気の酸素の割合は21%なので，大気圧中における酸素分圧は760 Torr × 0.21 = 159 Torrとなる．

11 動脈血(血中)酸素(O₂)分圧【どうみゃくけつ(けっちゅう)さんそ(おーつー)ぶんあつ】 □□□ リハ ★

動脈血中の酸素分圧(PaO_2)を意味しており，正常値は100 Torrである．PaO_2が90 Torr以上では，動脈血中のヘモグロビンのほぼ100%が酸素と結合している．

12 経皮的二酸化炭素分圧/tcpCO₂【けいひてきにさんかたんそぶんあつ/てぃーしーぴーしーおーつー】 □□□ ★

経皮的CO_2ガスモニタを用いて測定した二酸化炭素分圧．皮下の毛細血管から拡散してくる二酸化炭素分圧を測定することで，動脈血二酸化炭素分圧を推定している．

1. 解剖生理学（植物機能）

13 経皮的動脈血酸素飽和度（SpO$_2$）【けいひてきどうみゃくけつさんそほうわど（えすぴーおーつー）】 □□□ ★

注射による採血ではなく，パルスオキシメーターのセンサーを指先や耳に付けて測定した動脈血中の酸素飽和度．動脈血中のヘモグロビンのうち何%が酸素と結合しているかを表している．動脈血酸素飽和度は通常 97〜100% である．

14 努力呼息【どりょくこそく】 □□□ ★

最大吸気後，できる限り肺内のガスを吐き出そうとすること．

消化器

1 咽頭（咽頭鼻部，咽頭口部，咽頭喉頭部，喉頭蓋）【いんとう（いんとうびぶ，いんとうこうぶ，いんとうこうとうぶ，こうとうがい）】 □□□ ★★

食道と気道に共通した中空の器官部分を咽頭という．頸椎の前にあり，鼻腔の後ろ（咽頭鼻部），口腔の後ろ（咽頭口部），喉頭の後ろ（咽頭喉頭部）からなる．喉頭蓋は嚥下時に気管に嚥下したものが入らないようにふたをする．

2 口（口唇，歯列，口腔前庭，口蓋，硬口蓋，軟口蓋，口蓋帆，口蓋扁桃，口峡）【くち（こうしん，しれつ，こうくうぜんてい，こうがい，こうこうがい，なんこうがい，こうがいはん，こうがいへんとう，こうきょう）】 □□□ 解生（動） ★★★

消化管の入り口を口という．口唇と歯列の間を口腔前庭．口腔の上壁を口蓋，前部を硬口蓋，後部 1/3 を軟口蓋という．広義の軟口蓋を口蓋帆といい，嚥下のときに後鼻孔をふさぐ．舌弓と口蓋咽頭弓の間に口蓋扁桃がある．左右の両弓と舌根で挟まれたところを口峡という．

3 粘膜（粘膜上皮，粘膜固有層，粘膜筋板，粘膜下組織，粘膜ヒダ）【ねんまく（ねんまくじょうひ，ねんまくこゆうそう，ねんまくきんばん，ねんまくかそしき，ねんまくひだ）】 □□□ ★★★

粘膜は胃や腸などの内臓器官の内壁をおおう膜で，表面は粘液で潤っている．最表層は粘膜上皮で，次に粘膜固有層，粘膜筋板，粘膜下組織の順で層をなす．胃や腸には粘膜ヒダがあるため蠕動運動を行いやすく，表面積も大きくなっている．

消化器 29

4 **咀嚼筋（咬筋，側頭筋，翼突筋）【そしゃくきん（こうきん，そくとうきん，よくとつきん）】** □□□（チェック欄） ★★

下顎骨の運動（咀嚼運動，かむ運動）にかかわる筋を総称して咀嚼筋という．一般に閉口運動にかかわる咬筋，側頭筋，外側翼突筋，内側翼突筋（いずれも三叉神経支配）をさす．開口運動を行う顎舌骨筋，顎二腹筋，顎舌骨筋を含めることもある．（p.115 外側翼突筋，内側翼突筋／咬筋参照）

5 **舌乳頭【ぜつにゅうとう】** □□□ ★

舌尖と舌体の上面（背面）にある小突起で，4種類ある．味覚に関係している有郭乳頭，葉状乳頭，触覚に関係している茸状乳頭，触覚と食物をなめとる役割の糸状乳頭が存在する．味を感じる味蕾は，有郭，葉状および茸状乳頭には多く分布している．

6 **梨状陥凹【りじょうかんおう】** □□□ ★

披裂喉頭蓋ヒダの外側で甲状軟骨の内側にある両側の深いへこみのこと．食道の入り口で，嚥下のときに食物が残りやすい．

7 **甲状舌骨筋【こうじょうぜっこつきん】** □□□ ★

甲状軟骨から舌骨に付く筋で，舌下神経と第1頸髄神経に支配される．舌骨を下方に引き下げ，喉頭と甲状軟骨を挙上する．物を飲み込むときに働く．

8 **重層扁平上皮【じゅうそうへんぺいじょうひ】** □□□ ★

扁平な多数の細胞が重なり合った上皮のこと．上皮組織（体の表面や中空器官の内面など，表面をおおう細胞からなる組織）の中でもっとも強い．皮膚表面，消化管では口腔〜咽頭〜食道の下端がこの上皮でできている．

9 **下部食道括約筋【かぶしょくどうかつやくきん】** □□□ ★★

すべて平滑筋からなり，噴門部（食道と胃の境のところ）にある筋．食物を飲み込むときには弛緩して食道から胃へ食物を受け入れ，それ以外のときは収縮して胃の内容物が逆流しないようにしている．この筋の機能低下は逆流性食道炎を引き起こす．

10 **腹部消化器【ふくぶしょうかき】** □□□ ★

腹腔内にある消化器のこと．具体的には，胃，小腸，大腸，虫垂および直腸をいう．食道の腹部を含むこともある．

1. 解剖生理学(植物機能)

11 胃(胃底，小弯，大弯，胃体，粘膜ヒダ)【い(いてい，しょうわん，だいわん，いたい，ねんまくひだ)】 □□□(チェック欄) ★★★

胃は食道と十二指腸の間にある消化器で，胃の天井部分を胃底，内側のへりを小弯，外側のへりを大弯，胃の中心部分を胃体という．胃の内壁の表面はヒダ状の粘膜でおおわれている．

12 縦走筋，輪走筋，斜走筋【じゅうそうきん，りんそうきん，しゃそうきん】 □□□ ★

胃壁は粘膜下層の下には筋層があり，その筋層は外中内の3層からなっている．外層は縦走筋，中層は輪走筋，内層は斜走筋である．この3層で蠕動運動を行う．

13 粘液腺【ねんえきせん】 □□□ ★

主に体表に粘液(粘りけのある液)を分泌する腺(他の器官で生成された物質を一時的にためておくところ)のこと．動物では消化管に多数分布する．

14 噴門，噴門腺【ふんもん，ふんもんせん】 □□□ ★

噴門は胃の入り口の部位で，食道とつながっており，胃酸が食道に逆流するのを防いでいる．噴門腺は上皮細胞からなり，粘液を分泌する．

15 幽門，幽門括約筋【ゆうもん，ゆうもんかつやくきん】 □□□ ★★

幽門は胃の出口の部位で，十二指腸につながる．幽門括約筋は内輪層が発達した2層の筋層で，幽門弁を形成する．

16 大網【だいもう】 □□□ ★

大網膜ともいい，胃の下側である大弯から腸の前方を横行結腸まで垂れ下がった腹膜のこと．この膜は移動しやすいので，炎症の原因となる箇所を包んで炎症が腹腔内全体へ波及するのを防ぐはたらきがある．

17 十二指腸【じゅうにしちょう】 □□□ ★

胃の幽門部(胃の終わりの部位)から小腸までを連結する長さ25〜30 cmの消化管．管長が12本の指を並べたくらいの長さであることから名づけられた．この管には胆管および膵管が開口している．

消化器

18 大十二指腸乳頭【だいじゅうにしちょうにゅうとう】 □□□ (チェック欄) ★★

ファーター乳頭ともいう．十二指腸は上部，下行部，下部，上行部の4部に分けられるが，その下行部にある乳頭のこと．この部位に総胆管と主膵管が共同で開口し，胆汁ならびに膵液といった消化液が分泌される．

19 輪状ヒダ【りんじょうひだ】 □□□ ★

小腸の内側面である粘膜の部分にある輪状のヒダ．楽器のアコーディオンの蛇腹(じゃばら)のように管全体が波打つ形状になっており，腸絨毛(ちょうじゅうもう)や微絨毛(びじゅうもう)とともに小腸の表面積を広げる役割がある．

20 腸絨毛，微絨毛【ちょうじゅうもう，びじゅうもう】 □□□ ★

腸絨毛とは，小腸の輪状ヒダの粘膜面に隙間なく並んだ，長さ1mmくらいの指状や糸状の突起のこと．この突起の存在のため表面積は数十倍となり，消化・吸収が効率よく行われる．微絨毛とは，粘膜上皮を構成する細胞質突起のこと．

21 腸腺【ちょうせん】 □□□ ★

腸陰窩(いんか)，リーベルキューン腺小窩ともいう．小腸の粘膜全体にある微小管状の消化酵素を分泌する腺．

22 結腸(上行結腸，横行結腸，下行結腸，S状結腸)【けっちょう(じょうこうけっちょう，おうこうけっちょう，かこうけっちょう，えすじょうけっちょう)】
□□□ ★★

大腸の大部分を占め，上行結腸，横行結腸，下行結腸，S状結腸の4つの部分から構成される長さ約1.5mの消化管を結腸という．横行結腸は腸間膜(腸管をつるして腹腔の後壁に連絡する膜)をもち，下行結腸は腸間膜をもたない．

23 半月ヒダ【はんげつひだ】 □□□ ★

上行結腸から下行結腸にかけての糞便の移動を妨げる壁のように管内腔に幾重にもあるヒダ．管内を半分ぐらい塞ぐような形状なので半月ヒダという．小腸の輪状ヒダのような粘膜層だけのヒダとは異なり，結腸壁全体でヒダをつくる．

1. 解剖生理学（植物機能）

24 （内・外）肛門括約筋【こうもんかつやくきん】 □□□ (チェック欄) ★★

肛門の開閉に関与する筋．内肛門括約筋は平滑筋なので自分の意志では動かせず，常に肛門を締めるように作用している．内肛門筋の外側に位置する外肛門括約筋は横紋筋なので自分の意志で動かすことができ，肛門を締めたり緩めたりできる．

消化器付属器

1 肝門【かんもん】 □□□ ★

肝臓の下面にある溝の部分．肝門を通って固有肝動脈，門脈が肝臓に入り，肝管が肝臓から出ていく．

2 胆嚢【たんのう】 □□□ ★★★

肝臓でつくられた胆汁をためておく臓器．袋状で約 70 ml の容量がある．肝胆汁は肝管から胆嚢管を通って胆嚢に蓄えられ，濃縮されて胆嚢胆汁になる．胆嚢胆汁は胆嚢から胆嚢管を通って総胆管に流入する．

3 総胆管【そうたんかん】 □□□ ★★★

2 本の肝管が合流した総胆管と胆嚢からくる胆嚢管が合流した管．直径 2～3 mm の太い管で胆汁の通路となる．十二指腸下行部に位置する大十二指腸乳頭部に開口する．

4 脾臓【ひぞう】 □□□ ★★

腹腔の左上部に横隔膜と接して位置する長さ 10 cm，幅 6 cm，厚さ 3 cm 程度の器官．構造的に赤脾髄と白脾髄の部分に分かれる．脾臓の役割は老化した赤血球の破壊，異物の分解，リンパ球の産生などである．

5 膵臓（膵頭，膵体，膵尾）【すいぞう（すいとう，すいたい，すいび）】 □□□ ★★★

第 1～2 腰椎の高さで十二指腸と脾臓の間に位置する長さ約 15 cm，重さ約 70 g の臓器．膵頭，膵体，膵尾の 3 部に区分される．膵臓の役割は血糖値のコントロールに関与するインスリンなどのホルモンを血中に分泌して血糖値を調節することと，蛋白質や脂肪を分解する消化液である膵液を十二指腸に分泌することである．

消化機能

1 嚥下反射【えんげはんしゃ】 □□□ (チェック欄) ★

飲み込み反射ともいう．反射の誘発部である軟口蓋部，舌根部，咽頭後壁部などに対する刺激（通常，食塊の接触）によって生じる反射で，食べ物などを食道に送り出すためのもの．求心路は舌咽神経，中枢は延髄，遠心路は迷走神経である．

2 蠕動運動【ぜんどううんどう】 □□□ ★

消化管などにおいて，管内の内容物を末梢側に移動させるために生じる臓器の収縮運動（ミミズのように動く運動）のこと．主に食道から直腸までの運動をいう．

3 排便中枢【はいべんちゅうすう】 □□□ ★

第2〜4仙髄（S2〜4）に位置する中枢．直腸の蠕動運動と内圧で，求心路である直腸粘膜に分布している骨盤神経が興奮する．その信号が中枢へ伝えられ，遠心路である骨盤内臓神経の興奮と陰部神経の抑制により肛門括約筋が弛緩して排便が起こる．

4 消化酵素【しょうかこうそ】 □□□ (チェック欄) ★★★

腸内で食物の消化作用を促す酵素の総称．炭水化物分解酵素，蛋白質分解酵素，脂肪分解酵素などに分けられる．消化液としては主に唾液，胃液，膵液，腸液などがある．

5 唾液腺（耳下腺，顎下腺，舌下腺）【だえきせん（じかせん，がくかせん，ぜっかせん）】 □□□ 解生(動) ★

唾液腺は口の中に唾液を分泌する導管．サラサラした唾液を出す漿液腺とネバネバした唾液を出す粘液腺，両方が合わさった混合腺に分類できる．人体には耳下腺，顎下腺，舌下腺の3つがある．耳下腺は唾液腺のなかで最大で，純漿液腺である．

6 唾液(唾液アミラーゼ,ムチン)【だえき(だえきあみらーぜ,むちん)】
□□□ (チェック欄) ★

唾液は唾液腺より分泌される液体で,消化作用,溶解作用をはじめさまざまな作用を有する.成人では1日に1.0～1.5 l分泌される.唾液アミラーゼは唾液に含まれる炭水化物を加水分解する消化酵素である.ムチンは粘調性の糖蛋白質で,潤滑物質として嚥下をしやすくしている.

7 唾液分泌中枢【だえきぶんぴつちゅうすう】 □□□ ★

延髄にある中枢で,交感神経と副交感神経(舌咽神経,顔面神経)により調節される.交感神経は粘液性で少量の唾液を,副交感神経は漿液性で大量の唾液を分泌する.

組織構造

1 膠原線維／コラーゲン線維【こうげんせんい／こらーげんせんい】
□□□ 運動 ★★

結合組織を構成し,膠原質(コラーゲン)からつくられる線維.伸長力や圧縮力に対して強く,柔軟性に富む.タイプ別に分類され,タイプⅠは真皮,靱帯,腱,骨膜に多く,タイプⅡは関節軟骨,椎間板に多い.

2 細網組織【さいもうそしき】 □□□ 運動 ★★

コラーゲン線維のとくに細い線維を細網線維といい,その細網線維が網を形成し,網目に細網細胞その他の結合組織細胞が散在し,その隙間を組織液が埋めている組織を細網組織という.脂肪組織や平滑筋組織の周囲に網目構造を形成し,かつ強度を保持するはたらきがある.

3 細網内皮系【さいもうないひけい】 □□□ ★

生体にとっての異物を食べることで,生体を守ることに関与している細胞の総称.リンパ節,骨髄,胸腺などの細網組織系と,リンパ管,血管内面の内皮細胞からなる.

4 間質細胞【かんしつさいぼう】 □□□ ★

結合組織(他の組織や臓器を形づくっている支持組織)を構成している細胞.有形成分(膠原線維,細網線維,弾性線維)と無定形成分で構成される.

内分泌器

5 基底膜【きていまく】 □□□ (チェック欄) ★
上皮細胞の層と間質細胞の層との間にある薄い膜．膠原線維や細胞外器質からなる．

外分泌腺

導管【どうかん】 □□□ ★
外分泌腺(唾液腺，胃腺，汗腺，乳腺，涙腺，皮脂腺など)をもっている組織や臓器から，分泌物が組織外に出るときに通る管．この分泌物には汗や唾液，消化液などがある．

内分泌器

1 内分泌【ないぶんぴつ】 □□□ 整形 ★
腸内で食物の消化作用を促す酵素の総称．炭水化物分解酵素，蛋白質分解酵素，脂肪分解酵素などに分けられ，リパーゼ，プチアリン，膵アミラーゼ，ペプシン，トリプシン，アミラーゼ，マルターゼ，ラクターゼなどがある．消化液としては主に唾液，胃液，膵液，腸液などがある．

2 視床下部【ししょうかぶ】 □□□ ★
間脳の一部で，第三脳室の側壁と床を形成する．自律神経系の中枢であり，視床下部ホルモンを分泌し，生命維持機能(血圧，体温，排泄，摂食，水分の調節など)の中枢的な役割を果たしている．(p.63 視床下部参照)

3 (脳)下垂体(前葉，後葉)【(のう)かすいたい(ぜんよう，こうよう)】 □□□ ★★★
視床下部の下方からぶら下がっている小豆大の器官を下垂体(脳下垂体)といい，前葉(腺性下垂体)と後葉(神経性下垂体)に分けられる．前葉からは甲状腺刺激ホルモン，副腎皮質刺激ホルモンなどが分泌される．後葉からはバソプレシンなどが分泌される．(p.62 (脳)下垂体参照)

4 松果体【しょうかたい】 □□□ ★
第三脳室正中部後方から突出している小豆大の器官．概日リズム(おおむね1日のリズム：サーカディアンリズム)をコントロールするホルモンであるメラトニンを分泌する．(p.62 松果体参照)

5 甲状腺【こうじょうせん】 □□□ (チェック欄) ★

甲状軟骨(のどぼとけ)の下方にある，気管の前方から左右にかけて蝶が羽を広げてとまっているような形をした内分泌器官．サイロキシン(甲状腺ホルモン)，カルシトニンといったホルモンを分泌する．甲状腺機能亢進でBasedow病，機能低下で代謝の低下を認める．

---

6 副甲状腺／上皮小体【ふくこうじょうせん／じょうひしょうたい】 □□□
解生(動) ★★

甲状腺の後面に左右2対で計4個ある，米粒くらいの大きさの内分泌器官．骨の吸収を促進し，腎臓でのカルシウムの再吸収を高める作用をもつ副甲状腺ホルモン(パラソルモン)を分泌する．

---

7 副腎皮質，副腎髄質【ふくじんひしつ，ふくじんずいしつ】 □□□ ★★

副腎は左右の腎臓の上にそれぞれのっていて，右側の副腎は三角状，左側は半月状の形をしている．副腎皮質が副腎髄質をおおう構造になっており，皮質部はさらに球状帯・束状帯・網状帯の3層からなる．副腎皮質ホルモン，副腎髄質ホルモンをそれぞれ分泌する．

---

8 胸腺【きょうせん】 □□□ (チェック欄) ★

胸腔の胸骨後面で心臓の前上部にのるような位置にあり，胸小葉と呼ばれる左右2葉からなる器官．免疫に関与するTリンパ球という白血球をつくる．10歳代で最大の大きさとなり，成人すると脂質化する．

---

9 G細胞【じーさいぼう】 □□□ ★

胃の幽門前庭部や十二指腸の粘膜に分布しており，迷走神経からの指令によりガストリン(胃酸の分泌を促す作用をもつ)を分泌する細胞．

ホルモン

1 ホルモンの日内変動【ほるもんのにちないへんどう】 □□□
神経・精神 ★★

1日の中でホルモンの分泌量が変動すること．例：「夜間の分泌量は増加し日中の分泌量は減少する」，「食後(満腹時)の分泌量は増加し食前(空腹時)の分泌量は低下する」など．

2 ホルモン受容体【ほるもんじゅようたい】 □□□ (チェック欄) 解生(動)
★

特定の内分泌器によってつくられたホルモンが血行により運ばれて特定の標的器官に作用するが，このときにホルモン分子と特異的に結合する蛋白質のこと．受容体は細胞膜受容体と細胞内受容体に大きく分けられる．

3 αアドレナリン受容体，βアドレナリン受容体【あるふぁあどれなりんじゅようたい，べーたあどれなりんじゅようたい】 □□□ 解生(動)
★★

アドレナリンと結合する受容体のうち，主に興奮性の効果をもたらすものをαアドレナリン受容体，抑制性の効果をもたらすものをβアドレナリン受容体という．αアドレナリン受容体は血管，腸，膀胱などにあり，βアドレナリン受容体は心臓，血管，気管支，胃腸などにある．

4 カテコラミン/カテコールアミン【かてこらみん/かてこーるあみん】 □□□
★

副腎髄質から分泌されるホルモンのことで，ドーパミン，アドレナリン(エピネフリン)，ノルアドレナリン(ノルエピネフリン)の総称．アミノ酸であるチロシンからいくつかの酵素反応を経て合成される．ストレスを受けると大量に放出される．

5 インスリン，インスリン感受性【いんすりん，いんすりんかんじゅせい】 □□□ 運動
★★★

インスリンは膵臓にあるランゲルハンス島のβ細胞から分泌されるホルモンで血糖値の恒常性維持に重要．血糖値を下げる作用がある．同量でもその作用に個人差があり，それをインスリン感受性という．(p.241 インスリン参照)

6 グルカゴン【ぐるかごん】 □□□
★★★

膵臓にあるランゲルハンス島のα細胞から分泌されるホルモン．血糖値の恒常性維持に重要であり，インスリンとは逆に肝細胞に作用してグリコーゲンの分解を促進し，血糖値を上げる作用がある．

7 エリスロポエチン【えりすろぽえちん】 □□□
★★

肝臓でもわずかにつくられるが，主には腎臓でつくられるホルモン．赤血球を増加させる作用がある．赤血球が増加することで持久力の向上が見込めるため，以前からドーピングに使用されてきた．

1. 解剖生理学（植物機能）

8 ガストリン【がすとりん】 □□□ (チェック欄) ★★
胃の幽門前庭部の粘膜にある G 細胞から分泌されるホルモン．胃壁からの塩酸（胃酸）の分泌を促す作用がある．

9 セクレチン【せくれちん】 □□□ ★
十二指腸や空腸の粘膜にある S 細胞から分泌されるホルモン．胃から酸性になった食塊が十二指腸に送り込まれると，S 細胞からセクレチンが分泌され，その結果，膵液が分泌されて食塊がアルカリ化される．

10 レプチン【れぷちん】 □□□ ★
脂肪細胞から分泌されるホルモン．食欲と代謝の調節を行う作用がある．レプチンはギリシャ語で「痩せる」を意味する．肥満に関係しており，体脂肪量が増えるとレプチン産生量も増え，摂食抑制とエネルギー消費促進が起こる．

11 メラトニン【めらとにん】 □□□ ★★
松果体から分泌されるホルモンで，概日リズムの調節を行っている．夜間に多く分泌され，睡眠誘発作用がある．他に，癌細胞を攻撃する NK 細胞の数を増やしたり，ウイルスを殺傷する食細胞の破壊力を高めたりする作用がある．

12 成長ホルモン【せいちょうほるもん】 □□□ ★★★
下垂体前葉から分泌されるホルモン．骨，筋などの全身の組織の成長を促し，糖，脂質，電解質などの代謝にかかわる．成長ホルモンの分泌異常により小人症（欠乏）や巨人症，末端肥大症（ともに過剰分泌）を起こす．

13 プロラクチン【ぷろらくちん】 □□□ ★★★
下垂体前葉から分泌されるホルモン．乳腺の発達，乳汁の産生・分泌などに作用する．

14 オキシトシン【おきしとしん】 □□□ ★
視床下部で合成され，下垂体後葉で貯蔵・分泌されるホルモン．子宮平滑筋の収縮，乳汁分泌の促進作用がある．

15 抗利尿ホルモン / バソプレシン【こうりにょうほるもん / ばそぷれしん】
□□□ (チェック欄) ★★★

下垂体後葉から分泌されるホルモン．尿量を減少させ血圧を上昇させる作用がある．

16 甲状腺刺激ホルモン【こうじょうせんしげきほるもん】 □□□ ★★

下垂体前葉から分泌されるホルモン．甲状腺ホルモンの分泌を促進させる作用がある．

17 サイロキシン / チロキシン【さいろきしん / ちろきしん】 □□□
★★★

甲状腺から分泌される甲状腺ホルモン．糖・蛋白質・脂質などの代謝や正常発達にかかわる．甲状腺の機能亢進により分泌が過剰になると Basedow 病 (グレーブス病) になり，分泌不足ではクレチン病になる．

18 カルシトニン【かるしとにん】 □□□ ★★

甲状腺から分泌されるホルモン．骨形成に作用する．骨へのカルシウムやリン酸の沈着促進，尿中へのカルシウムやリン酸の排泄促進の作用がある．

19 副甲状腺ホルモン / パラソルモン (PTH)【ふくこうじょうせんほるもん / ぱらそるもん (ぴーてぃーえいち)】 □□□ 運動 ★★

副甲状腺 (上皮小体ともいう) から分泌されるホルモン．破骨細胞を活性化して骨の吸収を促進させたり，腎臓でのカルシウムの再吸収を促進して血中カルシウムの濃度を上昇させる作用がある．

20 副腎皮質刺激ホルモン【ふくじんひしつしげきほるもん】 □□□ ★★

下垂体前葉で生成・分泌されるホルモン．副腎皮質に作用して糖質コルチコイドや性ホルモンの分泌を促進する作用がある．過剰な作用で副腎は肥大し，分泌減少で萎縮する．分泌には日内リズムがあり，ストレスの影響を受ける．

21 糖質コルチコイド【とうしつこるちこいど】 □□□ ★

グルココルチコイドともいう．副腎皮質から分泌されるホルモン．蛋白質を糖に変えて血糖値を上昇させる作用がある．腸管からのカルシウム吸収を抑制し，肝臓からの排泄を増加させる．

22 アルドステロン【あるどすてろん】 ★

副腎皮質の球状帯から分泌される鉱質コルチコイド系のホルモン．腎尿細管に働きかけてナトリウムイオンの再吸収とカリウムイオンの排泄を促す作用がある．

---

23 テストステロン【てすとすてろん】 ★★

性腺刺激ホルモンの刺激で精巣のライディッヒ細胞から分泌される男性ホルモン（アンドロゲン）の1つ．男性の二次性徴の発現に関与するのと同時に，蛋白質合成を促進して筋を発達させる作用がある．

---

24 副腎髄質ホルモン【ふくじんずいしつほるもん】 ★

副腎髄質から分泌されるホルモン．アドレナリンやノルアドレナリンがそれにあたる．アドレナリンは交感神経を興奮させ，血管収縮，心拍数増加，心収縮力増大，血圧上昇をもたらす．ノルアドレナリンは思考や意識を活性化する役割を担っている．

---

25 性腺刺激ホルモン放出ホルモン【せいせんしげきほるもんほうしゅつほるもん】 ★

脳の視床下部から分泌されるホルモン．下垂体前葉を刺激し，性腺刺激ホルモン（卵胞刺激ホルモン，黄体ホルモン）を放出させる作用がある．

---

26 性腺刺激ホルモン／ゴナドトロピン【せいせんしげきほるもん／ごなどとろぴん】 ★

下垂体前葉の性腺刺激ホルモン産生細胞からつくられるホルモン．黄体ホルモンと卵胞刺激ホルモンの2種類がある．

---

27 黄体化ホルモン(LH)【おうたいかほるもん(えるえいち)】 ★

黄体形成ホルモンともいう．下垂体前葉から分泌されるホルモン．卵胞を成熟させて卵胞ホルモンの分泌を促進することで排卵を導き，排卵後は黄体細胞の分裂を促進して黄体ホルモンであるプロゲステロンの分泌を促す作用がある．

---

28 卵胞刺激ホルモン【らんぽうしげきほるもん】 ★★

下垂体前葉から分泌される性腺刺激ホルモン．黄体化ホルモンとともに卵巣の卵胞発育を促進するのと同時に，卵胞ホルモンであるエストロゲンの生産・分泌を促進する．精巣においては精子の形成を促進する作用をもつ．

29 黄体ホルモン / プロゲステロン【おうたいほるもん / ぷろげすてろん】
□□□ ★

黄体や精巣，副腎，胎盤から分泌されるホルモン．受精卵が着床しやすい状態に保つ．妊娠中の排卵の抑制，子宮肥大・子宮収縮の抑制など妊娠の維持にかかわる．基礎体温の上昇，水分の保持，食欲増進の作用もある．

30 卵胞ホルモン / エストロゲン【らんぽうほるもん / えすとろげん】
□□□ ★★

卵巣でつくられる女性ホルモン．子宮の発育を促したり，乳腺の発育を促したりと女性の二次性徴を発現させる．また，妊娠中には子宮平滑筋肥大や子宮内膜の増殖を促す作用もある．

排尿機能

1 排尿(反射)中枢【はいにょう(はんしゃ)ちゅうすう】 □□□ ★★

排尿中枢としては仙髄排尿中枢，橋排尿中枢，大脳皮質排尿中枢がある．膀胱に尿がたまり内圧が上昇すると，膀胱壁からの求心性刺激が骨盤内臓神経を介して橋に到達し，橋は仙髄神経の下行枝である骨盤神経を介して膀胱括約筋を収縮させ，排尿を促す．

2 浸透圧，浸透圧利尿【しんとうあつ，しんとうあつりにょう】 □□□ ★

濃度に違いのある溶液を半透膜で仕切ると，濃度の薄い方から濃い方へ溶媒(物質を溶かす水などの液体)分子が移動する．このときに生じる圧を浸透圧という．浸透圧利尿とは尿細管内の浸透圧が上昇し，尿細管での水の再吸収が減少して多尿となることをいう．

3 尿素，尿酸【にょうそ，にょうさん】 □□□ ★★

尿素は尿中に含まれる窒素化合物で，体内で蛋白質が分解されてつくられる．尿酸は細胞の代謝活動の老廃物として尿と一緒に排泄されるが，その排泄作用の低下やプリン体を含む食品のとりすぎにより高尿酸血症(痛風)となる．

4 ろ過【ろか】 □□□ ★★★

水道のろ過装置のように多孔質の層や膜を用いて，固体と液体の混合液から液体だけを濾して固体を残すこと．腎臓は血液のろ過装置であり，ろ過された液体は原尿という尿の原料になる．

1. 解剖生理学(植物機能)

5 クリアランス【くりあらんす】 □□□ (チェック欄) ★

臓器が体液中の物質(薬物など)を取り除く能力を示す指標．腎臓が血漿中のクレアチニン(消費された蛋白質の残りかす)を尿中に排泄する速度を調べることをクレアチニンクリアランス尿検査といい，初期段階の腎機能障害の早期発見に有効とされる．

泌尿器の構造

1 ネフロン / 腎単位【ねふろん / じんたんい】 □□□ ★

腎臓の皮質部分に存在する腎小体(糸球体と Bowman 嚢)と，それに続く 1 本の尿細管(腎細管，細尿管ともいう)をあわせた機能上の単位．ヒトでは腎臓 1 個当たり 100 万個のネフロンが存在し，約 170 l/ 日の原尿をつくっている．

2 ヘンレ Henle 係蹄【へんれけいてい】 □□□ ★★

ヘンレのループともいう．近位尿細管から遠位尿細管までの U の字で示される部分．管の方向と太さから，太い上行脚，細い上行脚，下行脚に分けられる．尿から水とイオンを再吸収する機能をもつ．

3 ボーマン Bowman 嚢【ぼーまんのう】 □□□ ★★

糸球体嚢ともいう．糸球体を外側から包む 2 重の嚢のこと．糸球体から血球や蛋白質以外の成分がろ過され尿細管に送り出される．嚢内部の糸球体とともに腎小体を形成する．

4 腎小体 / マルピギー小体【じんしょうたい / まるぴぎーしょうたい】 □□□ ★★

腎臓の皮質を構成する直径 0.1 〜 0.2 mm の球体．一側の腎臓に 100 万個ほど存在する．糸球体とこれを包む Bowman 嚢からなる．尿生成の出発点となる袋状の組織である．

5 (右・左)腎静脈【じんじょうみゃく】 □□□ ★★

腎臓から下大静脈に接続する静脈のこと．左腎静脈は脾静脈と膵臓の膵体部の後側にあり，腹部大動脈と上腸間膜動脈に挟まれている．右腎静脈は十二指腸第 2 部の後ろに位置している．(p.15 (右・左)腎静脈参照)

泌尿器の構造

6 小葉間動脈【しょうようかんじょうみゃく】 □□□ (チェック欄) ★
小葉間動脈はさまざまな臓器で確認できるが，腎臓関係では，輸入細動脈になる前の動脈をいう．腎動脈は腎門に入ると区動脈→葉間動脈→弓状動脈に分岐する．弓状動脈は皮質に入ると小葉間動脈→輸入細動脈→糸球体となる．

7 輸入細動脈，輸出細動脈【ゆにゅうさいどうみゃく，ゆしゅつさいどうみゃく】 □□□ ★
ネフロンの糸球体に血液を供給する動脈を輸入細動脈といい，糸球体の毛細血管が収束した動脈を輸出細動脈という．腎臓に血液を供給する腎動脈からの枝が輸入細動脈となり，それが分枝して毛細血管となる．この毛細血管の塊が糸球体を形成する．

8 尿細管（近位尿細管，遠位尿細管）【にょうさいかん（きんいにょうさいかん，えんいにょうさいかん）】 □□□ ★★★
糸球体から集合管までの原尿の通り道を尿細管といい，Bowman嚢に排出された原尿からすべてのブドウ糖と水，無機塩類を再吸収する．近位尿細管はBowman嚢とヘンレのループの間の尿細管の部分をいい，遠位尿細管はヘンレのループから集合管までの部分をいう．

9 集合管【しゅうごうかん】 □□□ ★★
尿細管に続く尿を集める管の最終部分で，ここから腎盂および尿管へ尿が送られる．集合管は下垂体後葉から分泌されるホルモンであるバソプレシンにより水の再吸収を活発に行う．

10 腎皮質，腎髄質【じんひしつ，じんずいしつ】 □□□ ★★★
腎皮質は腎臓を構成する外側の部分で，ネフロンのうちのBowman嚢が主に存在する．腎髄質は腎臓を構成する内側の部分で，ネフロンのうちの尿細管が主に存在する．腎臓は外側から腎皮質，腎髄質，腎盂に分けられる．

11 糸球体【しきゅうたい】 □□□ ★★★
腎小体への輸入細動脈から分岐した毛細血管が形成する，糸を丸めたような塊．腎臓での尿のろ過を行う．

12 傍糸球体細胞【ぼうしきゅうたいさいぼう】 □□□ ★
輸入細動脈が糸球体に入っていく直前の血管壁にある細胞．血圧調節物質であるレニンの分泌を行う．

1. 解剖生理学（植物機能）

13 腎杯【じんぱい】 □□□ （チェック欄） ★
腎臓から尿管に向かう尿の通路の一部で，腎乳頭と腎盂を連結する部位．小腎杯とそれが集合した大腎杯の2種類がある．ネフロンをはじめ尿細管でつくられた尿は集合管→腎乳頭→腎杯→腎盂→尿管→膀胱へと移送される．

14 腎盂【じんう】 □□□ ★★★
腎盤ともいう．腎臓から尿管に向かう尿の途中の通路で，腎杯と尿管を連結する部位．複数の腎杯が集まっているため漏斗状に広くなった形状をしている．

15 尿管【にょうかん】 □□□ ★★
腎臓と膀胱をつなぐ尿の通路．尿管結石による痛みを想像するとわかるが，尿管の蠕動運動を行う平滑筋を支配する交感神経に，痛みを伝える感覚神経が含まれている．

16 排尿筋【はいにょうきん】 □□□ ★★
膀胱壁を形成する筋の層で，内側は縦状，中間は輪状，外側は縦状の3層構造になっている．平滑筋であり，交感神経である下腹神経の興奮により弛緩し（蓄尿のため），副交感神経である骨盤内臓神経の興奮により収縮する（排尿のため）．

17 膀胱（膀胱尖，膀胱底，膀胱頸，膀胱三角）【ぼうこう（ぼうこうせん，ぼうこうてい，ぼうこうけい，ぼうこうさんかく）】 □□□ ★★
膀胱は尿を一時的にためておくための臓器．恥骨の後方で男性では直腸の前方，女性では子宮と腟の前方に位置する．膀胱尖は膀胱の腹側，膀胱底は背側，膀胱頸は尿道との連結部，膀胱三角は左右の尿管口と内尿道口に囲まれた三角形の部位をいう．

18 正中臍索【せいちゅうさいさく】 □□□ ★
膀胱の前部の頂き（山型の山頂部）と臍（へそ）を結ぶ線維状のひものこと．胎児期に母親とつながっていたへその緒の中の尿膜管の名残とされる．

19 内尿道口，内尿道括約筋/（内）膀胱括約筋【ないにょうどうこう，ないにょうどうかつやくきん/（ない）ぼうこうかつやくきん】 □□□ 解生（動） ★★★
内尿道口は膀胱から尿道への移行部をいう．内尿道括約筋は自律神経の支配下にある内尿道口を取り囲む筋で，蓄尿ならびに排尿に関与する．内尿道括約筋と（内）膀胱括約筋は同一の筋である．

20　外尿道括約筋【がいにょうどうかつやくきん】　□□□（チェック欄）　★

外膀胱括約筋ともいう．深会陰横筋から下行した尿道を取り囲む筋線維のことで，意識的に尿が漏れないようにする場合に働く随意筋である．体性神経である陰部神経（S2〜4）に支配される．

2 解剖生理学（動物機能）

酵素

1. **ホスホリラーゼ**【ほすほりらーぜ】 □□□（チェック欄） ★★
   体内にあるグリコーゲンやデンプンを筋収縮などのエネルギー源であるブドウ糖（グルコース）に分解する酵素の総称．

2. **酸化還元酵素，酸化酵素活性**【さんかかんげんこうそ，さんかこうそかっせい】 □□□ ★★
   酸化とは電子を失うことで，還元とは電子を得ることとされるが，酸化還元酵素とは酸化還元反応を促進する酵素である．酸化酵素活性とは，酸化還元酵素の示す触媒としてのはたらきの程度のこと．

電解質

1. **電解質，イオン（ナトリウムイオン，塩化物イオン，カリウムイオン，カルシウムイオン，リン酸イオン）**【でんかいしつ，いおん（なとりうむいおん，えんかぶついおん，かりうむいおん，かるしうむいおん，りんさんいおん）】 □□□ 整形 ★★
   食塩 NaCl を水に溶かすとナトリウムイオン Na^+，塩化物イオン Cl^- という電気的性質を有する粒子に分かれるが，このように電気的性質をもつ粒子に分かれる物質のことを電解質という．カリウムイオン K^+ は細胞の機能や代謝に必須，カルシウムイオン Ca^{2+} は細胞の機能・構造上で重要，リン酸イオン PO_4^{3-} は細胞のエネルギー代謝に必須，Na^+ は神経伝導に必須である．

2. **塩化ナトリウム**【えんかなとりうむ】 □□□ ★
   化学式 NaCl で表されるナトリウムの塩化物．単に食塩と呼ばれる場合も多いが，医療用に調整された塩化ナトリウム製品をさす用語である．生体にとっては，必須ミネラルであるナトリウム源として生命維持に重要な物質である．

胚

胚葉(外胚葉,中胚葉,内胚葉)【はいよう(がいはいよう,ちゅうはいよう,ないはいよう)】 □□□ (チェック欄) ★★★

多細胞生物の発生の初期ごろに出現する3つの細胞層を胚葉という.将来,外胚葉は表皮,神経系,感覚器に,中胚葉は筋系,骨格系,循環系,排出系,生殖系に,内胚葉は消化管,肝臓,膵臓,甲状腺,呼吸器管に発達する.

細 胞

1 核分裂【かくぶんれつ】 □□□ 病理 ★

細胞が分かれて新しく2個以上の細胞になることを細胞分裂というが,その細胞分裂の際に細胞質分裂に先立って開始する核の分裂のこと.有糸分裂(核分裂の際に核の中に染色体,紡錘糸などの糸状構造が形成される)と無糸分裂(染色体や紡錘体の形成がない)がある.

2 細胞外液【さいぼうがいえき】 □□□ 病理 ★

体液のうち細胞外にあるもの.全体水分量の約3分の1を占め,細胞内液とは細胞膜により分けられている.血漿,間質液(細胞間液,組織液ともいう),リンパ液,脳脊髄液などがある.細胞外液中にはさまざまな栄養素,電解質,ホルモンなどが存在する.

3 単核細胞,多核細胞【たんかくさいぼう,たかくさいぼう】 □□□ ★

単核細胞とは,細胞内に1つの核がある細胞のことで,心筋細胞(1本の心筋線維)などがある.多核細胞とは,細胞内に多数の核が存在する細胞のことで,骨格筋細胞(1本の骨格筋の筋線維)などがある.

4 同期【どうき】 □□□ ★

細胞が同時に反応すること.たとえば心臓にはペースメーカー細胞が無数にあり,この細胞が同期して反応することで,心臓は一定のペースで拍動する.遺伝子の影響があるといわれている.

神経伝達物質（ホルモン） 49

5 **ミトコンドリア**【みとこんどりあ】 □□□（チェック欄） ★
　細胞のエネルギーをつくる細胞小器官．ミトコンドリアの膜壁には糖質や脂質の分解に必要な酵素類があり，高エネルギー源であるアデノシン三リン酸（ATP）の生成に関与し，生命維持に必要なエネルギーが供給される．ミトコンドリアはみずから分裂，増殖する．

6 **透過性**【とうかせい】 □□□　整形　★
　細胞の表層には細胞膜があるが，この膜がさまざまな分子や原子，イオンなどを通過させる性質のこと．

刺激と興奮

受容体，化学受容体【じゅようたい，かがくじゅようたい】 □□□
解生（動）　　　　　　　　　　　　　　　　　　　　　　　　★★
　受容体は生体に加わる刺激に反応する細胞のことであり，この反応により環境の情報を集める．このうち化学物質に反応する細胞を化学受容体という．

神経伝達物質（ホルモン）

1 **ガンマアミノ酪酸（GABA）**【がんまあみのらくさん（ぎゃば）】 □□□
　　　　　　　　　　　　　　　　　　　　　　　　　　　　★★
　中枢神経系の活動に抑制的に作用する神経伝達物質の1つ．とくに小脳のプルキンエ細胞の伝達物質として筋の活動を抑制する．

2 **セロトニン**【せろとにん】 □□□　病理　★★★
　生体のリズム，神経内分泌，睡眠，体温調節などの生理機能や気分障害，統合失調症，薬物依存などの精神機能に関与する神経伝達物質の1つ．神経伝達物質であるドーパミンやノルアドレナリンなどによる感情の高まりをコントロールし，精神を安定させる作用がある．（p.148 セロトニン，神経伝達物質，発痛物質参照）

3 **アセチルコリン**【あせちるこりん】 □□□　精神　★★★
　運動神経が骨格筋に接続する部を神経筋接合部というが，その神経末端から放出される刺激伝達物質のこと．骨格筋に対しては収縮するという興奮作用をもたらすが，心筋には弛緩するという抑制作用をもたらす．

2. 解剖生理学（動物機能）

4　グルタミン酸【ぐるたみんさん】 □□□（チェック欄）　**精神**　★★★
主に脳内の神経細胞のエネルギー源となるアミノ酸系の神経伝達物質．アンモニアによる脳機能の障害を抑える作用があり，体内ではグルタミン酸受容体を介して興奮性の神経伝達を行う作用がある．

5　ドーパミン【どーぱみん】 □□□　**精神**　★★★
アドレナリンやノルアドレナリンになる手前の物質（＝前駆物質）で，中枢神経系，とくに中脳にある神経伝達物質．作用としては，運動調節，ホルモン調節，快の感情，意欲，学習などの興奮性にかかわる．Parkinson病では含有量が減少している．

6　アドレナリン／エピネフリン，ノルアドレナリン／ノルエピネフリン【あどれなりん／えぴねふりん，のるあどれなりん／のるえぴねふりん】 □□□
解生（植） **精神**　★★★
どちらも副腎髄質より分泌されるホルモンであり，交感神経の活動が高まると分泌される．アドレナリンには，心拍数や血圧の上昇，瞳孔拡大，ブドウ糖の血中濃度（血糖値）を上げる作用などがある．ノルアドレナリンはアドレナリンの前駆物質であり，昇圧剤として用いられる．

神経伝導の3原則

1　絶縁(性)伝導【ぜつえん(せい)でんどう】 □□□　★
神経線維が興奮したときの興奮伝導の特性の1つ．神経線維が複数本束になっている状態で，ある1本の神経線維が興奮しても，その興奮はほかの神経線維にはけっして乗り移らないことをいう．

2　不減衰伝導【ふげんすいでんどう】 □□□　★
神経線維が興奮したときの興奮伝導の特性の1つ．神経線維（軸索）の性状や直径が一定であれば，神経線維が興奮したときに生じる電位（＝活動電位）が大きさの変わらないまま神経線維を伝わることをいう．

3　両側(性)伝導【りょうそく(せい)でんどう】 □□□　★
神経線維が興奮したときの興奮伝導の特性の1つ．神経線維のある1点を刺激して生じた興奮は，その点から中枢側ならびに末梢側の両方向に伝わることをいう．

活動電位

1 活動電位 / インパルス【かつどうでんい / いんぱるす】 □□□ (チェック欄)
★★★

興奮していない神経や筋細胞は，細胞外と比べ細胞内の電位がマイナスとなっている（静止膜電位：$-90 \sim -70$ mV）．この電位差が何らかの刺激によって逆転することで生じる一連の電位の変化を活動電位（インパルス）という．

2 膜電位【まくでんい】 □□□　解生(植)
★★

興奮していない細胞では，細胞膜を隔てた内外のイオンに濃度差があるため，細胞内が細胞外と比べ電気的にマイナスの電位になっている．この状態における電位差（膜電位）を静止膜電位といい，神経細胞ではおよそ$-90 \sim -70$ mVとなる．

3 正の電位，負の電位【せいのでんい，ふのでんい】 □□□
★★

電位とは，2点間に一定の電気量を運ぶのに必要なエネルギーのことである．乾電池の電位差は通常1.5 V（ボルト）で，凸部が＋極（正極，陽極ともいう），逆側が－極（負極，陰極ともいう）であり，電位は正と負の電荷量で決定される．陽子は正電荷を，電子は負電荷をもち，正電荷が多ければ正の電位，負電荷が多ければ負の電位となる．

4 全か無（か）の法則【ぜんかむ（か）のほうそく】 □□□
★★

細胞膜の興奮において，刺激が弱いときは何の反応も起こらないが，刺激がある一定の強さに達すると膜に興奮が生じ（このときの刺激の強さを閾値という），それ以上刺激を強くしても興奮の大きさは変わらない性質のこと．

5 不応期【ふおうき】 □□□
★★

何らかの刺激によって筋や神経細胞に興奮が生じた後に，次なる刺激を加えてもまったく興奮が生じない期間を絶対不応期といい，刺激の強さをより強くすると興奮が生じる期間を相対不応期という．絶対不応期の後に相対不応期が現れ，興奮性の回復経過を意味している．

2. 解剖生理学（動物機能）

6 脱分極【だつぶんきょく】 □□□ (チェック欄) ★

興奮していない細胞では，細胞膜を隔てた内外のイオンに濃度差があるため，細胞内が細胞外と比べ電気的にマイナスの電位になっている．この状態を「分極している」という．この分極した状態から細胞膜の興奮でプラスとマイナスの極が反転しようとする現象を脱分極という．(p.22 脱分極，再分極参照)

---

7 閾値【いきち】 □□□ ★★

痛みを感じるか感じないかの境目でつねる力の程度を調整するときのように，生体にある反応を引き起こすのに必要な最低限の刺激の強さのこと．細胞レベルでは活動電位を生じさせるのに必要な最低限の刺激の強さをいう．

---

8 跳躍伝導【ちょうやくでんどう】 □□□ ★

有髄神経にみられる興奮(または刺激)の伝導のあり方で，興奮が絶縁体である髄鞘(軸索を囲む膜)を飛び越え，ランヴィエ絞輪(軸索が露出している部分)から次のランヴィエ絞輪へと飛び跳ねるように伝わることをいう．無髄神経よりも興奮の伝わる速度が速い．

筋電図

H波【えっちは】 □□□ ★

運動と感覚の神経が混在する神経を電気刺激すると，閾値の低い感覚神経であるⅠa線維が興奮し，その興奮は脊髄の前角部でα運動ニューロンに伝達され，結果このニューロンに支配される筋は収縮することになる．このときの筋活動の波形をH波という．

筋細胞

筋内神経線維【きんないしんけいせんい】 □□□ 病理 ★

筋内に存在する神経線維のこと．筋を収縮させるα運動ニューロン，筋紡錘内の筋を収縮させるγ運動ニューロンがある．また筋内に点在する受容器である筋紡錘からの情報を中枢に伝えるⅠa線維がある．

筋線維

筋収縮

1　滑り説【すべりせつ】 ★
横紋筋の筋収縮のしくみに関する説の1つ．筋線維を構成する筋原線維を電子顕微鏡で観察すると，太いフィラメントであるミオシンとミオシンの間に細いフィラメントのアクチンがすべり込むことによって収縮が成り立つことがわかる．

2　筋トーヌス【きんとーぬす】 ★
筋緊張のこと．生体の正常な筋は安静時でも持続的な弱い収縮をしているが，このときの筋の張りのこと．筋の神経支配を絶つと筋の張りは低下する．筋トーヌスが亢進している筋では関節を動かすことで伸展すると抵抗感を感じる．

筋線維

構　造

1　筋質量【きんしつりょう】 運動 ★
筋の質量のことで，筋の重さと考えてよい．筋質量の70〜75%は水で，20%は蛋白質である．

2　A帯，I帯，H帯【えいたい，あいたい，えっちたい】 運動 ★★★
筋線維を構成する筋原線維を電子顕微鏡で観察すると，暗い帯のところ（=A帯）と明るい帯のところ（=I帯）に分かれる．A帯の中でも比較的明るい帯のところをH帯という．蛋白質からなるフィラメントの太さや重なりがこれらの帯をつくっている．

3　Z帯，Z膜【ぜっとたい，ぜっとまく】 ★★
筋原線維を電子顕微鏡で観察すると，I帯の中央に暗い線がみられ，これをZ帯，その膜をZ膜という．Z膜から隣のZ膜までを筋節という．

2. 解剖生理学（動物機能）

4 筋フィラメント（アクチン，ミオシン）【きんふぃらめんと（あくちん，みおしん）】 □□□ (チェック欄) 　解生(植)　★★★

筋原線維を構成し，収縮に関与する細い糸状の蛋白質．主な筋フィラメントとして，アクチン分子を主成分とする細いフィラメントと，ミオシン分子を主成分とする太いフィラメントがある．

---

5 ミオグロビン【みおぐろびん】 □□□ 　運動　★

筋内に存在する色素蛋白質．赤血球内のヘモグロビンによって運ばれてきた酸素を受け取り，筋内に貯蔵する役割を担う．また，この蛋白質が多い筋は赤くみえる．

---

6 横紋筋 / 横紋構造【おうもんきん / おうもんこうぞう】 □□□ 　解生(植)　★★★

骨格筋や心筋の筋原線維は，太いフィラメントと細いフィラメントの配列の関係から，暗い帯状のところと明るい帯状のところが交互に配列している．それが縞模様にみえるため，これらの筋は横紋筋または横紋構造と呼ばれる．

---

7 筋形質膜 / 筋内膜【きんけいしつまく / きんないまく】 □□□ 　病理　★

筋線維を包んでいる膜．この膜には運動ニューロンの軸索終末とシナプスを形成する運動終板がある．

---

8 筋周膜【きんしゅうまく】 □□□ 　★

筋線維を束にして包んでいる結合組織の膜．この筋周膜に束ねられた筋束が束になって骨格筋全体が構成される．

---

9 T管【てぃーかん】 □□□ 　★

横行小管ともいう．細胞外液で満たされた管で，筋細胞膜に生じた活動電位を筋細胞内の筋小胞体まで伝えるはたらきがある．

---

10 筋小胞体【きんしょうほうたい】 □□□ 　病理　★★

筋線維を構成する筋原線維に，ツタの葉が絡まるように網目模様にはりめぐらされたパイプのような袋のこと．この袋の中には Ca^{2+} が貯蔵されており，ここに活動電位が到達すると Ca^{2+} が放出され，筋収縮が生じる．興奮が消失すると Ca^{2+} を取り込む．

筋線維

11 **筋鞘【きんしょう】** □□□(チェック欄)　運動　★★
　筋線維と筋細胞とは同一のものであり，細胞膜に該当するのが筋鞘である．筋鞘内には筋原線維，筋小胞体，横行小管系，ミトコンドリア，核などが入る．

12 **筋節【きんせつ】** □□□　運動　★★★
　筋原線維の構造の中で，Z膜から隣のZ膜までの組織のこと．筋収縮の最小単位であり，筋原線維はこの筋節が直列に並んだものである．

13 **筋原線維【きんげんせんい】** □□□　病理　★
　筋線維を構成する直径 $1 \sim 2\,\mu m$（μ：100万分の1）の細い線維で，筋節が直列に並んだもの．主に太いミオシンフィラメントと細いアクチンフィラメントで構成される．

14 **筋線維【きんせんい】** □□□　★★
　筋細胞ともいう．複数の筋原線維が束になった線維状のものをいう．ミオシンフィラメントとアクチンフィラメントの配列によって横紋筋と平滑筋に分けられる．

15 **筋線維束単位【きんせんいそくたんい】** □□□　病理　★
　筋線維が集まってできた束を1つの単位とみなす呼び名．筋周膜に囲まれた筋線維群のこと．

16 **筋紡錘【きんぼうすい】** □□□　★★
　骨格筋内に多数存在する機械受容器で，筋が引き伸ばされると興奮する．長さ $40 \sim 70\,mm$，直径 $80 \sim 200\,\mu m$ の紡錘形状で，$2 \sim 10$ 本の錘内筋線維とそれを支配するγ運動神経およびⅠa，Ⅱ群感覚神経で構成されている．筋の長さを関知し，中枢に伝えるはたらきがある．

種　類

1 **錘外筋線維／錘外線維【すいがいきんせんい／すいがいせんい】** □□□
　　★★
　筋紡錘内の筋線維を錘内筋線維というが，それに対して筋紡錘の外側にある筋線維を錘外筋線維という．通常の骨格筋線維のこと．

2. 解剖生理学（動物機能）

2 錘内筋線維 / 錘内線維【すいないきんせんい / すいないせんい】
□□□（チェック欄）　運動　★★

筋紡錘内にある筋線維．錘内線維には中央部が膨大した形状の核袋線維と核が鎖状に並ぶ細くて短い形状の核鎖線維の2種類がある．

3 核袋線維，核鎖線維【かくたいせんい，かくさせんい】　□□□　運動
★★★

筋紡錘内に存在する2種類の筋線維．核袋線維は1つの筋紡錘内に2～4本存在し，各線維の中央部にⅠa線維がらせん状に巻きつく．核鎖線維は1つの筋紡錘内に4～5本存在し，中央部にⅠa線維がラセン状に巻きつき，両端にはⅡ線維が分布している．

4 タイプⅠ線維【たいぷいちせんい】　□□□　★★

組織化学的観点から分類した筋線維の型の1つであり，ミトコンドリアを多く含み酸素を利用する．持久性に富む特性をもち，姿勢保持に関与する．このタイプの筋線維は収縮速度が遅いので遅筋線維ともいい，視覚的には赤くみえるので赤筋線維ともいう．

5 タイプⅡa線維【たいぷにえーせんい】　□□□　★★

タイプⅠ線維とタイプⅡb線維の両方の性質を有し，収縮速度が速く，かつ持久性に富む．

6 タイプⅡb線維【たいぷにびーせんい】　□□□　★★

組織化学的観点から分類した筋線維の型の1つであり，グリコーゲンを多く含んでATP分解酵素活性が高く，瞬発力の発揮に有利な特性をもつ．このタイプの筋線維は収縮速度が速いので速筋線維ともいい，視覚的には白くみえるので白筋線維ともいう．

7 赤筋（線維）【せっきん（せんい）】　□□□　運動　★★

ミオグロビンの含有量が多いために視覚的に赤くみえる筋線維．収縮速度は遅く，発生する張力も弱いが，疲労しにくいため持久力を必要とする運動に有効である．クジラや赤身の魚は海中をゆっくりと泳ぐことをイメージすると覚えやすい．

8 白筋(線維)【はっきん(せんい)】 □□□ (チェック欄) 運動 ★★

ミオグロビンの含有量が少ないために視覚的に白くみえる筋線維．疲労しやすいが，収縮速度は速く，発生する張力も強いため瞬発力を必要とする運動に有効である．フナやメダカなどのすばしっこい泳ぎをイメージすると覚えやすい．

9 遅筋(線維)，速筋(線維)【ちきん(せんい)，そっきん(せんい)】 □□□ ★

収縮速度の観点から筋線維を分類するときの呼び方で，収縮速度の遅い筋線維を遅筋線維といい，収縮速度の速い筋線維を速筋線維という．遅筋は疲労しにくく，持続性・緊張性の収縮を示し，速筋はその逆の特性を示す．

運動神経

1 運動ニューロン【うんどうにゅーろん】 □□□ 神経 ★

筋を支配する神経細胞．大脳皮質の運動野から脊髄前角までの神経細胞を上位運動ニューロンといい，脊髄前角から神経筋接合部までの神経細胞を下位運動ニューロンという．筋紡錘内の錘内筋を支配するγ運動ニューロンと錘外筋を支配するα運動ニューロンとがある．

2 運動単位【うんどうたんい】 □□□ 運動 ★★

1個の運動ニューロンとそれに支配される筋線維群をひとまとめにしたもの．たとえば，1個の運動ニューロンとそれに支配される500本の筋線維を1つのユニット(単位)とすれば，2,500本の筋線維からなる筋は5つの運動単位から構成されることになる．

3 神経支配比【しんけいしはいひ】 □□□ ★★

1個の運動ニューロンとそれに支配される筋線維の数との比率．舌や眼筋など緻密な運動をする筋では神経支配比は小さく，体幹や下肢では大きい．

4 神経筋接合部，運動神経終末，神経終板，運動終板【しんけいきんせつごうぶ，うんどうしんけいしゅうまつ，しんけいしゅうばん，うんどうしゅうばん】 □□□ 運動 ★★★

運動神経と筋を連結している部分を神経筋接合部という．その接合部付近で神経側の枝分かれしている部分を運動神経終末といい，その終末の末端を神経終板という．また筋側の接合部を運動終板という．

2. 解剖生理学（動物機能）

単シナプス反射

1 単シナプス反射，伸張反射，（深部）腱反射【たんしなぶすはんしゃ，しんちょうはんしゃ，（しんぶ）けんはんしゃ】 □□□（チェック欄）　神経 ★★★

ニューロンとニューロンの接合部分をシナプスといい，反射回路の中にシナプスが1つだけある場合の反射を単シナプス反射という．その例が伸張反射で，これは筋を引き伸ばすとその筋が収縮する反射である．腱を叩打することで生じる伸張反射のことを（深部）腱反射という．

2 屈曲反射【くっきょくはんしゃ】 □□□　★

逃避反射，引っ込め反射ともいう．画鋲を踏んだときに足を素早く引っ込める動作など，皮膚への侵害刺激によって手足を引っこめる反射．

多シナプス反射

1 2シナプス反射【つーしなぶすはんしゃ】 □□□　★

反射回路の中にシナプスが2つある場合の反射．

2 ゴルジ腱器官，ゴルジ腱器官反射【ごるじけんきかん，ごるじけんきかんはんしゃ】 □□□　★

ゴルジ腱器官とは，筋と腱の境目に位置する感覚受容器のこと．筋が収縮したり，引き伸ばされたりすると興奮し，結果としてその筋の緊張を低下させる反射をゴルジ腱器官反射という．（p.88 腱紡錘／ゴルジ腱器官参照）

深部腱反射

1 下顎反射【かがくはんしゃ】 □□□　★

咬筋反射ともいう．口を軽く開いた状態で下顎の真中をハンマーでたたくと口が閉じる反射．臨床的には，この反射に関与する三叉神経（第5脳神経）の健全性を調べるときに利用する．（p.211 下顎反射参照）

2 下腿三頭筋反射【かたいさんとうきんはんしゃ】 □□□　★

アキレス腱反射ともいう．アキレス腱を打腱器でたたくと下腿三頭筋が収縮し，足部が底屈する反射．臨床的には，脛骨神経ならびに第1〜2仙髄神経の健全性を調べるときに利用する．

脊髄の構造

3 上腕二頭筋反射【じょうわんにとうきんはんしゃ】 □□□ (チェック欄)
★

上腕二頭筋の筋腹か末梢側の腱を打腱器でたたくと，上腕二頭筋が収縮して肘が曲がる反射．臨床的には，筋皮神経ないしは第5～6頸髄神経の健全性を調べるときに利用する．

4 大腿四頭筋反射【だいたいしとうきんはんしゃ】 □□□ ★
膝蓋腱反射ともいう．大腿四頭筋の筋腹か膝蓋骨の下の膝蓋靭帯（腱）を打腱器でたたくと，大腿四頭筋が収縮して膝が伸びる反射．臨床的には，大腿神経ないしは第2～4腰髄神経の健全性を調べるときに利用する．

5 腹壁反射【ふくへきはんしゃ】 □□□ ★★
針などで腹部の皮膚を外側からへそに向かって刺激すると，腹筋が収縮するため刺激した方向にへそが動く反射．臨床的には，第7～12胸髄神経の健全性を調べるときに利用する．

脊髄の構造

1 脊髄中心管【せきずいちゅうしんかん】 □□□ ★
脊髄の中心にある細い管．上部は第四脳室に続き，下部は終室に終わる．管の中は脳脊髄液という液体で満たされている．

2 （脊髄）後角，後根，（脊髄）後索【（せきずい）こうかく，こうこん，（せきずい）こうさく】 □□□ 病理 ★★★
蝶が羽を広げた形をした脊髄の灰白質で小さな羽の部分を（脊髄）後角といい，末梢から入る求心性神経（感覚神経）とシナプスを形成する神経細胞体がある．感覚神経の軸索は脊髄へ入る付近では束となり，そこを後根という．（脊髄）後索は後角の内側の白質部分をいう．

3 （脊髄）前角，前角細胞，前根，（脊髄）前索【（せきずい）ぜんかく，ぜんかくさいぼう，ぜんこん，（せきずい）ぜんさく】 □□□ 病理 ★★★
蝶が羽を広げた形をした脊髄の灰白質で大きな羽の部分を（脊髄）前角といい，前角細胞である運動神経の細胞体が集合して構成される．運動神経の脊髄から出ていく軸索の束を前根という．（脊髄）前索は前角のまわりの白質部分をいう．

2. 解剖生理学（動物機能）

4 脊髄膨大部，頸膨大，腰膨大【せきずいぼうだいぶ，けいぼうだい，ようぼうだい】 □□□（チェック欄） ★★

脊髄の太くなっている部分を脊髄膨大部といい，頸髄と腰髄にある．頸髄部は上肢の運動や感覚に関与する神経が出入りするため太くなっている（＝頸膨大）．腰髄部は下肢の運動や感覚に関与する神経が出入りするため太くなっている（＝腰膨大）．

延 髄

1 中枢性化学受容野【ちゅうすうせいかがくじゅようや】 □□□　解生(植)
★

延髄の腹側部にある，化学物質の刺激に反応する領域のこと．血中の二酸化炭素濃度や酸素濃度，pH値の変化に反応して，息の吸ったり吐いたりを調整している．

2 血管運動中枢【けっかんうんどうちゅうすう】 □□□　★

心臓や血管の運動調節を行う中枢で，橋の下部から延髄上部に分布する延髄網様体に存在する．常時血管の緊張性や収縮性を制御している．交感神経からだけでなく，血管からの血圧の情報によって，血圧の上げ下げも調節している．

3 呼吸中枢【こきゅうちゅうすう】 □□□　★

呼吸筋を支配している中枢で，延髄に存在する．活動は通常，血中の二酸化炭素の濃度に影響され，濃度が高まれば呼吸筋の活動を促し，呼吸運動を速くしたり深くしたりして，二酸化炭素の排出を促すように調整する．（p.27 呼吸中枢（呼息中枢，吸息中枢）参照）

4 オリーブ核【おりーぶかく】 □□□　★★

延髄内に位置する，錐体外路の中継核．赤核や大脳皮質からの興奮を受け取り，小脳に出力する．機能としては，骨格筋の緊張を調節している．

5 孤束核【こそくかく】 □□□　★

延髄に位置し，舌を動かしたり，味を感じたりする舌咽神経の中枢．この核を中継して大脳で味を感じることができる．

中脳

6 錐体交叉【すいたいこうさ】 □□□(チェック欄) ★

大脳の運動野から発する左右の運動ニューロンの通り道である錐体路が交叉するところ．その部位は延髄と脊髄の境であり，たとえば右手を動かすのは左脳ということになる．

7 内側毛帯【ないそくもうたい】 □□□ ★★★

延髄の後索核から視床に向かう神経の束のこと．識別性の触圧覚をはじめ，振動や腕がどこにあるかなどを伝える深部感覚の感覚神経が束になっている．

橋

青斑核【せいはんかく】 □□□ ★

橋に位置し，メラニン色素を含む神経核．大脳，小脳，延髄など広範囲の領域と関連している．ストレスやパニックでこの神経核は活性化され，ノルアドレナリンという物質を分泌する．覚醒レベルの制御，痛みの抑制，姿勢制御などにかかわる．

中脳

1 黒質【こくしつ】 □□□ ★★★

中脳にある大脳基底核を構成する神経核の1つ．メラニン色素を多く含むので黒くみえる．主な作用としてドーパミンを分泌する．ドーパミンが不足すると体が動きにくくなるが，その代表的な疾患としてParkinson病がある．

2 四丘体【しきゅうたい】 □□□ ★

中脳の背部にある4つの膨らみのこと．上に位置する左右の膨らみ（＝上丘）には視覚情報をもとに起きる反射の神経核があり，下に位置する左右の膨らみ（＝下丘）には聴覚情報の中継点となる神経核がある．

3 赤核【せきかく】 □□□ 解生(植) ★★★

大脳脚にあり，中脳被蓋の中で血管がたくさん集まっているため赤くみえる神経核．大脳からの運動野と小脳の情報をオリーブ核に伝える赤核オリーブ路と，脊髄に伝える赤核脊髄路がある．これによって小脳は運動調節を行う．

2. 解剖生理学（動物機能）

4　大脳脚【だいのうきゃく】 □□□（チェック欄）　★★★
脳を前方からみたとき，大脳の下方で左右に，あたかも大脳を支える脚のようにみえる部位．大脳の一部ではなく，中脳の一部に位置づけられており，錐体路の神経線維がこの部位を通過する．

5　中脳蓋【ちゅうのうがい】 □□□　★
中脳の背側部にある 4 つの膨らみ（＝四丘体）のある部分．

間 脳

1　(脳)下垂体【かすいたい】 □□□　★
間脳の視床下部の下にぶら下がっている部分で，各種ホルモンの分泌をコントロールしている器官．前葉と後葉からなり，前葉は成長ホルモンや甲状腺刺激ホルモンなど，後葉は抗利尿ホルモンなどの分泌をコントロールしている．(p.35 (脳)下垂体(前葉，後葉)参照)

2　間脳【かんのう】 □□□　★
上には大脳半球，下には中脳があり，第三脳室を左右から囲むようにほぼ脳の中心部に位置している．視床を中心に視床上部，視床下部から構成される．嗅覚以外のすべての感覚神経の中継路であり，自律神経や内分泌機能のコントロールを担っている．

3　視床，視床下核【ししょう，ししょうかかく】 □□□　★★★
視床は，間脳の大部分を占め，第三脳室を囲む卵型をした灰白質で，大きな核の集まりである．嗅覚を除く感覚情報（視覚，聴覚，体性感覚）を大脳新皮質へ送る中継地点である．視床下核は淡蒼球との結びつきが強いことから，大脳基底核に分類される．

4　松果体【しょうかたい】 □□□　★★
第三脳室後方に位置し，松かさのように横に広がっている内分泌器官．性腺活動抑制作用や睡眠誘発作用などをもつメラトニンというホルモンを分泌し，思春期発動の調節や睡眠と覚醒のサイクル（＝概日リズム，サーカディアンリズム）のコントロールに作用する．(p.35 松果体参照)

視床下部

1 視床下部【ししょうかぶ】　□□□（チェック欄）　★★★
視床の前下方で第三脳室の下側に位置し，間脳に属する部位．自律神経機能および内分泌機能の調節をする中枢部分である．摂食や飲水などの本能行動，体温調節などの恒常性の維持，怒りや不安などの情動行動のコントロールなどで重要な役割を担っている．（p.35 視床下部参照）

2 摂食中枢【せっしょくちゅうすう】　□□□　★
視床下部外側核に位置し，食欲を亢進させる中枢．血中の血糖値（グルコース濃度）が下がると，交感神経を介して肝臓，膵臓などに働きかけ，グリコーゲンを分解して血糖を上げようとすると同時に，食欲を亢進させるように作用する．

3 水分調節中枢【すいぶんちょうせつちゅうすう】　□□□　★
視床下部前部に位置し，体液量を一定に保つように働く中枢．体液量が減少すると，その情報が心房壁や肺血管にある受容器から視床下部へ伝えられ，のどの渇きを感じるとともに，尿を濃縮し，水分の排泄を控えるように作用する．

4 体温調節中枢【たいおんちょうせつちゅうすう】　□□□　★
視床下部に位置し，体温を一定に保つように働く中枢．皮膚の温度受容器からの情報は視床下部に伝えられ，交感神経を介して，寒いときは血管を収縮させ熱を逃がさないようにし，暑いときは血管を拡張させ，汗をかくことによって熱を逃がそうとする．（p.3 体温調節中枢参照）

小脳

1 （小脳）半球【（しょうのう）はんきゅう】　□□□　★★
小脳の全体の形状は左右に長く大きく張り出した部分と，中心のくびれた部分（＝虫部）からなり，半球はその左右に張り出した部分をいう．橋を介して大脳皮質（とくに運動野）との結びつきが強く，運動のスムーズさにかかわる．

2. 解剖生理学（動物機能）

2 プルキンエ細胞【ぷるきんえさいぼう】 □□□ (チェック欄) ★

小脳皮質を構成する3層の細胞のうちの1つで，表層から分子層，プルキンエ細胞層，顆粒細胞層に分けられる．プルキンエ細胞は脊髄や前庭から入力を受け，小脳核や前庭神経核を抑制する．小脳皮質からの唯一の遠心路で，特徴的な樹状突起をもつ．

3 (小脳)虫部【(しょうのう)ちゅうぶ】 □□□ ★★

小脳の全体の形状からみて，正中部のくびれた部分のこと．脊髄からの深部感覚の入力を受けて，筋緊張を調節し，姿勢を維持する機能を有する．

4 (上・中・下)小脳脚【しょうのうきゃく】 □□□ ★★

小脳と脳幹部とを連絡しているところを小脳脚といい，上・中・下の3つがある．上小脳脚は中脳と，中小脳脚は橋と，下小脳脚は延髄と連結している．

5 歯状核【しじょうかく】 □□□ ★

第四脳室の背側部で，小脳の深部に位置する左右4対の核（外側から中央部にかけ，歯状核，栓状核，球状核，室頂核の4つの核が位置する）のうちもっとも大きい．小脳から出ていく遠心路の神経細胞体の集まっているところで，表面が桃の種のようにみえる．

6 小脳テント / 小脳天幕，天幕上，天幕下【しょうのうてんと / しょうのうてんまく，てんまくじょう，てんまくか】 □□□ 神経 ★

大脳と小脳の間を仕切る硬膜のことを小脳テント（小脳天幕）という．テント上には後頭葉がのり，脳が移動しないように防いでいる．天幕上とはこの硬膜よりも上，天幕下とは下の部分をさす．

体温調節機構

皮膚血管拡張，皮膚血管収縮【ひふけっかんかくちょう，ひふけっかんしゅうしゅく】 □□□ ★

暑いときは皮膚血管拡張により中心部から末梢への血液循環を促進し，多く汗をかいて熱を逃す．寒いときは皮膚血管収縮により血液循環を抑え，ふるえを起こして熱をつくる．

脳脊髄膜

脳脊髄液

1 脳脊髄液／髄液【のうせきずいえき／ずいえき】 □□□（チェック欄） 神経
★★

側脳室や第四脳室の脈絡叢などでつくられる無色透明の液体．全量は130 ml で，1日に450 ml がつくり出され循環している．脳室やクモ膜下腔を満たすことで脳や脊髄を外力から守っている．

2 脈絡叢【みゃくらくそう】 □□□
★

側脳室，第三および第四脳室の内壁にあり，血管が発達した組織．ここで脳脊髄液がつくられる．左右の側脳室でとくに発達しており，そこの脈絡叢は合体し，脈絡組織となって第三脳室の天井をおおう．

脳脊髄膜

1 クモ膜，クモ膜下腔【くもまく，くもまくかくう】 □□□
★★

脳ないしは脊髄をおおう膜（脳膜ないしは髄膜という）は3層構造をもち，もっとも外側の膜を硬膜，次をクモ膜，もっとも内側の膜を軟膜という．クモ膜はクモの巣のようになっていることからその名前がついた．クモ膜と軟膜の間をクモ膜下腔といい，血管網と脳脊髄液で満たされている．

2 硬膜【こうまく】 □□□
★

脳と脊髄をおおう3層の膜のうち，もっとも外側の強靱な膜を硬膜といい，次にクモ膜がある．硬膜とクモ膜との間にはわずかな隙間しかないが，頭部を強打したりすると血腫（＝硬膜下血腫）ができる場合がある．

3 軟膜【なんまく】 □□□
★

脳と脊髄をおおう3層のうち，もっとも内側の膜．この膜は外側の上軟膜層と内側の内軟膜の2層に分けられ，上軟膜層は膠原線維状の組織が網の目のようにはりめぐらされた膜である．内軟膜は隙間のない膜で，脳および脊髄の神経組織と癒着している．

脳地図

1　一次運動野【いちじうんどうや】　□□□（チェック欄）　★
大脳皮質の中心溝のすぐ前で，中心前回（ブロードマン4野）にあり，この部位から脊髄へ運動指令を出している．内側から外側に向かって，反対側の下肢，体幹，上肢，頭部の運動に対応する神経細胞が並んでいる．

2　運動前野【うんどうぜんや】　□□□　★
一次運動野の前方（ブロードマン6野）にあり，補足運動野とともに高次運動野と呼ばれる．体をどのように動かすかを考える部位で，感覚野や連合野からの情報を受け，運動を計画し，一次運動野や脊髄に指令を出す．とくに視覚情報に基づいての運動で大きく活動する．

3　補足運動野【ほそくうんどうや】　□□□　★
一次運動野の前方（ブロードマン6野）で，運動前野の上部に位置する．運動前野とともに高次運動野と呼ばれる．運動前野と同様，体をどのように動かすかを考える部位．とくに記憶情報に基づいての運動で大きく活動する．

中枢神経の構造

白質，灰白質【はくしつ，かいはくしつ】　□□□　★★
中枢神経組織を顕微鏡下で見たときの色合いから名づけられた名称で，神経線維（軸索）が束になっているところを白質といい，神経細胞体の集合しているところを灰白質という．脳では表層（＝皮質）が灰白質で，内層（＝髄質）が白質である．脊髄では内層（＝髄質）が灰白質で，表層が白質である．

求心性神経線維

求心性神経【きゅうしんせいせんい】　□□□　解生(植)　★
末梢から脊髄や脳などの中枢へ感覚情報を送る神経．中心（中枢）を求めて近づこうとする神経であることから名づけられた．具体的には，感覚神経や自律神経の一部をいう．

大　脳

大　脳

大脳皮質，大脳髄質【だいのうひしつ，だいのうずいしつ】
□□□（チェック欄）　解生(植)　★

大脳の表面をおおう神経細胞体の集合した部分である灰白質の層を大脳皮質といい，それより深部の神経線維が束をなす部分である白質の層を大脳髄質という．

基底核

1　大脳基底核【だいのうきていかく】　□□□　★

大脳半球髄質の深部にある灰白質の塊．尾状核，被殻，淡蒼球，前障，視床下核，黒質，赤核によって構成される部位をいう．錐体外路系に属し，無意識に行われている姿勢や随意運動のコントロールなどにかかわる．

2　レンズ核（被殻，淡蒼球）【れんずかく（ひかく，たんそうきゅう）】　□□□
★

大脳基底核を構成する神経核である被殻と淡蒼球をあわせてレンズ核という．大脳基底核の高さでの脳の水平断では，この部位がレンズ様の形をしていることに由来する．

3　線条体（被殻，尾状核）【せんじょうたい（ひかく，びじょうかく）】　□□□
★★★

大脳基底核を構成する神経核である被殻と尾状核をあわせて線条体という．もともと1つの核であったが，内包により2つに分かれたとされている．大脳皮質や黒質から神経線維が入ってきて，黒質へ出ていく．

4　前障【ぜんしょう】　□□□　★

被殻の外側に位置する灰白質の塊．大脳基底核を構成する部位の1つであるが，文献により含めないものもある．外包の発達によって被殻から分かれたとされている．

5　淡蒼球【たんそうきゅう】　□□□　★★★

大脳基底核を構成する神経核の1つ．ミエリンの髄鞘におおわれた軸索が通るため，外見上青白くみえることから名づけられた．被殻とあわせてレンズ核という．外節と内節とに分けられる．

6 尾状核【びじょうかく】 □□□（チェック欄） ★★★
視床の両側に位置し，大脳基底核を構成する神経核の1つ．脳の学習と記憶システムの重要な部分を占めているとされる．被殻とあわせて線条体という．

7 被殻【ひかく】 □□□ ★★★
脳の中央部に位置し，大脳基底核を構成する神経核の1つ．淡蒼球とあわせてレンズ核，尾状核とあわせて線条体という．尾状核との間には内包がある．脳出血の中では被殻部での出血がもっとも多いとされている．

交連線維

脳梁【のうりょう】 □□□ 神経 ★★★
左右の大脳半球をつなぐ神経線維の太い束のこと．大脳の正中深くに位置し，左右の大脳皮質の間で情報をやりとりする経路となっている．ヒトではよく発達しており，約2億～3億5,000万の神経線維を含むとされている．

投射性線維

1 内包（内包前脚，内包膝，内包後脚）【ないほう（ないほうぜんきゃく，ないほうしつ，ないほうこうきゃく）】 □□□ ★★
レンズ核と尾状核および視床の間を通る神経線維の束を内包という．大脳皮質と下位組織を結ぶ上行性ないしは下行性の神経線維が通る部位である．水平断でみると「く」の字に曲がっており，内包前脚，内包膝，内包後脚の3部に分けられる．出血を起こしやすいところである．

2 放線冠【ほうせんかん】 □□□ ★
内包を通る神経線維が，上方では大脳皮質にコロナ状（放線状）に広がっていることから，その部分を放線冠という．

連合線維

脳弓【のうきゅう】 □□□ ★
大脳辺縁系の一部の組織であり，脳梁の下で左右対称に弓形をなし，海馬から視床下部の乳頭体までをつなぐ神経線維の束のこと．脳弓柱，脳弓体，脳弓脚および海馬采に区分される．

大 脳

脳　回

1 **縁上回【えんじょうかい】**　□□□（チェック欄）　★★
　大脳の頭頂葉の後方にある頭頂連合野に位置する脳回部分のことで，後方には角回がある．視覚からの情報や体性感覚連合野からの情報を基に，物体を識別している部分とされる．

2 **下側頭回【かそくとうかい】**　□□□　★
　側頭葉の外下側に位置する脳回部分をいう．側頭連合野があり，視覚からの情報で物体の特徴（色や形など）を認識する役割を担っている．

3 **角回【かくかい】**　□□□　★★
　頭頂葉の後方にある頭頂連合野に位置する脳回部分をいう．前方には縁上回がある．文字の読み書きや，計算などにかかわる部位．障害されると失読や失書，ゲルストマン症候群などを引き起こす．

4 **歯状回【しじょうかい】**　□□□　★
　側頭葉の内側に位置し，側脳室底部にでっぱった，大脳辺縁系に属する海馬体の一部をいう．記憶や学習に重要な役割を担っているとされる．

5 **上側頭回【じょうそくとうかい】**　□□□　★
　側頭葉の外上側にある脳回部分をいう．耳からの情報を認識する聴覚性の連合野にあたる．左側の上側頭回の後半部に感覚性言語野（Wernicke野）がある．

6 **中心後回【ちゅうしんこうかい】**　□□□　★★
　頭頂葉のもっとも前方部分に位置する脳回部分をいう．中心溝のすぐ後方から中心後溝までの部分に位置する．一次体性感覚野があり，触覚や温痛覚などの身体の体性感覚の情報を収集している．

7 **中心前回【ちゅうしんぜんかい】**　□□□　★★
　前頭葉のもっとも後方部分に位置する脳回部分をいう．中心溝のすぐ前方から中心前溝までの部分に位置する．一次運動野があり，運動の計画および実施を行っている．

脳葉

1 後頭葉【こうとうよう】 □□□（チェック欄）　★

大脳の後方部分をいう．後頭葉と頭頂葉との境となる溝を頭頂後頭溝といい，後頭葉の側面を水平に走行する鳥距溝と合流する．鳥距溝のまわりに視覚野があり，視覚の中枢部がある．

2 前頭葉眼窩面【ぜんとうようがんかめん】 □□□　神経　★

前頭葉の底部（下からみたときにみえる部分）にある部分で，眼窩回とも呼ばれる．高レベルでの情動発現や，長期展望に基づいた意志決定を行う部位とされ，扁桃体をコントロールし，適切な感情レベルに調節するはたらきをもつとされる．

3 側頭葉，側頭極【そくとうよう，そくとうきょく】 □□□　★★

側頭葉は大脳半球の外側（左右）に位置し，視覚認知，聴覚認知，記憶をつかさどる部位である．外側溝（シルヴィウス溝）により，前頭葉と頭頂葉から区別される．側頭葉の前端部を側頭極という．

4 頭頂葉【とうちょうよう】 □□□　神経　★★

大脳半球の上部に位置する部分．前方は中心溝により前頭葉と分けられ，後方では頭頂後頭溝により後頭葉と区別される．側方は外側溝で側頭葉と区別される．一次体性感覚野があり，触覚や温痛覚などの身体の体性感覚の情報の統合に大きくかかわっている．

大脳辺縁系

1 パペッツ Papez 回路【ぱぺっつかいろ】 □□□　★★

記憶の回路のこと．具体的には，海馬-脳弓-乳頭体-視床前核-帯状回-海馬傍回-海馬を結ぶ回路をいう．

2 海馬【かいば】 □□□　★★★

大脳辺縁系に属し，記憶の形成に関与している部位．歯状回や海馬台（海馬支脚）と一緒になって海馬体を構成している．

3 海馬傍回【かいばぼうかい】 □□□ （チェック欄） ★

海馬回ともいう．海馬の周辺に存在する灰白質の大脳皮質の部分．記憶の形成や検索に重要な役割を担っているとされる．

4 帯状回【たいじょうかい】 □□□ ★★

大脳辺縁系に属し，脳の内側面に位置して脳梁をおおうように前後方向に走行する脳回部分をいう．Papez 回路を形成し，学習や記憶の形成，感情の形成と処理に関与している．

5 （大脳）辺縁系【（だいのう）へんえんけい】 □□□ ★★

脳の深部に位置し，帯状回，海馬，乳頭体，扁桃体，視床下部などから構成される領域．情動に関与しており，ヒトの本質的な欲求に影響を与え，意志ややる気などにも影響を与える部分である．

6 乳頭体【にゅうとうたい】 □□□ ★★★

大脳辺縁系に属し，視床下部の後方に位置する．Papez 回路を形成し，記憶の形成を担っている．

7 扁桃体【へんとうたい】 □□□ ★★★

扁桃核ともいう．側頭葉内側部に位置するアーモンド形をした灰白質（神経細胞）の塊．大脳辺縁系に属し，過去の体験から，恐れや怒り，喜びの反応など，記憶と情動（感情の変化）に関与している．

脳 波

1 α波【あるふぁは】 □□□ ★★

脳の神経細胞の電気的活動を記録したものが脳波であるが，その脳波のなかで 8〜12 Hz の周波数で記録される波形のこと．閉眼覚醒時でリラックスしたときにこの波形が多く出現するとされる．精神的な緊張状態では減衰する．

2 光駆動【ひかりくどう】 □□□ ★

脳波を測定する際に光刺激を入れると，通常，光に合わせて後頭葉の脳波が 2〜3 倍ほど発生する．このように，脳波を出現させるためにその刺激に光を用いることをいう．

3 徐波【じょは】 □□□（チェック欄） ★★

slow wave ともいい，脳波のなかでα波よりも周波数が低い波のこと．δ波（0.5〜4 Hz 未満），θ波（4〜8 Hz）が該当する．正常では覚醒時に出現することはないが，脳に器質的損傷が生じた場合や幼児の睡眠時に認められることがある．

4 振幅【しんぷく】 □□□ ★

一般には物体が振動しているときの振動の中心からの振れ幅のことをいう．脳波では，大脳の活性度が上がると振幅は減少する．

伝導路

下行路

1 外側皮質脊髄路【がいそくひしつせきずいろ】 □□□ ★★

大脳皮質から脊髄までの運動ニューロンの伝導路である皮質脊髄路のうち，脊髄の外側を下行する伝導路．大脳皮質（運動野）→大脳脚→橋→延髄→錐体交叉→反対側の脊髄側索→前角細胞にいたる経路である．

2 錐体路【すいたいろ】 □□□ ★★

皮質脊髄路（外側皮質脊髄路と前皮質脊髄路よりなる）および皮質延髄路の総称．大脳皮質から脊髄の前角ないしは延髄脳神経核までの運動ニューロンの伝導路をいう．

3 錐体外路【すいたいがいろ】 □□□ ★

錐体路以外の運動に関する伝導路．大脳基底核（線条体や淡蒼球などの神経核で構成されている領域）や視床，小脳および脳幹領域での複雑な神経回路である．大脳皮質から起こり，延髄の脳神経核および脊髄へと下行していく伝導路となる．

4 前庭脊髄路【ぜんていせきずいろ】 □□□ ★★

錐体外路に属する伝導路．延髄の前庭神経核から起こり，延髄錐体で交叉せずに脊髄の前索を下行する．内側前庭核から起こる内側前庭脊髄路と外側前庭核から起こる外側前庭脊髄路があり，前庭器や小脳からの情報を脊髄に伝達する．伸筋を促通し，屈筋を抑制する．

伝導路

5 前皮質脊髄路【ぜんひしつせきずいろ】 □□□ (チェック欄) ★

大脳皮質から脊髄までの運動ニューロンの伝導路である皮質脊髄路のうち，脊髄の前索を下行する伝導路．この伝導路は錐体交叉部で交叉することなく同側を下行し脊髄にいたる（皮質脊髄路のうち10％を占める）．この運動ニューロンは主に体幹，近位筋を支配する．

6 皮質延髄路【ひしつえんずいろ】 □□□ ★

大脳皮質から延髄の脳神経核にかけて下行する運動ニューロンが形成する伝導路．自分の意志による眼球運動，表情づくり，咀嚼運動，嚥下運動に関与する．

7 皮質脊髄路【ひしつせきずいろ】 □□□ ★★★

運動するときに使う神経経路のうち，大脳皮質から脊髄まで下行する運動ニューロンの伝導路．脊髄のどの位置を下行するかで外側皮質脊髄路と前皮質脊髄路の2つに分けられる．皮質延髄路とあわせて錐体路 pyramidal tract という．

8 網様体脊髄路【もうようたいせきずいろ】 □□□ ★★

錐体外路系に属する伝導路．橋から起こる内側網様体脊髄路と，延髄から起こる外側網様体脊髄路がある．屈筋支配の運動ニューロンを促通し，伸筋支配の運動ニューロンを抑制する．

上行路

1 外側脊髄視床路【がいそくせきずいししょうろ】 □□□ ★★

皮膚の温度感覚，痛覚と触覚の一部を視床へ伝える伝導路．後角から入り，前交連を通って交叉し，対側の側索へ進んで視床まで上行する．下肢からの感覚神経線維は外側，上肢からの感覚神経線維は内側に位置している．

2 後脊髄小脳路【こうせきずいしょうのうろ】 □□□ ★★

身体中央から下肢までの，筋紡錘やゴルジ腱器官の興奮による無意識の体性感覚情報を小脳に伝える伝導路．後根からクラーク Clarke 核でシナプスを介し，感覚神経線維は同側を上行する．これらの神経線維は下小脳脚に達し，同側の小脳虫部にいたる．運動や姿勢維持などの調節に関与する．

3 深部感覚中継核【しんぶかんかくちゅうけいかく】 □□□ ★

位置覚や運動覚といった深部感覚の中心的な中継核(＝深部感覚中継核)は,他の感覚と同様に視床である．視床には大脳皮質の一次感覚野に投射線維を送る神経核や,小脳や大脳基底核から運動性皮質野に投射する神経核,また連合野や辺縁系に投射する神経核が存在する．

4 脊髄延髄路【せきずいえんずいろ】 □□□ ★

識別できる精細な触覚の伝導路．触覚受容器からの興奮が後根を経て脊髄後索(薄束および楔状束)に入り,そこから延髄後索核に達するまでの上行路をいう．

5 脊髄視床路【せきずいししょうろ】 □□□ ★★

脊髄視床路は外側脊髄視床路と前脊髄視床路とに分けられる．前者は皮膚の温痛覚の求心性(上行性)伝導路であり,後者は圧覚・触覚の求心性(上行性)伝導路である．

6 前脊髄視床路【ぜんせきずいししょうろ】 □□□ ★★★

毛根や皮膚の圧覚・触覚を視床へ伝える伝導路．後根を経て脊髄内に達した感覚神経線維が前交連で交叉して対側の前側索内を上行し,視床に達するまでの伝導路をいう．

7 前脊髄小脳路【ぜんせきずいしょうのうろ】 □□□ ★★

下肢からの無意識の体性感覚情報を小脳へ伝える伝導路．ゴルジ腱器官からの感覚神経は脊髄で交叉し,対側の伝導路を上行して延髄から橋にいたり,上小脳脚に入った後に再び反対側に交叉して小脳虫部にいたる．運動や姿勢維持などの調節に関与する．

8 薄束【はくそく】 □□□ ★

脊髄後索を上行する一次求心性神経線維．脊髄全長の上半分のレベルでは後索の内側部にある．下半身からの識別可能な触覚と固有感覚を伝える．

9 楔状束【けつじょうそく】 □□□ ★

上肢および上半身の触覚・深部感覚を伝える,上部胸髄・頸髄・延髄の後方の正中溝のやや外側(薄束の外側に位置する)を上行する感覚神経伝導路．延髄で二次ニューロンにシナプス結合して楔状束核を形成する．

脳溝

1 外側溝【がいそくこう】 □□□（チェック欄） ★
シルヴィウス溝ともいう．側頭葉とその上方に位置する前頭葉，ならびに頭頂葉について，それぞれの境目となる溝．この溝と接する側頭葉には聴覚言語中枢（Wernicke中枢）がある．

2 中心溝【ちゅうしんこう】 □□□ ★
中心裂，ローランド溝，ローランド裂ともいう．前頭葉と頭頂葉との境目となる溝．この溝の前方部分は運動ニューロンの細胞体が集合した一次運動野，後方部分は末梢からの感覚情報が集合する一次感覚野である．

3 鳥距溝【ちょうきょこう】 □□□ ★
鳥距裂ともいう．後頭葉の後方にもっともでっぱっているところから，左右の後頭葉が接する内側面を脳梁の後方下部まで走る溝．頭頂後頭裂の内側部と接しており，この溝周囲には一次視覚野が集中している．

脳室

脳室（側脳室，第三脳室，第四脳室）【のうしつ（そくのうしつ，だいさんのうしつ，だいよんのうしつ）】 □□□ 病理 ★★★
脳内の空洞を脳室といい，具体的には側脳室，第三脳室，中脳水道，第四脳室からなる．側脳室は室間孔（モンロー孔）を通じて第三脳室と連絡し，第三脳室は中脳水道と連続しており，その後，第四脳室と連絡している．実際には脳室は脳脊髄液で満たされている．

脳神経

1 骨性神経管【こつせいしんけいかん】 □□□ ★
神経を通す骨性の管．顔面神経管がその代表的なもので，顔面神経は内耳神経と一緒に内耳道を進み，その後，内耳神経とわかれて，弓状の骨性の管である顔面神経管に入り，茎乳突孔より出て顔面筋に枝を出す．

2. 解剖生理学(動物機能)

2 脳神経，脳神経核【のうしんけい，のうしんけいかく】 □□□ (チェック欄)
★★

ほとんどが脳幹部から枝を出す左右12対の神経を脳神経といい，おのおののニューロンの細胞体が集まった部位を脳神経核という．第3脳神経(動眼神経)〜第10脳神経(迷走神経)は脳幹部に脳神経核をもつ．頭部，顔面，頸部にかけての運動，感覚，自律神経を支配している．

3 第1(Ⅰ)脳神経 / 嗅神経【だいいちのうしんけい / きゅうしんけい】 □□□
★

特殊感覚とされる嗅覚情報を中枢に伝える感覚神経で，もっとも頭側から枝を出すので第1脳神経という．鼻腔奥の嗅覚受容器からの情報は嗅球・嗅索を経由して嗅覚中枢に伝わる．

4 第2(Ⅱ)脳神経 / 視神経【だいにのうしんけい / ししんけい】 □□□
★

特殊感覚である視覚情報を中枢に伝える感覚神経で，網膜から第1次視覚中枢(外側膝状体や中脳上丘領域)までをさす．網膜上の受容器(錐体と杆体)および神経節細胞から始まり，視神経管を通り眼球から出て，後内側に走行し視交叉をつくって第1次視覚中枢に終わる．

5 第3(Ⅲ)脳神経 / 動眼神経，動眼神経核【だいさんのうしんけい / どうがんしんけい，どうがんしんけいかく】 □□□
★★★

眼球運動に関与する筋を支配する運動神経．動眼神経の細胞体は中脳水道周囲灰白質の前方で，赤核の後方に動眼神経核として集合している．具体的には上直筋，上眼瞼挙筋を上枝で，下直筋，内側直筋，下斜筋を下枝で支配している．

6 第4(Ⅳ)脳神経 / 滑車神経【だいよんのうしんけい / かっしゃしんけい】 □□□
★★

動眼神経や外転神経とともに眼球運動に関与する筋を支配する運動神経．具体的には，眼球を下外斜方に動かすための上斜筋を支配している．この神経の運動覚は下丘の高さで，中脳水道灰白質の前部に位置する．

7　第5(V)脳神経／三叉神経【だいごのうしんけい／さんさしんけい】
□□□（チェック欄）　★★

運動神経と感覚神経が混在した混合神経で，眼神経，上顎神経，下顎神経の3つに枝分かれする．顔面の温痛覚や触覚，あるいは舌（前方2/3），頰粘膜や歯肉，鼻粘膜などの感覚を伝える感覚神経と，咀嚼運動に関与する筋を支配する運動神経とで構成される．

8　第6(VI)脳神経／外転神経【だいろくのうしんけい／がいてんしんけい】
□□□　★★

動眼神経，滑車神経とともに眼球運動に関与する筋を支配する運動神経．具体的には，眼球を外側（外転）に動かすための外直筋の運動を支配している．橋の背側にある顔面神経丘から始まり，橋と延髄の境目から出て，海綿静脈洞を通り眼窩に出て外側直筋を支配する．

9　第7(VII)脳神経／顔面神経【だいななのうしんけい／がんめんしんけい】
□□□　★★★

運動神経と感覚神経が混在した混合神経で，外耳皮膚の温痛覚や触覚あるいは舌の前2/3の味覚情報を伝える感覚神経と，表情をつかさどる筋や唾液の分泌を行う顎下腺や舌下腺を支配する運動神経とで構成される．

10　第8(VIII)脳神経／内耳神経【だいはちのうしんけい／ないじしんけい】
□□□　★★

前庭神経と蝸牛神経が一緒になったものを内耳神経という．延髄から橋にかけて広がる前庭神経核と蝸牛神経核を通り，前庭神経は平衡覚と運動覚を，蝸牛神経は聴覚を伝える．

11　前庭神経，前庭神経核【ぜんていしんけい，ぜんていしんけいかく】
□□□　★★

前庭や半規管から平衡覚や運動覚を伝える神経を前庭神経という．半規管でとらえた体の傾きや回転刺激を橋の前庭神経核に伝えるのと同時に，小脳にもその情報を伝える．

12　蝸牛神経，蝸牛神経核【かぎゅうしんけい，かぎゅうしんけいかく】
□□□　★★

蝸牛内に生じた聴覚刺激を伝える神経を蝸牛神経という．蝸牛神経の細胞体が集合する蝸牛神経核は橋と延髄の境目あたりに位置する．

13 第9(Ⅸ)脳神経 / 舌咽神経【だいきゅうのうしんけい / ぜついんしんけい】
□□□ (チェック欄) ★★

運動神経と感覚神経が混在した混合神経で，迷走神経，副神経とともに延髄の最上端から出て頭蓋の外に出る．舌の後ろ1/3，扁桃，咽頭，中耳，頸動脈小体の知覚および耳下腺支配での唾液分泌の制御，ならびに茎突咽頭筋や咽頭筋の支配に関与する．

14 第10(Ⅹ)脳神経 / 迷走神経【だいじゅうのうしんけい / めいそうしんけい】
□□□ ★★★

運動神経と感覚神経が混在した混合神経で，脳神経の中で唯一腹部にまで到達する神経．延髄に位置する迷走神経背側核，疑核，孤束核を神経核とし，主には胸腹部の内臓の知覚，運動，分泌に関与する．多くの咽頭筋群を支配することで発声にも関与している．

15 第11(Ⅺ)脳神経 / 副神経【だいじゅういちのうしんけい / ふくしんけい】
□□□ ★★

運動神経であり，迷走神経の補足的存在という意味からこの名称になったとされる．延髄および頸髄に神経核を有し，延髄から出る延髄根は迷走神経と合流して咽・喉頭筋を支配する．頸髄根は第3・4頸髄神経と合流し，胸鎖乳突筋と僧帽筋を支配する．

16 第12(Ⅻ)脳神経 / 舌下神経【だいじゅうにのうしんけい / ぜっかしんけい】
□□□ ★★★

主に舌の運動をつかさどる運動神経．延髄の舌下神経核から出た神経は大孔の左右にある舌下神経管を抜け，口蓋舌筋以外の舌筋を支配する．他にも甲状舌骨筋，肩甲舌骨筋，胸骨甲状筋，胸骨舌骨筋を支配する．

脳幹反射

1 角膜反射【かくまくはんしゃ】 □□□ ★

一側の眼球の角膜を刺激すると，両側のまぶたを瞬時に閉じる運動のこと．表在反射に分類される．角膜刺激→眼神経(三叉神経の第1枝)→三叉神経核→顔面神経核(両側)→顔面神経→眼輪筋の収縮→まぶたが閉じる，となる．

前庭感覚

2　眼輪筋反射／瞬目反射【がんりんきんはんしゃ／しゅんもくはんしゃ】

□□□（チェック欄）　★★

眼神経と上顎神経の感覚枝(三叉神経の第1・2枝)を求心路，顔面神経を遠心路とした多シナプス反射．角膜や球結膜を刺激したときや強い光や大きな音に触れたときに瞬時にまぶたを閉じる運動をいい，臨床的には刺激後の反応時間を問題視する．

反　射

1　反射【はんしゃ】　□□□　心理　★

何らかの刺激に対して，生体がみせる合目的，不随意的反応をいう．刺激→受容器→感覚神経→反射中枢→運動神経→効果器(筋や腺)→反応の流れが成立し，この一連の経路を反射弓という．

2　病的反射【びょうてきはんしゃ】　□□□　整形　★

通常，健常者にはみられない反射のこと．広義には深部反射の亢進やクローヌスの出現なども含めるが，通常は錐体路障害で出現する反射をさす．有名な病的反射としてバビンスキー反射，チャドック反射，オッペンハイム反射などがある．

前庭感覚

1　回転加速度【かいてんかそくど】　□□□　★

内耳の三半規管で受容される刺激．半規管の内部はリンパ液で満たされており，頭部が回転するのに伴い三半規管も回転し，中のリンパ液が流動することで有毛細胞が刺激され，その刺激が前庭神経経由で脳に送られることで体(頭部)の回転が認識される．

2　平衡感覚【へいこうかんかく】　□□□　★

狭義には内耳の前庭で受容される感覚をいうが，広義には前庭感覚，視覚，体性感覚(深部感覚のほか触覚，圧覚など)の3系統の連携によってもたらされる，姿勢のコントロールを行うのに必要な感覚情報全般をいう．

2. 解剖生理学(動物機能)

3 球形嚢【きゅうけいのう】 □□□ (チェック欄) ★★
内耳の一部で,卵形嚢とともに前庭を構成する.内部には平衡斑と呼ばれる前庭神経の終末器官があり,この器官の有毛細胞の上に耳石がのっている.この耳石の移動により,エレベータに乗ったときなどに垂直方向の動きを感じる.

4 卵形嚢【らんけいのう】 □□□ ★
内耳の一部で,球形嚢とともに前庭を構成する.球形嚢と同様に,内部には平衡斑があり有毛細胞の上に耳石がのっている.この耳石の移動により,車の発進や停止のときなどに水平方向の動きを感じる.

5 耳石 / 平衡砂【じせき / へいこうさ】 □□□ ★
内耳の卵形嚢と球形嚢の中にある炭酸カルシウムでできた石または砂をいう.卵形嚢と球形嚢の内部にある平衡斑の上にこの石がのっており,頭部に重力や直線加速度が生じた場合に石が移動することで,前庭神経経由で脳に情報が送られる.

6 半規管,三半規管【はんきかん,さんはんきかん】 □□□ ★★
前半規管,後半規管,外半規管という半円形をしたチューブ状の器官を総称して三半規管という.回転加速度に反応する器官であり,内耳の前庭につながっている.3つの半規管の内部はリンパ液で満たされ,おのおのがほぼ直交することであらゆる方向の回転運動に対応している.

聴覚伝導路

内側膝状体【ないそくしつじょうたい】 □□□ ★★★
内側膝状核ともいう.視床の後方に位置し,下丘からの線維束を受けて,音の強さや周波数といった聴覚情報を側頭葉の聴覚野に中継する部位.

聴覚器の構造

1 コルチ器 / コルチ器官,有毛細胞【こるちき / こるちきかん,ゆうもうさいぼう】 □□□ ★★★
コルチ器は,内耳の蝸牛内を区切る膜の1つである基底膜の上に有毛細胞をもつ器官.蝸牛内のリンパ液を伝わる振動を感知し,その興奮を聴神経に伝える.

視　覚

2　鼓膜【こまく】　□□□（チェック欄）　★★
外耳と中耳の境界部にある直径 1 cm 弱，厚さ 0.1 mm の 3 層構造の半透明の膜．音の振動を耳小骨（外側からツチ骨，キヌタ骨，アブミ骨の順で配列している）に伝える．

3　耳管【じかん】　□□□　★★★
鼓膜の奥の中耳腔（鼓室）と咽頭をつなぐ管．鼓室内の圧と大気圧と等しくする役割や，鼓室内に出る分泌物を咽頭に排出する役割をもっている．

4　耳小骨（ツチ骨，キヌタ骨，アブミ骨）【じしょうこつ（つちこつ，きぬたこつ，あぶみこつ）】　□□□　★★★
耳小骨は中耳内にある微小な骨で，外部から音として鼓膜に伝わった振動を内耳に伝えるはたらきをする．哺乳類ではツチ骨，キヌタ骨，アブミ骨の 3 つがあり，鼓膜の振動は鼓膜→ツチ骨→キヌタ骨→アブミ骨→内耳の前庭窓の順で伝播する．

5　蝸牛，蝸牛神経【かぎゅう，かぎゅうしんけい】　□□□　★★★
蝸牛は内耳の一部で聴覚に関与する感覚器官である．カタツムリ（漢字で蝸牛と書く）の殻に似た形をしているのでこの名がついた．管状で，その中はリンパ液で満たされている．鼓膜から耳小骨を伝播した振動はこのリンパ液に伝わり，その結果，蝸牛神経が興奮する．

視　覚

1　暗順応，明順応【あんじゅんのう，めいじゅんのう】　□□□　病理　★★
明るいところから暗いところへ移ってすぐには物が見えにくいが，徐々に見えるようになってくることを暗順応という．暗いところから明るいところへ移ってすぐには外界が眩しく感じられるが，徐々に眩しさに慣れて見えるようになってくることを明順応という．

2　複屈折性【ふくくっせつせい】　□□□　★
光がある物質を透過するときに，境界面で折れ曲がる光が 1 つではなく 2 つになるものがある．このような物質のもつ性質のこと．

3 明所視, 暗所視【めいしょし, あんしょし】 □□□ (チェック欄) ★

十分に明るいところでの視覚のことを明所視といい, この状況では錐体細胞のはたらきにより色覚が生じる. 暗いところでの単色の視覚のことを暗所視といい, この状況では錐体細胞が機能せず, 杆体細胞のみのはたらきによるため色覚が生じない.

視覚器の構造

1 ぶどう膜【ぶどうまく】 □□□ 病理 ★

眼球の強膜と網膜の間の膜である虹彩, 毛様体, 脈絡膜の総称. これらは眼球全体を包み込むよう広がっている. 色素や血管が豊富でぶどう色にみえるのでこの名がついた.

2 角膜【かくまく】 □□□ ★

俗にいう「黒目」のこと. 外界にもっとも近い眼球の外層の膜で, 光を取り入れる場所. 水晶体とともに凸レンズ(中央がふちより厚いレンズで, 対象が大きくみえる)のはたらきをする. 強膜の前1/6の部分で, 無色透明. 血管はないが, 三叉神経の第1枝である眼神経が分布している.

3 眼球外膜【がんきゅうがいまく】 □□□ ★★

眼球を取り巻くもっとも外側の膜である強膜(白色)と角膜(無色透明)の総称.

4 強膜【きょうまく】 □□□ ★

「白目」のこと. 眼球の外側の膜であり, 全体的に白色不透明. 前方は角膜である.

5 眼内圧【がんないあつ】 □□□ 病理 ★

眼球内部の圧力のこと. 正常では 10～20 mmHg である. この眼球内の圧力により眼球壁を支えている. 眼内圧が高くなると視神経を圧迫し視野が狭くなる(=緑内障).

6 眼房水【がんぼうすい】 □□□ 病理 ★

眼球を満たす液体. 眼内圧を保つとともに, 角膜, 水晶体, 硝子体など血管のない組織に栄養を与える. 眼房水は毛様体でつくられて, シュレム管から外に排泄される.

視覚器の構造　83

7　眼瞼【がんけん】　□□□（チェック欄）　病理　★

「まぶた」のこと．表面は皮膚，裏面は眼瞼結膜である．眼球を保護したり，まばたきすることで涙を与えて乾燥を防いだり，眩しいときには目を細めて網膜に入る光を調節したりする．

8　視紅／ロドプシン【しこう／ろどぷしん】　□□□　解生(植)　★

光を感知する物質．網膜にある杆状体細胞の外節という部分に含まれている．視紅をつくるにはビタミンAを必要とするため，これが不足すると夜盲症（とり目）となる．

9　視神経乳頭部【ししんけいにゅうとうぶ】　□□□　病理　★★★

視神経が集まって束になるところ．視神経はここから後方に出ていく．直径は約1.5 mm．視細胞がないので盲点（物がみえなくなるところ）となる．

10　硝子体【しょうしたい】　□□□　病理　★★

カメラの凸レンズの役割をするところ．内腔は無色透明なゼリー状の物質．主な役割として眼球の球形を維持し，衝撃を吸収して眼球の保護に役立っている．99%は水分である．

11　水晶体【すいしょうたい】　□□□　★

カメラのレンズに相当する部分．水晶体の周囲には毛様小帯（チン小帯）が付着しており，毛様体の収縮・弛緩により水晶体の厚みを調整している．

12　中心窩【ちゅうしんか】　□□□　★

眼底のほぼ中心部で，黄斑中央のくぼんだところ．もっとも視力がよい．

13　瞳孔括約筋【どうこうかつやくきん】　□□□　★★

瞳孔を輪状に囲む筋．副交感神経の作用により収縮する（＝縮瞳）．明るい場所で眼球に入る光量を調節する．

14　虹彩【こうさい】　□□□　★★

眼の色のついた部分で，カメラの絞りの役割をする．ぶどう膜の前方にあり，血管と色素に富む．眼球内部に入る光量を調節する．

15 毛様体 / 毛様体筋【もうようたい / もうようたいきん】 □□□ (チェック欄) ★★
解生(植)

毛様体は平滑筋を含んでいるので毛様体筋ともいう．水晶体を輪状に取り囲み，水晶体の厚みを調整する．遠くの物を見るときには水晶体を薄く，近くの物を見るときには厚くする．

16 網膜【もうまく】 □□□ ★

眼球のもっとも内層の膜．網膜には光や色，形などを感じる錐状体および杆状体という視細胞があり，視覚情報を電気信号に変えて脳へ送る．

17 錐状体【すいじょうたい】 □□□ ★

網膜にある視細胞(錐状体，杆状体)の1つ．明るいところでの色に感受性をもつ．黄斑(視力や色の識別能力がもっとも鋭敏なところ)の中心に近づくにつれて錐状体の割合が多くなる．

18 杆状体 / 杆体細胞【かんじょうたい / かんたいさいぼう】 □□□ ★★

網膜にある視細胞の1つ．眼底の周辺部に多く，黄斑の部分では少ない．暗いところで弱い光を感じることができるが，色を見分けることができない．明暗の識別を得意とする．

視覚伝導路

1 外側膝状体【がいそくしつじょうたい】 □□□ ★★★

視覚伝導の中継点．網膜からの情報を視神経，視交叉，視索を通じて受け取っている．受け取った後は視放線から一次視覚野へ伝える．

2 視放線【しほうせん】 □□□ ★

視覚伝導路の一部．外側膝状体からの情報を第一次視覚野へ送る経路のこと．扇形に走行している．

神経細胞

1 シュワン Schwann 細胞【しゅわんさいぼう】 □□□ 病理 ★★★

末梢神経系にある神経膠細胞(グリア細胞：神経細胞を囲んでその役割をサポートする役目を果たしている細胞)の一種．軸索に巻きついて鞘をつくる．これを髄鞘または Schwann 鞘という．

神経細胞 85

2 **ベッツ細胞【べっつさいぼう】** □□□（チェック欄） ★
一次運動野にある大きな錐体（ピラミッド）の形をした細胞．脊髄を下行する長い神経線維をもっている．皮質脊髄路は，主にベッツ細胞の軸索によって形成されている．

3 **ランヴィエ（の）絞輪【らんづぃえ（の）こうりん】** □□□ ★★
有髄神経の髄鞘と髄鞘の間をランヴィエ（の）絞輪と呼ぶ．髄鞘（脂肪）は絶縁されているため，電気はこのランヴィエ絞輪を飛ぶように進む．これを跳躍伝導という．

4 **軸索【じくさく】** □□□ 病理 ★★
神経細胞体から出る突起を樹状突起というが，そのうちでもっとも長いもの．長いものでは1mにもなる．一般に神経線維と呼ぶ．

5 **軸索輸送【じくさくゆそう】** □□□ ★
軸索の中の物質を運ぶ機能．細胞体から軸索末端に運ぶことを順行性軸索輸送という．また，軸索末端で取り込んだ物質を細胞体に運ぶことを逆行性軸索輸送という．

6 **絶縁作用【ぜつえんさよう】** □□□ ★
電気を遮断する作用のこと．有髄線維で起こる跳躍伝導は髄鞘（脂肪）が絶縁体の役割を果たしているので，ランヴィエの絞輪から絞輪へ電気が飛ぶように伝わっていく．

7 **錐体細胞【すいたいさいぼう】** □□□ ★
錐型（ピラミッド型）をした，大脳皮質と海馬にある興奮性の神経細胞の総称．

8 **髄鞘【ずいしょう】** □□□ ★
グリア細胞（中枢神経系）やSchwann細胞（末梢神経系）は軸索を包む鞘をつくる．これを髄鞘またはミエリン鞘と呼び，脂肪成分からなる．電気を絶縁する作用をもつ．

9 **有髄神経，無髄神経【ゆうずいせんい，むずいせんい】** □□□ ★★
軸索を髄鞘（ミエリン鞘）で何重にも包まれた神経を有髄神経といい，髄鞘で包まれていない神経を無髄神経という．ただし，無髄神経もまったくの裸ではなく，髄鞘が1重に包んでいる．

2. 解剖生理学（動物機能）

10 **樹状突起【じゅじょうとっき】** □□□ (チェック欄) ★★
神経細胞体から複数出ている短い神経突起．もっとも長いものを軸索という．樹状突起はほかの神経細胞との間にシナプスをつくり情報を受け取る．

神経細胞以外の脳細胞

1 **神経膠細胞／グリア細胞【しんけいこうさいぼう／ぐりあさいぼう】** □□□ ★

神経細胞を取り囲み，神経細胞を保護したり，神経細胞の役割をサポートする役目を果たしている細胞．

2 **星状膠細胞【せいじょうこうさいぼう】** □□□ ★
神経膠細胞（グリア細胞）の1つで，脳と脊髄の神経細胞の支持と保護を行っている細胞．

神経終末

1 **シナプス【しなぷす】** □□□ ★★
神経細胞と神経細胞の連結部分．この連結部には150～200Å程度の隙間がある．神経細胞を伝わってきた情報はここでほかの神経細胞に伝えられる．

2 **一次終末／らせん形終末【いちじしゅうまつ／らせんけいしゅうまつ】**
□□□ ★
骨格筋の長さを感知する筋紡錘には2種類の感覚神経線維が付いており，そのうちⅠa群の感覚神経線維がらせん状になって付いている部分のこと．

3 **二次終末／散形終末【にじしゅうまつ／さんけいしゅうまつ】** □□□
★★

骨格筋の長さを感知する筋紡錘に付いている2種類の感覚神経線維のうち，一次終末（らせん形終末）の外側にありⅡ群の感覚神経線維が付いている部分のこと．

4 **神経筋接合部【しんけいきんせつごうぶ】** □□□ 神経 ★★
運動を伝える神経の終末と筋の細胞膜との接合部分．ここで運動神経終末からアセチルコリンが放出され，筋の細胞膜に活動電位が発生する．

遠心性神経線維

求心性神経線維

1 **Ⅰa(群)線維**【いちえー(ぐん)せんい】 □□□ (チェック欄) ★★★
骨格筋内の筋紡錘からの情報を脊髄に伝える.伝導速度がもっとも速い感覚神経線維.

2 **Ⅰb(群)線維**【いちびー(ぐん)せんい】 □□□ ★★
伝導速度が速い感覚神経線維.腱紡錘からの情報を脊髄に伝える.

3 **Ⅱ(群)線維**【に(ぐん)せんい】 □□□ ★★
筋紡錘内の核鎖線維の散形終末に生じた興奮を脊髄に伝える感覚神経線維.

4 **Ⅲ(群)線維**【さん(ぐん)せんい】 □□□ ★
求心性(感覚性)神経線維の分類の1つ.部位が比較的明らかな皮膚で感じた痛みの感覚や温かい感覚,冷たい感覚を脳に伝える.

5 **Ⅳ(群)線維**【よん(ぐん)せんい】 □□□ ★
求心性(感覚性)神経線維の分類の1つ.内臓の痛みや鈍い痛みを脳に伝える.神経線維の分類であるⅠ～Ⅳ群線維の中でもっとも細く,伝導速度も遅い神経線維.

6 **Aβ線維/β線維**【えーべーたせんい/べーたせんい】 □□□ ★★
触覚や圧覚を伝える求心性(感覚性)神経線維.皮膚の触った感覚や圧迫された感覚を脳に伝える.

7 **Aδ線維/δ線維**【えーでるたせんい/でるたせんい】 □□□ ★
痛覚,温覚,冷覚を伝える求心性(感覚性)神経線維.部位が比較的明らかな皮膚の痛い感覚や温かい感覚,冷たい感覚を脳に伝える.

遠心性神経線維

1 **α運動ニューロン/Aα線維/α線維**【あるふぁうんどうにゅーろん/えーあるふぁせんい/あるふぁせんい】 □□□ ★★★
筋線維への遠心性(運動性)神経線維.脳からの命令を筋に伝える.

2. 解剖生理学（動物機能）

2 γ運動ニューロン / Aγ線維 / γ線維【がんまうんどうにゅーろん / えーがんません い / がんません い】 □□□ （チェック欄） ★

筋紡錘の中の錘内筋線維を支配する, 遠心性（運動性）神経線維. 筋紡錘のはたらきを調節する.

交感神経線維

1 B線維, C線維【びーせんい, しーせんい】 □□□ ★★

内臓や心臓の動きなど, 自分で意識しなくても生命を維持しようと働く神経を自律神経といい, 交感神経と副交感神経に分けられる. このうち交感神経の情報を伝える神経線維として, 節前線維をB線維, 節後線維をC線維という. またC線維は皮膚の温痛覚線維でもある.

2 節前線維, 節後線維【せつぜんせんい, せつごせんい】 □□□ ★

交感神経は脊髄を出たあと, 一度シナプスを介して次の神経に伝達されてから内臓に到達する. シナプスの前の線維を節前線維, シナプスの後の線維を節後線維という.

深部感覚

1 腱紡錘 / ゴルジ腱器官【けんぼうすい / ごるじけんきかん】 □□□ ★★

筋腱移行部にある, 筋の収縮の程度を察知する器官. 筋が過剰に収縮した場合に腱紡錘が興奮して筋収縮に抑制をかけ, 断裂を防ぐ. （p.58 ゴルジ腱器官, ゴルジ腱器官反射参照）

2 深部感覚【しんぶかんかく】 □□□ 神経 ★

体の部位の位置や運動, 抵抗, 重量を知る感覚の総称. 自分の体が今のような形になっているのか, 関節がどの方向にどのくらい曲がっているかなどを感じる感覚.

3 圧覚【あっかく】 □□□ ★

皮膚が押されてくぼんだ状態を感じる感覚. この感じ方は体の場所によっても違いがあり, 鼻や指では敏感であるが, それに比べて太ももでは感じ方が鈍くなる.

末梢神経叢 89

4 （関節）位置覚【（かんせつ）いちかく】　□□□（チェック欄）　整形　★★
関節がどの方向にどのくらい曲がっているかなど，関節の空間での位置を感じる感覚．

5 振動覚【しんどうかく】　□□□　整形　★★
深部感覚の1つで，体に触れた物が振動しているかどうかを判断する感覚．

6 （静的）二点識別覚【（せいてき）にてんしきべつかく】　□□□　★★
コンパスなど先のとがった物で皮膚表面の2ヵ所を同時に長軸方向に刺激し，2ヵ所触ったと判断できる感覚をいう．目を閉じた状態で行い，刺激した2点の距離を調べる．

7 部位覚【ぶいかく】　□□□　★
体を触られたり棒でつつかれたりすると，どの部分を触られたかがわかるが，その感覚をいう．

平衡反応

姿勢反射【しせいはんしゃ】　□□□　★
転倒しそうになったときなど，姿勢が崩れたときに無意識のうちに体のバランスを保とうとするはたらきのこと．

末梢神経

体性神経【たいせいしんけい】　□□□　解生(植)　★
脳からの命令を内臓以外の筋に伝える神経と，皮膚，筋，関節などからの感覚情報を脳へ伝える神経の総称．

末梢神経叢

1 神経叢【しんけいそう】　□□□　解生(植)　★
神経線維が網目状に枝分かれしているところ．

2 腕神経叢【わんしんけいそう】　□□□　★★
第5～8頸髄～第1胸髄の神経根が複雑に絡み合い，網目状になっている部位．

2. 解剖生理学（動物機能）

3 上神経幹【じょうしんけいかん】 □□□ （チェック欄） ★
腕神経叢（腕にかかわる神経の束）のうち，第5頸神経と第6頸神経が合わさったもの．

4 後神経束【こうしんけいそく】 □□□ ★
腕神経叢（腕にかかわる神経の束）のうち，第5頸神経～第1胸神経までの5つの神経線維が合わさったもの．

5 腰神経叢【ようしんけいそう】 □□□ ★
第12胸神経～第4腰神経の前枝が絡み合い，網目状になっている部位．大腿，膝，下腿部へつながる．

皮 膚

1 ケラチン【けらちん】 □□□ ★
細胞を形づくるタンパク質の1つで，角質ともいう．具体的には毛や爪を形成しているタンパク質を総称している．

2 グリコーゲン【ぐりこーげん】 □□□ ★★
糖質の1つ．ブドウ糖（グルコース）がいくつもくっついたもの（＝多糖）．主に肝臓と骨格筋で合成され，余分なグルコースは一時的に細胞の中に蓄えられてエネルギー源となる．（p.3 グルコース，単糖，グリコーゲン，多糖参照）

3 アポクリン腺，エクリン腺【あぽくりんせん，えくりんせん】
□□□　解生(植)　★★
アポクリン腺（大汗腺）は心理的に緊張したときに汗が出るところで，汗の主成分は水である．エクリン腺（小汗腺）は体温を調節するために汗が出るところで，汗は99%が水分，残りの1%は塩分，尿素，アンモニア，ミネラル（カルシウム）である．

4 基底細胞層【きていさいぼうそう】 □□□ ★
表皮のもっとも下の層．真皮と表皮の接合部の境界で，基底細胞が1層に並んでいる．

5 真皮(層)【しんぴ(そう)】 □□□ (チェック欄) 整形 ★★

表皮の下に位置する，厚さ約 2 mm の層の部分．真皮の組織はタンパク質線維と基質で構成される．タンパク質線維のほとんどはコラーゲン線維で構成され，基質はプロテオグリカンから構成されている．真皮内には毛細血管が通っており，栄養と酸素が供給されている．

6 立毛筋【りつもうきん】 □□□ 解生(植) ★

毛包に付着している平滑筋(不随意筋)．寒さや恐怖，驚きなどを感じると収縮し，普段は皮膚に対して斜めに生えている毛髪をまっすぐに立たせる(＝立毛)．その結果，保温性を高めて体温を守る．

7 結合組織【けつごうそしき】 □□□ 病理 ★

動物の体をつくる組織の分類の1つ．体を支えたり，体の中のさまざまな部分の形を維持したり，隙間を埋めたり，といった多様なはたらきをする組織．コラーゲン線維，腱，靱帯，真皮など．

表在感覚

非識別性触覚／粗大触覚【ひしきべつせいしょっかく／そだいしょっかく】 □□□ ★

触られたことはわかるが，厳密にどこに，どの程度か，まではわからない粗い感覚のこと．

表在受容器

1 侵害受容器【しんがいじゅようき】 □□□ ★

原始的な感覚受容器で，機械，化学，温熱などのいずれの刺激にも反応し，それらの刺激をすべて「痛み」として感じる．ポリモーダル受容器は侵害受容器の一種である．

2 クラウゼ小体【くらうぜしょうたい】 □□□ ★

真皮，結膜，口腔，鼻腔粘膜下に存在する感覚受容器．触覚，圧覚，冷覚を感じる．

3 パチニ小体【ぱちにしょうたい】 □□□ (チェック欄) ★★★
深い皮下組織，腸間膜，膵臓，関節近くにみられる感覚受容器．強い圧迫刺激と振動刺激を感じる．

4 マイスネル小体【まいすねるしょうたい】 □□□ ★★★
皮膚，指先，手掌，足底，唇，舌，顔，生殖器の表面にある感覚受容器．軽い触覚に敏感である．

5 メルケル盤【めるけるばん】 □□□ ★★
主に表皮に分布する感覚受容器．圧力に対して遅く順応し，持続的な皮膚への圧力に反応する．

6 ルフィニ小体/ルフィニ終末【るふぃにしょうたい/るふぃにしゅうまつ】 □□□ ★★
皮膚のなかで体毛の生えていない部分や，皮下組織のみに存在する感覚受容器．圧を感知する．

7 自由(神経)終末【じゆう(しんけい)しゅうまつ】 □□□ ★★★
全身の皮膚に分布する感覚受容器．いろいろな刺激(温痛覚，触覚など)を受容するための特別な構造をもたない神経線維の末端．

8 毛包受容体【もうほうじゅようたい】 □□□ ★
毛根についている感覚受容器．毛に受ける刺激(なで刺激，ひっぱり刺激)を感知する．

9 ゴルジ終末【ごるじしゅうまつ】 □□□ ★
筋腱移行部，靱帯などに存在する深部感覚受容器．閾値が高く，関節が動かないときは反応しない．関節可動域が正常範囲を超えたときや，靱帯に加わる過度のストレスの変化により初めて反応する．

嚥下に働く筋

1 後輪状披裂筋【こうりんじょうひれつきん】 □□□ 解生(植) ★
声を出すために声門を開く，喉頭筋(平滑筋)の1つ．起始は輪状軟骨，停止は披裂軟骨．迷走神経の枝(反回神経)が支配する．

嚥下に働く筋

2 輪状咽頭筋【りんじょういんとうきん】 □□□（チェック欄）　解生(植)　★★

食べ物を飲み込むときに逆流を防ぐのどの筋の1つで、咽頭を引き下げる筋．起始は輪状軟骨、停止は食道後方．

3 輪状甲状筋【りんじょうこうじょうきん】 □□□　解生(植)　★

内喉頭筋（平滑筋）の1つ．起始は輪状軟骨で、付着は鼻唇溝・上口唇の皮膚、甲状軟骨．高い声を出すときに使うのどの筋．

3 運動学

力 学

仕事【しごと】 □□□（チェック欄） ★★

ある物体に一定の力 F（Force の頭文字 F で表す）を加えて物体が力と同じ方向に s だけ移動したとき，力は物体に対して仕事をしたという．仕事 W（Work の頭文字 W で表す）は力と移動距離の積で表す．

W [J：ジュール] $= F$ [N：ニュートン] $\times s$ [m：メートル]

エネルギー

1 **力，力学的エネルギー【ちから，りきがくてきえねるぎー】** □□□ ★★

力とは物体を変形させたり，移動させたりする物理量をいい，「物体の質量」と「そのときの加速度」の積で求められる．空間上に静止している物体や運動している物体のもつエネルギーのことを力学的エネルギーといい，位置エネルギーと運動エネルギーの和で求められる．

2 **位置エネルギー，運動エネルギー【いちえねるぎー，うんどうえねるぎー】** □□□ ★★

位置エネルギーは，重力の働く場にあって，物体の質量 m と物体の位置する高さ h に比例するエネルギーのことで，mgh（g は重力加速度）で表す．運動エネルギーは，動いている物体がもっているエネルギーのことであり，物体の質量 m と移動の速さ v とに比例し，$1/2\ mv^2$ で表す．

て こ

第1のてこ，第2のてこ，第3のてこ【だいいちのてこ，だいにのてこ，だいさんのてこ】 □□□ ★★★

第1のてこは，支点が荷重点と力点の間にある．第2のてこは荷重点が支点と力点の間にあって，力の点では有利だが運動の速さの点では不利．第3のてこは力点が荷重点と支点の間にあって，運動の速さの点では有利だが力の点では不利である．

単 位

1 ジュール【じゅーる】 □□□（チェック欄） ★★
仕事，エネルギー，熱量，電力量を表す単位．1[J：ジュール]とは，1ニュートンの力をある物体に加えた場合，物体が力の方向に1メートル移動したときの力のした仕事量をいう．ジュールは「ニュートンメートル（N·m）」と書き表すこともできる．
1[J] = 1[N·m]

2 ニュートン【にゅーとん】 □□□ ★★★
力を表す単位．力は質量[kg]と加速度[m/s^2]の積で表される．
1[N] = 1[kg] × 1[m/s^2] = 1[kg·m/s^2]
力をkg（キログラム）で表現するのは誤りである．

3 トルク【とるく】 □□□ ★★
トルクは回転能と訳される．力F[N]を加えたことにより固定された回転軸のまわりを物体が回転したとすると，力F[N]と回転軸から力の作用線に下ろした垂線の長さd[m]との積で表される．単位はN·m（ニュートンメートル）である．

4 パワー【ぱわー】 □□□ ★★
仕事率のこと．Powerの頭文字のPで表され，単位はワット[W]である．仕事率とは単位時間[s]当たりの仕事量[J]をいうので，
1[W] = 1[J]/1[s] = 1[J/s]で表す．この式を変形して別の見方をすると，
1[J] = 1[W] × 1[s] = 1[Ws]となる．

5 ワット【わっと】 □□□ ★★★
仕事率の単位．1秒に1[J：ジュール]の仕事をするときの仕事率は1[W：ワット]である．

6 馬力【ばりき】 □□□ ★
仕事率の単位．メートル法で表し，1馬力は約735[W]となる（メートル法はフランス発祥なので，このようにメートル法に基づく場合は「仏馬力」と呼ばれる）．

運動学習

運 動

方 向

1 ベクトル【べくとる】 □□□（チェック欄） ★

力に代表されるように，大きさと向き（方向）をもつ物理量をいう．力のほかに速度，加速度，運動量がベクトルとして扱われる．有向線分である矢印で表す．

2 モーメント，関節モーメント【もーめんと，かんせつもーめんと】 □□□ ★

物体に力を加えたとき，ある軸を中心としてその物体が回転した場合，その回転させる力のはたらきをいう．力 F [N] と回転軸からの作用線に下ろした垂線の長さ d [m] との積 Fd [N·m] で表される．関節モーメントとは，筋などの多くの要素が関節に伝わり運動を起こすことで生じる力のはたらきのこと．

3 関節角速度【かんせつかくそくど】 □□□ ★

関節運動とは骨が関節を回転軸として回転する運動であり，この回転運動を角運動という．関節が回転するときの瞬間的な速度を関節角速度という．

4 関節座標【かんせつざひょう】 □□□ ★

3次元動作解析装置のマーカーの位置から解析される座標（点の位置を表す数）のこと．

運動学習

1 結果の知識【けっかのちしき】 □□□ ★★

結果の知識（KR：knowledge of results）とは「学習者の目的とする運動がうまくできたのか」どうかの情報．たとえば患者が立ち上がりや歩行練習する場面を例にとると，セラピストが「立ち上がれましたね」と言葉を与えたとすれば，それは KR となる．

2 外的動機づけ【がいてきどうきづけ】 □□□ ★

報酬や賞賛（ほめたたえること）などに代表されるような動機づけのこと．

3. 運動学

3 内的動機づけ【ないてきどうきづけ】 □□□（チェック欄） ★
個人的な喜びや満足感に基づく動機づけのこと．外的動機づけに比べて持続性が高い．

4 全体法【ぜんたいほう】 □□□ ★
課題の全体をひととおり実施し，それを反復する練習法．一般的には部分法で実施する場合より能率的であるとされる．

（神経走行）管

1 脊柱管【せきちゅうかん】 □□□ ★
第1頸椎から仙骨までの上下に連結する椎骨の椎孔が連なることで形成される縦方向の管．主な内容物は脊髄である．

2 肘部管【ちゅうぶかん】 □□□ ★
肘関節の内側に位置し，尺骨神経溝と線維腱膜とで形成される管．この管の中を尺骨神経が走行する．この部位での骨変形などが原因で小指のしびれなどの末梢神経障害を呈する場合，肘部管症候群が考えられる．

3 ギヨン Guyon 管，尺骨神経管【ぎょんかん，しゃくこつしんけいかん】 □□□ ★
小指球（てのひらの小指側の盛り上がり）にある尺骨神経・尺骨動脈の通り道．屈筋支帯の尺側の延長である豆鉤靱帯，豆中手靱帯と豆状骨，有鉤骨および掌側尺骨手根靱帯によって形成される管をいう．

4 手根管【しゅこんかん】 □□□ ★★
溝を形成する手根骨の掌側面と，それをおおう屈筋支帯により構成される管．手根管内を橈側手根屈筋腱，長母指屈筋腱，浅指屈筋腱，深指屈筋腱および正中神経が通る．

5 足根管【そっこんかん】 □□□ ★
脛骨内果の後下方で，踵骨の内面とそれをおおう屈筋支帯とで形成される管．足根管内を後脛骨筋，長趾屈筋，後脛骨動脈，内側足底神経が走行する．

軟 骨

種 類

硝子(ガラス)軟骨，線維軟骨【しょうし(がらす)なんこつ，せんいなんこつ】 □□□ ★★

硝子軟骨は軟骨の一種で，関節軟骨，肋軟骨，気道，骨端線に認められる．
線維軟骨も同様に軟骨の一種で，椎間円板や恥骨結合部に認められる．

脊 椎

椎間円板【ついかんえんばん】 □□□ ★

脊柱の椎体と椎体を連結している軟骨．外側部は線維輪でその中に髄核が位置する．椎骨間の動き，体重圧や外部からの機械的負荷の衝撃吸収に作用する．

組 成

ゲル状【げるじょう】 □□□ ★

固体と液体の中間的な性質をあわせもった状態をいう．軟骨組織は軟骨細胞と細胞外成分(軟骨基質)でできているが，その中の細胞外成分は，水分，コラーゲン線維，ゴムのようなゲル状のプロテオグリカンからなる．

骨

組 成

1 **骨膜【こつまく】** □□□ ★★

関節面以外の骨の表面をおおう2層性の薄い膜．外側層は密な(詰まった)結合組織で形成され，血管や神経が広く豊富に存在している．内側層は粗な(詰まっていない)結合組織で形成され，弾性線維が分布している．骨の保護や横径の成長に関与する．

2 **シャーピー線維【しゃーぴーせんい】** □□□ ★

骨皮質と骨膜を強固に結合させる膠原線維．腱や靱帯の骨への付着部，椎間板の椎体への付着部でも認められる．

3. 運動学

3 ハバース管【はばーすかん】 □□□ (チェック欄) ★★
骨の外側の骨質である緻密質内を縦走している管で，中に血管や神経を通す．ハバース管を中心に木の年輪のようにハバース層板が取り巻いており，このまとまりを骨単位(オステオン，ハバース系ともいう)という．

---

4 緻密骨 / 緻密質【ちみつこつ / ちみつしつ】 □□□ ★★★
骨の表層を占めるきめ細かな硬い骨質．ハバース管を中心に年輪のようにぐるぐると層板状をなすいくつもの骨単位が集合した構造からなる．

---

5 海綿骨【かいめんこつ】 □□□ 病理 ★★★
骨の内部を占める網目状の骨梁(海綿骨内のスポンジ状の構造体)からなる部分．その内部には無数の空洞(＝髄腔)があり，骨髄が詰まっている．また海綿骨内の骨梁は外力が作用する方向に沿って強度を高めている．

---

6 骨塩量 / 骨量【こつえんりょう / こつりょう】 □□□ 病理 ★★
骨の強度を示す指標で，骨に一定量含まれるカルシウム，マグネシウム，リンなどのミネラル量を示す．骨粗鬆症などの診断に用いられる．単位体積当たりの骨量を骨密度という．

---

7 骨芽細胞【こつがさいぼう】 □□□ 整形 ★★
骨表面に1層に配列し，新しい骨をつくるはたらきをもつ細胞のこと．膠原線維やプロテオグリカンを合成し，これにリン酸カルシウムなどの結晶を沈着させることで骨組織がつくられる．(p.135 骨芽細胞参照)

---

8 骨梁【こつりょう】 □□□ 病理 ★★★
海綿骨にある支持組織．網目状構造をとり，外力に作用する方向に力学的に並んで負荷を分散させている．骨粗鬆症では少なくなる．

---

9 黄色骨髄【おうしょくこつずい】 □□□ ★
造血作用(血をつくる作用)がほとんどなくなり，脂肪化して黄色になった骨髄のこと．造血は主に赤色骨髄でなされるが，成人の長管骨内の骨髄は成長とともにほとんどが黄色骨髄となる．

10 骨端軟骨（板）/ 成長軟骨板【こったんなんこつ（ばん）/ せいちょうなんこつばん】 □□□ （チェック欄） 整形 ★★

骨幹と骨端の境にある板状の軟骨で，組織学的には硝子（ガラス）軟骨である．成長期には骨の長軸方向への成長に関与し，骨の成長が止まると骨化する．

11 軟骨下骨【なんこつかこつ】 □□□ 整形 ★

関節軟骨の下にあり，関節の土台となる骨のこと．進行期の変形性膝関節症では，関節軟骨の磨耗が進み，軟骨下骨の露出や骨棘の形成といった骨そのものの変形が生じる．

12 類骨【るいこつ】 □□□ 整形 ★

骨芽細胞からつくられ，まだ石灰化していない新しい骨組織．（p.136 類骨参照）

種類

1 短骨【たんこつ】 □□□ ★

骨体が小さな塊の骨．手根骨や足根骨など．

2 扁平骨【へんぺいこつ】 □□□ ★

骨体が平らな形をした骨．頭頂骨，胸骨，肋骨，腸骨，肩甲骨など．

3 種子骨【しゅしこつ】 □□□ ★

骨体が種子状（植物の一般的な種のような丸みをもった形）の骨．腱や靱帯の中に存在し，すべりをよくしている．膝蓋骨，豆状骨など．

4 長管骨【ちょうかんこつ】 □□□ ★

長骨ともいい，骨体が縦に長い管状の形をした骨．上腕骨や大腿骨などの四肢にある．

下肢

1 脛骨，脛骨顆間窩【けいこつ，けいこつかかんか】 □□□ ★

脛骨は下腿の内側にある太い方の長管骨．脛骨の内側顆と外側顆の関節面との間には山型に隆起した顆間隆起があるが，この隆起の前後の凹部分を脛骨顆間窩という．

2 大腿骨頭，大腿骨内側顆【だいたいこつとう，だいたいこつないそくか】
□□□（チェック欄） 病理 ★★

大腿骨は大腿部にある人体の中でもっとも長い長管骨である．大腿骨の中枢側は球体となっており，その部を大腿骨頭という．大腿骨の末梢部には内外側に膨らんだ塊があり，内側の塊を大腿骨内側顆という．

3 大腿骨頸体角【だいたいこつけいたいかく】 □□□ ★

大腿骨を前額面からみたとき，大腿骨頸部と大腿骨体とのなす角を大腿骨頸体角といい，通常120〜130°を示す．この頸体角が減少すると内反股となり，反対に増加すると外反股となる．

4 腓骨頭，腓骨頭下【ひこつとう，ひこつとうか】 □□□ 病理 ★★

腓骨頭とは，腓骨の中枢側の菱形に膨隆した（盛り上がった）部分をいう．腓骨頭下とはその腓骨頭のすぐ下の部分をさし，ここを総腓骨神経が走行している．

上 肢

1 手根骨（豆状骨，三角骨，月状骨，舟状骨，大菱形骨，小菱形骨，有頭骨，有鉤骨）【しゅこんこつ（とうじょうこつ，さんかくこつ，げつじょうこつ，しゅうじょうこつ，だいりょうけいこつ，しょうりょうけいこつ，ゆうとうこつ，ゆうこうこつ）】 □□□ 病理 ★★★

手根骨は手のつけ根にある8つの短骨の総称．互いに靱帯で連結しており，近位列に豆状骨，三角骨，月状骨，舟状骨，遠位列に大菱形骨，小菱形骨，有頭骨，有鉤骨が位置する．近位側は橈骨との間に橈骨手根関節をつくる．

2 橈骨，橈骨頭【とうこつ，とうこつとう】 □□□ 病理 ★

橈骨は前腕の母指側にある長管骨．橈骨頭とは橈骨の中枢部でバットのグリップのような形をした膨隆部をいい，上腕骨小頭と関節（＝腕橈関節）を形成する．

脊 椎

1 椎骨(椎体, 椎弓, 横突起, 椎間孔)【ついこつ(ついたい, ついきゅう, おうとっき, ついかんこう)】 □□□ (チェック欄) 解生(動) ★★★

椎骨は脊柱を構成する1つひとつの骨のこと。椎体，椎弓，左右の横突起および棘突起からなる．上に位置する椎骨の下関節突起と下に位置する椎骨の上関節突起が向かい合ってできる関節を椎間関節といい，その前方の脊髄神経が通る孔を椎間孔という．

2 軸椎歯突起【じくついしとっき】 □□□ ★

第2頸椎(軸椎)の椎体上方に伸びた突起のことで，第1頸椎(環椎)の椎体であったとされる．この突起は第1頸椎の前弓後面に環椎横靱帯で固定されており，頭部の回旋の主役となる環軸関節の回旋運動軸となる．

頭 部

1 眼窩【がんか】 □□□ ★

頭蓋骨の前にある眼球が入るくぼみ．蝶形骨，篩骨，涙骨，上顎骨，口蓋骨，頬骨，前頭骨の7つにより構成される．

2 上顎骨【じょうがくこつ】 □□□ ★

うわあごを構成する骨で，眼窩下部から頬骨，鼻腔，口蓋などの顔面の多くを占める．上顎体，前頭突起，頬骨突起，口蓋突起，歯槽突起に分けられる．

3 錐体部【すいたいぶ】 □□□ 解生(動) ★

頭蓋骨の1つである側頭骨の内側面側にある四角形の突出した部分をいう．内部には内耳，内耳道が含まれる．

4 前頭骨【ぜんとうこつ】 □□□ ★

頭蓋骨の額の部分の骨で，眼窩の上壁や内側を構成する．上部は頭頂骨と連結し，下部は蝶形骨や頬骨と連結している．

5 側頭骨【そくとうこつ】 □□□ 解生(動) ★★

耳の上部に位置し，頭蓋骨の外側を構成する複雑な形をした骨．頭蓋底を構成しており，聴覚器や平衡覚器を含む．

6 小頬骨筋【しょうきょうこつきん】 □□□ (チェック欄) ★★

大頬骨から前下方に始まり,鼻唇溝あたりの皮膚に終わる顔面筋.上唇を上後方へ引く作用をもつ.支配神経は顔面神経の頬筋枝.

7 蝶形骨【ちょうけいこつ】 □□□ ★

頭蓋骨を構成する骨の1つで,頭蓋底の中央に位置する.羽を広げた蝶の形をしていることから名づけられた.トルコ鞍を構成する骨体で,6つの突起をなす.

8 内頭蓋底【ないとうがいてい】 □□□ ★

頭蓋腔の底の部分で,3種類のくぼみがある.前頭蓋底には盲孔,中頭蓋底には上眼窩裂や正円孔,卵円孔,棘孔,破裂孔があり,後頭蓋底には大後頭孔や頸静脈孔がある.

9 頬骨【きょうこつ】 □□□ ★

上顎骨の上に位置し,両側にある骨.顔面や眼窩,側頭窩の一部を構成する.

骨間膜

1 遠位脛腓骨間膜【えんいけいひこっかんまく】 □□□ ★

下腿骨間膜の下部にあり,脛骨および腓骨の骨間縁をつなぐ靱帯性の膜.脛骨から腓骨へ下行性に走行し,腓骨動・静脈を通す孔がある.伸筋群と屈筋群との境である.

2 前腕骨間膜【ぜんわんこっかんまく】 □□□ ★

橈骨粗面以下の橈骨および尺骨の骨間縁をつなぐ靱帯性の膜.主な線維は橈骨から尺骨に向かって斜め下方に走行するが,下端では斜め上方に走行する.手関節に加わる力を上腕へ伝達するとともに,回外運動を制限するはたらきがある.

結 合

骨

恥骨結合【ちこつけつごう】　□□□（チェック欄）　解生(植)　★
左右の寛骨の恥骨同士の連結部のこと．両側の恥骨結合面は薄い硝子（ガラス）軟骨におおわれ，両者間に線維軟骨性の恥骨間円板をはさんで連結する．

軟 骨

軟骨結合【なんこつけつごう】　□□□　★
連結部の骨間が硝子（ガラス）軟骨で連結された結合．具体例としては第1肋骨と胸骨柄との結合，成長中の骨端と骨幹との結合などがある．

孔（頭蓋骨）

1 ### 正円孔【せいえんこう】　□□□　★
大脳側頭葉や視床下部が存在する中頭蓋窩の蝶形骨大翼基部（頭蓋底の中央部を占める）にある孔のことで，ここを三叉神経の第2枝である上顎神経が通る．

2 ### 卵円孔【らんえんこう】　□□□　★
大脳側頭葉や視床下部が存在する中頭蓋窩の蝶形骨大翼基部（頭蓋底の中央部を占める）にある大きな卵形の孔のことで，ここを三叉神経第3枝である下顎神経と細い硬膜動脈が通る．

3 ### 蝶口蓋孔【ちょうこうがいこう】　□□□　★
口蓋骨が蝶形骨と連結することによってできる孔のことで，ここを蝶口蓋動脈や伴走する神経が通る．

4 ### 破裂孔【はれつこう】　□□□　★
中頭蓋窩（大脳側頭葉や視床下部が存在）の蝶形骨および側頭骨錐体部との間にある不規則な裂孔で，線維軟骨によって閉ざされる．

5 ### 棘孔【きょくこう】　□□□　★
大脳側頭葉や視床下部が存在する中頭蓋窩の蝶形骨大翼基部（頭蓋底の中央部を占める）にある小さな孔のことで，ここを中硬膜動脈と三叉神経第3枝である下顎神経硬膜枝が通る．

3. 運動学

関 節

運 動

外がえし【そとがえし】 □□□ （チェック欄） ★

足関節を含んだ足部の運動方向の名称で，具体的には足関節背屈に足部の回外と外転が複合した運動をいう．

構 造

1. **関節唇【かんせつしん】** □□□ ★

   関節窩の深さを補うことで関節の安定性を高めるはたらきをする線維性の軟骨のことで，肩甲上腕関節の肩甲骨関節窩の周囲，股関節の寛骨臼の周囲に認められる．

2. **関節軟骨【かんせつなんこつ】** □□□ ★★

   関節表面をおおう軟骨のことで，軟骨の種類としては硝子（ガラス）軟骨である．その表面は平滑で弾力性に富む．加齢に伴い厚さは減少する．

3. **関節窩【かんせつか】** □□□ ★

   関節を構成する両骨端のうち，凹面をなす部のこと（凸面をなす部は関節頭という）．

4. **関節円板【かんせつえんばん】** □□□ ★★

   関節包から発生し，関節腔を二分する線維軟骨性の軟骨板．関節運動の円滑化，関節の安定性向上，関節への衝撃吸収に働く．顎関節や胸鎖関節に存在する．

種 類

1. **蝶番関節【ちょうばんかんせつ】** □□□ ★★★

   ドアの蝶番のように屈伸の動きしかしない関節．腕尺関節や指のPIP関節，DIP関節など．

2. **車軸関節【しゃじくかんせつ】** □□□ ★★★

   車のタイヤが空回りする動きに似た動きをする関節．近位・遠位橈尺関節など．

3 楕円関節 / 顆状関節【だえんかんせつ / かじょうかんせつ】
□□□ (チェック欄) ★

球関節の変形したもので，関節頭が楕円状の球面，関節窩は楕円状のくぼみの形状をした関節．2軸性の運動ができる．橈骨手根関節など．

4 らせん関節【らせんかんせつ】 □□□ ★★

蝶番関節の変形した関節で，運動軸は骨の長軸に直交していないため，らせん様の運動をする．距腿関節など．

5 鞍関節【あんかんせつ】 □□□ ★★★

関節面の形状が馬にのせる鞍の形状に似ていることから命名された関節．2軸性の運動ができる．第1手根中手関節など．

6 平面関節【へいめんかんせつ】 □□□ ★★★

向かいあう関節面が双方ともほぼ平面をなす関節．下位頸椎の椎間関節や胸椎の椎間関節など．

頭 部

顎関節【がくかんせつ】 □□□ ★

俗にいう「あごの関節」のこと．下顎骨の後方の突起（関節頭）と側頭骨外耳孔の前方のくぼみ（関節窩）によってできる関節をいう．楕円関節に属し，関節円板が存在する．

脊 椎

1 環椎後頭関節【かんついこうとうかんせつ】 □□□ ★★

後頭骨の大後頭孔の両側に位置する後頭窩（関節頭）と環椎の上関節窩（関節窩）との間の関節．顆状関節に属し，屈伸と側屈ができる．

2 環軸関節（正中環軸関節，外側環軸関節）【かんじくかんせつ（せいちゅうかんじくかんせつ，がいそくかんじくかんせつ）】 □□□ ★★★

環椎と軸椎との間にできる関節を環軸関節という．正中環軸関節は環椎前弓の後面と歯突起の前面との間にできる関節で，主に回旋を担う車軸関節に属する．外側環軸関節は左右の環椎の下関節窩と軸椎の上関節突起面との間にできる関節で，平面関節に属する．

3 椎間関節【ついかんかんせつ】 □□□ (チェック欄) ★★
上に位置する椎骨の下関節突起面と，下に位置する椎骨の上関節突起面との間にできる関節で，この関節面の向きによって椎骨間の運動方向が決まる．

上 肢

1 胸鎖関節【きょうさかんせつ】 □□□ ★
鎖骨の中枢端(関節頭)と胸骨の胸骨柄(関節窩)との間にできる関節．関節面の形状からは鞍関節に属するが，関節円板があるため球関節の機能を有する．

2 肩甲上腕関節【けんこうじょうわんかんせつ】 □□□ ★
上腕骨頭(関節頭)と肩甲骨関節窩(関節窩)との間にできる関節．通常，肩関節というとこの関節をさす．典型的な球関節に属し，あらゆる方向に動き，可動範囲も大きい運動性に富んだ関節である．

3 肩鎖関節【けんさかんせつ】 □□□ ★
鎖骨の末梢端(関節頭)と肩甲骨の肩峰端(関節窩)との間にできる関節．平面関節に属し，不完全な関節円板をもつ．

4 肩関節【かたかんせつ】 □□□ ★
狭義には肩甲上腕関節をさすが，広義には肩甲上腕関節，肩甲胸郭関節，胸鎖関節，肩鎖関節，肋椎関節，胸椎の複合体をいう．

5 腕尺関節【わんしゃくかんせつ】 □□□ ★★★
上腕骨滑車(関節頭)と尺骨の滑車切痕(関節窩)との間にできる関節．蝶番関節に属し，屈伸運動ができる．

6 腕橈関節【わんとうかんせつ】 □□□ ★★
上腕骨小頭(関節頭)と橈骨頭の上面(関節窩)との間にできる関節．球関節に属し，あらゆる方向に動くが，実態は腕尺関節とともに肘関節の屈伸，橈尺関節とともに前腕の回内・回外運動に関与する．

7 上橈尺関節／近位橈尺関節【じょうとうしゃくかんせつ／きんいとうしゃくかんせつ】 □□□ ★
橈骨頭の環状面(関節頭)と尺骨の橈骨切痕(関節窩)との間にできる関節．車軸関節に属し，前腕の回内・回外運動に関与する．

関 節

8 **下橈尺関節【かとうしゃくかんせつ】** □□□ (チェック欄) ★★
　尺骨下端の尺骨頭(関節頭)と橈骨下端の尺骨切痕(関節窩)との間にできる関節．車軸関節に属し，上橈尺関節とともに前腕の回内・回外の運動に関与する．

9 **手根中手関節, 母指の手根中手関節【しゅこんちゅうしゅかんせつ, ぼしのしゅこんちゅうしゅかんせつ】** □□□ ★★
　遠位の手根骨と中手骨の中枢端との間にできる関節を手根中手関節という．母指の手根中手関節は鞍関節に属し，それ以外の手根中手関節は平面関節に属する．

10 **指節間関節 / IP 関節，近位指節間関節 / PIP 関節【しせつかんかんせつ / あいぴーかんせつ, きんいしせつかんかんせつ / ぴーあいぴーかんせつ】** □□□
　　★★
　指節間関節(IP 関節)のうち，基節骨と中節骨との間の関節を近位指節間関節(PIP 関節)といい，中節骨と末節骨との間の関節を遠位指節間関節(DIP 関節)という．いずれも蝶番関節に属し，屈伸運動に関与する．母指には中節骨がないため指節間関節は 1 つである．

下 肢

1 **脛骨大腿関節【けいこつだいたいかんせつ】** □□□ ★
　大腿膝蓋関節とともに膝関節を構成する．大腿骨内側および外側顆部の凸面(関節頭)と脛骨内側顆および外側顆の凹面(関節窩)との間にできる関節．蝶番関節の亜型であるらせん関節に属する．

2 **横足根関節 / ショパール Chopart 関節【おうそくこんかんせつ / しょぱーるかんせつ】** □□□ ★★
　外側の踵立方関節と内側の距舟関節からなる関節．横足根関節の運動は距舟関節が中心で，可動域は小さいものの，底・背屈，内・外転，外がえし，内がえしが可能である．Chopart 切断という名称があるように，外科的切断部位としての意義がある．

3 **距骨下関節 / 距踵関節【きょこつかかんせつ / きょしょうかんせつ】** □□□
　　★
　距骨と踵骨との間にできる関節．外転運動，内転運動，外がえし，内がえし運動が可能で，顆状関節に属する．外がえしは足部の背屈・回内・外転運動を，内がえしは足部の底屈・回外・内転運動をいう．

3. 運動学

4 距舟関節【きょしゅうかんせつ】 □□□ (チェック欄) ★
距骨と舟状骨との間にできる関節．横足根関節（ショパール関節）の内側部を形成する（横足根関節の外側部は踵骨と立方骨からなる踵立方関節で形成される）．

5 距腿関節【きょたいかんせつ】 □□□ ★★
下腿骨下部の脛腓天蓋（関節窩）と距骨滑車（関節頭）との間にできる関節で，らせん関節に属する．足関節の底屈・背屈が可能である．距骨滑車の幅は前方が後方に比べ5 mm広いため，底屈位では関節に遊び（関節面相互のゆるみ）があるが，背屈位では遊びがなくなる．

6 リスフラン関節／足根中足関節【りすふらんかんせつ／そくこんちゅうそくかんせつ】 □□□ ★
第1楔状骨-第1中足骨間，第2楔状骨-第2中足骨間，第3楔状骨-第3中足骨間，立方骨-第4・5中足骨間の関節の総称．リスフラン切断という名称があるように，外科的切断部位としての意義がある．

関節内運動

1 ころがり運動【ころがりうんどう】 □□□ ★★
床の上にあるタイヤを転がしたときのように，回転と同時に接点が進行方向に常に移動する運動．膝関節の運動では，伸展位から屈曲位10〜20°までは純粋にころがり運動のみとなる．

2 すべり運動【すべりうんどう】 □□□ ★
床の上にあるタイヤが，床との接点を移動させることなく，その場で空回りしたときのような運動．膝関節が伸展位から屈曲位に動くとき，ころがり運動に引き続き大腿顆部にすべりが起こる．屈曲90°以降では純粋なすべり運動のみとなる．

靱 帯

1 靱帯結合【じんたいけつごう】 □□□ ★★
靱帯や膜による骨同士の結合のことで，線維性連結に属する．具体的には項靱帯，前腕や下腿の骨間膜，脛腓関節がある．

靱帯 III

2 側副靱帯，内側側副靱帯，外側側副靱帯【そくふくじんたい，ないそくそくふくじんたい，がいそくそくふくじんたい】 □□□（チェック欄） ★★
関節の側方安定性を高める靱帯のこと．肘関節，指のMP・PIP・DIPの各関節，膝関節のおのおのの内側または外側に位置する．

下 肢

1 腸骨大腿靱帯／Y 靱帯【ちょうこつだいたいじんたい／わいじんたい】 □□□ ★★★
股関節の前面に位置し，人体においてもっとも強靱な靱帯．下前腸骨棘から扇状に広がり，転子間に付着する．上部・下部・中央部に分類され，その形がYの字に似ていることよりY 靱帯とも呼ばれる．股関節伸展でもっとも緊張し，股関節外転・内転・外旋で一部の線維が緊張する．

2 坐骨大腿靱帯【ざこつだいたいじんたい】 □□□ ★★
股関節後面に位置する靱帯．関節窩縁の坐骨部から起こり，輪帯および大転子内側に付着する．股関節伸展・外転（もっとも緊張する）・内旋で緊張する．

3 大腿骨頭靱帯【だいたいこっとうじんたい】 □□□ ★★
寛骨臼窩と大腿骨頭窩を結ぶ長さ約3 cmの強靱な靱帯で，45 kgの張力にも耐える．股関節内転時のみ緊張するが，骨頭の安定化にはほとんど関与しない．靱帯内を大腿骨頭への血液供給を行う大腿骨頭動脈が通っている．

4 三角靱帯【さんかくじんたい】 □□□ ★★
上方は足関節内果に付着し，下方は舟状骨の底側踵舟靱帯，踵骨の載距突起，距骨下関節の関節包と靱帯に近接した部位に扇状に付着する靱帯．載距突起に付着する部位が強靱である．足部の外反で緊張する．

上 肢

1 烏口肩峰靱帯【うこうけんぽうじんたい】 □□□ ★
烏口突起と肩峰との間にある靱帯．関節窩の上方にあり，上腕骨頭の上方移動を制限する．肩峰-烏口肩峰靱帯-烏口突起を烏口肩峰弓（Cアーチ）という．

2 烏口鎖骨靱帯（菱形靱帯，円錐靱帯）【うこうさこつじんたい（りょうけいじんたい，えんすいじんたい）】 □□□ ★★
烏口鎖骨靱帯は鎖骨外側1/3付近の下面と烏口突起との間にある靱帯で，前外側部の菱形靱帯と後内側部の円錐靱帯の総称．肩鎖関節の固定に関与する．

3. 運動学

3 烏口上腕靱帯【うこうじょうわんじんたい】 □□□ (チェック欄) ★★
烏口突起外側縁から起こり，関節包の上外側面を通って上腕骨大結節近傍に付着する靱帯．烏口肩峰弓下で関節の上方をおおっており，上腕骨の上方移動を制限し，また肩甲上腕関節の屈曲および伸展を制限している．

4 肩鎖靱帯【けんさじんたい】 □□□ ★★
肩鎖関節の関節包上面をおおう靱帯．肩鎖関節の安定性に関与する．

5 橈骨輪状靱帯【とうこつりんじょうじんたい】 □□□ ★
尺骨の橈骨切痕前縁から橈骨頭を輪状に取り巻き，切痕後縁に付着している靱帯．前腕の回内および回外運動をはじめとして，上橈尺関節の安定性に関与する．

脊柱

1 (脊椎)前縦靱帯【(せきつい)ぜんじゅうじんたい】 □□□ ★★
椎体と椎間板の前面を後頭骨頭蓋底から仙骨まで縦方向に走行する，人体でもっとも長い靱帯．腰椎では厚く，胸椎ではさらに厚い．脊柱伸展運動の制限因子となる．

2 (脊椎)後縦靱帯【(せきつい)こうじゅうじんたい】 □□□ ★★
椎体と椎間板後面を，後頭骨斜台から仙骨管内まで縦方向に走行する靱帯．強靱ではないものの，屈曲時の補助的な制限因子となる．腰椎下部では幅が狭くなり，その分下部腰椎の可動性はよくなる．

3 黄色靱帯【おうしょくじんたい】 □□□ ★★
上下に隣接する椎弓を連結している靱帯．厚く強靱ではあるが，弾力性があるため屈曲，側屈，回旋運動の制限はわずか．脊髄保護が主な役割である．

4 棘上靱帯【きょくじょうじんたい】 □□□ ★
棘突起の先端同士を連結している線維性靱帯．棘間靱帯とともに脊柱屈曲方向への強力な制限因子となる．この靱帯は頸部では項靱帯と呼ばれる．

5 棘間靱帯【きょくかんじんたい】 □□□ ★★
上に位置する椎骨の棘突起下縁と，下に位置する椎骨の棘突起上縁とを連結する靱帯．頸部から腰部に向かうにしたがって厚くなり，脊柱屈曲の制限因子となる．

6 環椎横靱帯【かんついおうじんたい】 □□□ (チェック欄) ★
環椎前弓の正中後面の歯突起窩と軸椎の歯突起前関節面との間にできる正中環軸関節において，歯突起を後方から歯突起窩に押しつけ安定化させる靱帯．

7 項靱帯【こうじんたい】 □□□ ★
後頭骨から第7頸椎棘突起までの正中矢状面上に位置する膜様の靱帯で，棘上靱帯が後方に発達したものとされる．頸椎前屈の強力な制限因子となる．

筋

咽頭後頭部

外側輪状披裂筋【がいそくりんじょうひれつきん】 □□□ 解生(植)
★

輪状軟骨に起始し，披裂軟骨に停止する平滑筋．迷走神経の枝である反回神経(下喉頭神経)に支配される．声門を強く閉じる作用がある．

顔 面

1 頭蓋表筋【とうがいひょうきん】 □□□ ★
頭部の浅頭筋のうち，前頭，後頭，側頭部にある筋の総称．皮筋(皮膚に付着する筋)である．後頭前頭筋と側頭頭頂筋で構成される．顔面神経に支配され，頭皮を持ち上げて眉を上げる作用がある．

2 表情筋【ひょうじょうきん】 □□□ ★
顔面部と頭頸部の一部にある皮筋の総称．すべて顔面神経に支配される．あらゆる表情をつくり，眼や鼻の開閉，飲む・食べる・吹く・しゃべるなどの運動にもかかわっている．

3 咀嚼筋【そしゃくきん】 □□□ ★★
深頭筋ともいう．咀嚼(食物をかむ)運動にかかわる筋の総称．三叉神経の枝である下顎神経に支配され，咬筋，側頭筋，外側翼突筋，内側翼突筋，顎二腹筋，オトガイ舌骨筋，顎舌骨筋，茎突舌骨筋からなる．

4 前頭筋【ぜんとうきん】 □□□ ★
頭蓋表筋(後頭前頭筋)に含まれる皮筋．顔面神経に支配され，眉弓を引き上げ前頭部にしわをつくる作用をもつ．

3. 運動学

5 側頭筋【そくとうきん】 □□□ (チェック欄)　解生(植)　★★★

咀嚼筋の1つで，三叉神経の枝である下顎神経に支配される．下顎骨を挙上させる（かむ動作），下顎を後退させる，歯ぎしりするなどの作用がある．

6 眼輪筋【がんりんきん】 □□□　★★

表情筋の1つ．浅頭筋のうち，眼裂周囲の眼瞼筋に含まれる筋である．顔面神経に支配され，上・下眼瞼（上下のまぶた）を閉じて閉眼させる作用がある．

7 眼瞼挙筋【がんけんきょきん】 □□□　★

眼球の後上方をうわまぶたに向かって走行する板状の筋．動眼神経に支配され，上眼瞼（上のまぶた）を持ち上げる作用がある．

8 鼻根筋【びこんきん】 □□□　★

表情筋の1つ．顔面神経に支配され，鼻梁（鼻すじ）の上の皮膚に横じわをつくったり，眉を下方に引き下げる作用がある．

9 鼻筋横部【びきんおうぶ】 □□□　★

表情筋の1つ．上顎骨より起始して鼻背に停止し，鼻孔（鼻のあな）を広げる鼻翼部とともに鼻筋を構成する．顔面神経に支配され，鼻孔圧迫筋とも呼ばれるように鼻孔を縮小させる作用がある．

10 大頬骨筋【だいきょうこつきん】 □□□　★★★

表情筋の1つで，頬骨より起始し，口角，上・下唇に停止する．顔面神経に支配され，にやっと笑うときなどに口角を外上方へ引き上げる作用がある．

11 頬筋【きょうきん】 □□□　解生(植)　★★★

表情筋の1つで，大頬骨筋と小頬骨筋よりなる．顔面神経に支配され，咀嚼時などに歯列に頬を押しあてる補助をする．また，風船をふくらませたりラッパを吹いたりするときのように空気を強く急に吹き出す運動に関与する．

12 皺眉筋【すうびきん】 □□□　★

表情筋の1つで，前頭骨より起始し，眉の皮下に停止する．顔面神経に支配され，眉を内下方に引き，眉間にしわを寄せる作用がある．

筋 115

13 外側翼突筋，内側翼突筋【がいそくよくとつきん，ないそくよくとつきん】
□□□（チェック欄）　解生(植)　★★★

咀嚼筋の1つで，下顎神経に支配される．外側翼突筋は上頭と下頭に分かれ，両頭の収縮により下顎骨が前下方に引かれて開口する．また，交互の収縮で下顎骨が左右に動く．内側翼突筋は食物をかみくだくために下顎骨を挙上させる作用がある．(p.29 咀嚼筋(咬筋，側頭筋，翼突筋)参照)

14 咬筋【こうきん】　□□□　★★

咀嚼筋の1つで，頬骨より起始し，下顎骨に停止する．下顎神経に支配され，歯を食いしばるときなどに下顎骨を挙上させる作用がある．(p.29 咀嚼筋(咬筋，側頭筋，翼突筋)参照)

15 口輪筋【こうりんきん】　□□□　★★★

表情筋の1つで，口唇の外周に位置する皮筋である．顔面神経に支配され，咀嚼する(物をかむ)ときや口笛を吹くときなどに，口をとがらせたり閉じたりする作用がある．

16 笑筋【しょうきん】　□□□　★★★

表情筋の1つで，顔面神経に支配される．意味ありげに笑うときにみられるように，口角を外方へ引き，頬にえくぼをつくる作用がある．

17 上唇挙筋【じょうしんきょきん】　□□□　★

表情筋の1つで，顔面神経に支配される．上唇鼻翼挙筋，小頬骨筋とともに，上唇と鼻翼を上方へ引き，鼻唇溝(ほうれい線)をつくる作用がある．

18 舌筋【ぜつきん】　□□□　★

舌自体の動きに関与する筋．起始停止が内部にあり舌の形状変化に関与する内舌筋(上縦舌筋，下縦舌筋など)と，起始が外部にあり舌の位置に関与する外舌筋(オトガイ舌筋，舌骨舌筋など)に分けられる．主に舌下神経に支配され，発声，咀嚼，嚥下などに作用する．

頸 部

1 顎舌骨筋【がくぜっこつきん】　□□□　★

舌骨下筋群の1つで，下顎骨の内側より起始し，舌骨体に停止する．下顎神経に支配され，舌骨を挙上する作用がある．

3. 運動学

2 オトガイ筋【おとがいきん】 □□□ (チェック欄) ★

表情筋の1つで，顔面神経に支配される．ふくれっ面をするときのように，下唇を下制しつき出す作用がある．オトガイとは下顎骨の下あごの先端部をいう．

3 顎二腹筋【がくにふくきん】 □□□　解生(植)　★★

舌骨上筋群の1つで，下顎骨の後面，乳様突起より起始し，中間腱に停止する．下顎神経に支配され，舌骨を挙上する作用をもつ．

4 広頸筋【こうけいきん】 □□□ ★★

表情筋の1つで，頸部の皮筋である．顔面神経に支配され，頸部にしわをつくり，口角を下方に引く作用をもつ．

5 斜角筋【しゃかくきん】 □□□　整形　★

斜角筋は前・中・後の3つに分けられる．前斜角筋はC3～6横突起から第1肋骨へ，中斜角筋はC2～7横突起から第1肋骨へ，後斜角筋はC5～7横突起から第2肋骨へ停止する．支配神経は頸腕神経叢で，一側が働くと同側への頸部の側屈に，両側が働くと吸気に作用する．

上肢

1 (肩関節の)屈曲，伸展，外転，内旋，外旋【(かたかんせつの)くっきょく，しんてん，がいてん，ないせん，がいせん】 □□□ ★

肩関節の運動における主動作筋を以下に示す．屈曲は三角筋(前部)，烏口腕筋による．伸展は広背筋，三角筋(後部)，大円筋による．外転は三角筋(中部)，棘上筋による．内旋は肩甲下筋，大胸筋，広背筋，大円筋による．外旋は棘下筋，小円筋による．

2 手内在筋【しゅないざいきん】 □□□　神経　★★

手部内に起始と停止をもつ筋のこと．具体的には，骨間筋，虫様筋，母指球筋群(短母指外転筋，母指内転筋，短母指屈筋，母指対立筋)，小指球筋群(小指外転筋，短小指屈筋，小指対立筋，短掌筋)をいう．外在筋(前腕など手部以外のところから起始する筋)と比較される．

体　幹

骨盤底筋群【こつばんていきんぐん】 □□□ (チェック欄)　解生(植)　★

骨盤下方に位置する筋群の総称．骨盤底は結合組織の膜で3つに区切られ，上層には骨盤隔膜内に肛門挙筋，尾骨筋，梨状筋が，中層には尿生殖隔膜内に浅・深会陰横筋が，下層には括約筋(球海綿体筋，坐骨海綿体筋，外肛門括約筋)と勃起筋がある．

末梢神経

頭　部

大後頭神経【だいこうとうしんけい】 □□□　解生(動)　★

第2頸髄神経(C2)の後肢のこと．混合性神経(感覚神経と運動神経が混ざっている神経)で，主として後頭部から頭頂の皮膚の知覚と，頭半棘筋・頭最長筋などの頭部深部筋の運動に関与する．

体　幹

肋間神経【ろっかんしんけい】 □□□　解生(動)　★

左右にある第1〜12胸髄神経の前肢(腹側枝ともいう)のこと．体幹の前壁・側壁の皮膚の知覚と，内・外肋間筋，肋下筋，胸横筋，外・内腹斜筋，腹横筋，腹直筋の運動に関与している．

上　肢

1 ### 胸背神経【きょうはいしんけい】 □□□　解生(動)　★

末梢性の運動神経．第6〜8頸髄神経より起こり，上神経幹・中神経幹・下神経幹の後部が吻合し，後神経束となって広背筋を支配する．

2 ### 肩甲上神経【けんこうじょうしんけい】 □□□　解生(動)　★★★

末梢性の運動神経．第4〜6頸髄神経より起こり，上神経幹となって棘上筋，棘下筋を支配する．

3 ### 肩甲下神経【けんこうかしんけい】 □□□　★

末梢性の運動神経．第5〜6頸髄神経より起こり，上神経幹・中神経幹・下神経幹の後部が吻合し，後神経束となって肩甲下筋，大円筋を支配する．

4 腋窩神経【えきかしんけい】 □□□ (チェック欄) ★★

末梢性の混合性神経．第5〜6頸髄神経より起こり，上神経幹・中神経幹・下神経幹の後部が吻合して後神経束となる．上腕の上外側から肩関節後方にかけた皮膚の知覚と，三角筋および小円筋の運動に関与する．

5 筋皮神経【きんぴしんけい】 □□□ 解生(動) ★★

末梢性の混合性神経．第5〜7頸髄神経より起こり，上神経幹前枝・中神経幹前枝が吻合して外側神経束となる．前腕外側の皮膚を知覚し，烏口腕筋，上腕二頭筋，上腕筋の運動に関与する．

6 正中神経【せいちゅうしんけい】 □□□ 解生(動) ★★

末梢性の混合性神経．第6頸髄神経〜第1胸髄神経より起こり，下神経幹より構成される内側神経束と外側神経束が吻合して，手掌面側では母指内側面〜第4指外側面，手背面では第2・3指の先端部を知覚し，ほとんどの前腕屈筋群の運動に関与する．

7 橈骨神経【とうこつしんけい】 □□□ 解生(動) ★★★

末梢性の混合性神経．第5頸髄神経〜第1胸椎神経より起こり，上神経幹・中神経幹・下神経幹の後部が吻合して後神経束となる．上腕外側部，橈側の前腕遠位部および手背側の皮膚を知覚し，上腕・前腕の伸筋の運動に関与する．

8 尺骨神経【しゃくこつしんけい】 □□□ 解生(動) ★★

末梢性の混合性神経．第8頸髄神経〜第1胸髄神経より起こり，下神経幹より構成される内側神経束となる．前腕遠位部の尺側と第4指の内側，および小指の皮膚を知覚し，前腕屈側の一部および小指球筋と中手筋の運動に関与する．

下 肢

1 陰部神経【いんぶしんけい】 □□□ 解生(植) ★★

仙骨神経叢に含まれる神経．第2〜4仙髄神経より起こり，会陰部の皮膚を知覚し，骨盤底筋群(肛門挙筋，尿道括約筋，外肛門括約筋など)や尾骨筋の運動に関与する．

2 大腿神経【だいたいしんけい】 □□□ (チェック欄) ★

末梢性の混合性神経．腰神経叢に含まれる．第2〜4腰髄神経より起こり，大腿前内側部から膝より下腿の内側部の皮膚を知覚し，腸骨筋，縫工筋，恥骨筋，大腿四頭筋の運動に関与する．

3 総腓骨神経，浅腓骨神経，深腓骨神経【そうひこつしんけい，せんひこつしんけい，しんひこつしんけい】 □□□ 解生(動) ★★

末梢性の混合性神経．総腓骨神経は坐骨神経に由来し，浅腓骨神経と深腓骨神経に分岐する．総腓骨神経は大腿二頭筋，深腓骨神経は前脛骨筋など足関節背屈筋群，浅腓骨神経は腓骨筋群を支配する．

4 外側足底神経【がいそくそくていしんけい】 □□□ 解生(動) ★

末梢性の混合性神経．第4腰髄神経〜第3仙髄神経より起こり，坐骨神経から脛骨神経を経由して外側足底神経となる．足部の外側の皮膚を知覚し，母趾内転筋，小趾外転筋，骨間筋，足底方形筋などの運動に関与する．

筋収縮

種類

1 等尺性収縮／静止性収縮【とうしゃくせいしゅうしゅく，せいしせいしゅうしゅく】 □□□ 解生(植) ★★

筋が収縮しているにもかかわらず，筋の長さに変化のない収縮のこと．生体内においては筋収縮による関節モーメントと外力(反作用)による反対方向への関節モーメントとがつり合っているときの筋収縮の様態のこと．

2 相動性収縮【そうどうせいしゅうしゅく】 □□□ ★

関節の屈伸運動をすばやく繰り返すときなどの筋収縮の様態のこと．等張性収縮と同じ意味で用いることもある．

3 求心性収縮【きゅうしんせいしゅうしゅく】 □□□ ★

筋の起始と停止を近づけるようにする収縮のこと．具体的には，筋が抵抗(自重や負荷，拮抗筋の収縮など)に打ち勝っているときの収縮様態である．求心は「(中)心を求める」，つまり筋の端である起始と停止部が，心である筋腹に向かうということ．

120　3. 運動学

4　遠心性収縮【えんしんせいしゅうしゅく】　□□□（チェック欄）　★★

筋の起始と停止を遠ざけるようにする収縮のこと．具体的には，筋が抵抗（自重や負荷，拮抗筋の収縮など）に負けているときの収縮様態である．遠心は「（中）心から遠ざかる」，つまり筋の端である起始と停止部が，心である筋腹から遠ざかるということ．

5　静止長で求心性収縮【せいしちょうできゅうしんせいしゅうしゅく】　□□□　★

筋の長さが静止長（骨からはがした状態での筋の長さ）のときの求心性収縮のこと．腕相撲にたとえると，両者の力が拮抗している状態からやや優勢になったときの筋収縮様態．

6　静止長で等尺性収縮【せいしちょうでとうしゃくせいしゅうしゅく】　□□□　★

筋の長さが静止長（骨からはがした状態での筋の長さ）のときの等尺性収縮のこと．腕相撲にたとえると，両者の力が拮抗して筋の全長（筋長）に変化のないときの筋収縮様態．

7　短縮位で求心性収縮【たんしゅくいできゅうしんせいしゅうしゅく】　□□□　★

筋の起始と停止が近づいた状態（＝短縮位）での求心性収縮のこと．腕相撲にたとえると，筋が負荷に打ち勝つだけの張力を発生し，短縮している状態．勝ちに近づいているときの筋収縮様態．

8　短縮位で遠心性収縮【たんしゅくいでえんしんせいしゅうしゅく】　□□□　★

筋の起始と停止が近づいた状態（＝短縮位）での遠心性収縮のこと．腕相撲にたとえると，一度は筋が求心性収縮（短縮位となる）して抵抗に打ち勝つだけの張力を発生したが，その後やや押し戻されて必死で抵抗しているときの筋収縮様態．

9　伸張位で等尺性収縮【しんちょういでとうしゃくせいしゅうしゅく】　□□□　★

筋の起始と停止が離れた状態（＝伸張位）での等尺性収縮のこと．腕相撲にたとえると，負けそうになりながらもどうにか最後のところで踏ん張っているときの筋収縮様態．

作　用

筋の反作用 / リバースアクション【きんのはんさよう / りばーすあくしょん】
□□□（チェック欄） ★

通常，筋の(正)作用は筋の停止部(末梢部)が起始部(中枢部)に近づく運動であると説明される．したがって筋の反作用とは起始部が停止部に近づく運動のことをいう．具体的には，懸垂運動における肘伸展位から肘屈曲位までの運動で，上腕骨が前腕骨に近寄っていく場合などがある．

筋張力

1　静止張力【せいしちょうりょく】 □□□　★★

弛緩した筋を外部から引っ張るとゴムひもを引き伸ばしたときのように張力が発生するが，この張力を静止張力という．これは筋の結合組織などの弾性によるもので，支配神経の興奮による筋収縮力(筋張力)の発生のしくみとは無関係である．

2　活動張力【かつどうちょうりょく】 □□□　★

支配神経の興奮により生じる筋収縮により得られた筋張力のこと．筋の張力(収縮力)を全張力といい，これは活動張力と静止張力の和となる．実験的には全張力から静止張力を引くことで活動張力を求める．

体表解剖

1　手の休息肢位【てのきゅうそくしい】 □□□　★

睡眠時や麻酔下でみられる手の肢位．具体的には，手関節軽度掌屈位，母指は軽度外転屈曲位で第2指の指先側面に対立し，第2～5指は軽度屈曲位で各指の長軸の延長線は舟状骨に集まる．

2　(足の)アーチ(横アーチ，外側縦アーチ，内側縦アーチ)【(あしの)あーち(よこあーち，がいそくたてあーち，ないそくたてあーち)】 □□□　★★★

足部骨格の全体の配列は，矢状面からみても前額面からみても上方に凸の弯曲を示し，その弯曲をアーチという．合理的な荷重支持に役立ち，アーチの形成により足底にかかる体重は分散され床に伝わる．

3. 運動学

3 腸骨翼【ちょうこつよく】 □□□ (チェック欄) ★
寛骨の一部である腸骨体から上方へ広がる椀状の扁平な部分のこと．アーチ状の上縁は肥厚しており，腸骨稜と呼ばれる．

4 仙骨岬角【せんこつこうかく】 □□□ ★
楕円形をした仙骨の上面（第1仙椎の椎体上面にあたる）を仙骨底といい，その前縁の前方に張り出した角のことを仙骨岬角いう．

5 恥骨下角【ちこつかかく】 □□□ ★
左右の恥骨枝間の角度．女性ではこの値が90〜110°を示し，男性では70°くらいの鋭角となる．女性の場合の恥骨下角は恥骨弓と呼ばれる．

6 骨盤下口【こつばんかこう】 □□□ ★
骨盤は上方の大骨盤と下方の小骨盤に区分されるが，小骨盤の開口部のこと．骨盤を上方からみると，骨盤下口の形状はミッキーマウスの顔の正面像に似ている（骨盤上口の形状は女性では円に近い楕円形，男性では花瓶状）．骨盤下口は女性の方が大きい．

7 ローザー・ネラトン線【ろーざー・ねらとんせん】 □□□ ★
上前腸骨棘と坐骨結節を結んだ線．股関節45°屈曲位にすると，この線上に大転子が位置する．

8 スカルパ三角/大腿三角【すかるぱさんかく／だいたいさんかく】 □□□ ★
鼠径靱帯，長内転筋外側縁，縫工筋内側縁に囲まれた三角形の領域のこと．この領域内を大腿動静脈と大腿神経が走行する．

9 ヒューター三角【ひゅーたーさんかく】 □□□ ★
上腕骨の内側上顆と外側上顆および肘頭先端の3点を線で結んだとき，肘関節90°屈曲位では肘頭先端を頂点とする逆向きの二等辺三角形が形成され，この三角形のことをヒューター三角という．肘完全伸展時にはこの線は一直線となるが，その線をヒューター線という．

10 運搬角 / 肘角【うんぱんかく / ちゅうかく】 □□□ (チェック欄) ★★★
肘関節を完全伸展し，かつ前腕回外位にすると，通常，上腕部長軸に対し前腕部長軸はやや外方(橈側または親指側)に偏位している．このときの外側の角度のこと．個人差は大きいが通常 160 ～ 170°の角度をなす．

足部変形

凹足【おうそく】 □□□ ★
足部の変形の1つで，足の縦アーチの弯曲の程度が強くなった甲高の状態．前足部と踵に荷重がかかるため，この部位に痛みが出やすい．足根骨の変形のほか，神経変性疾患や筋ジストロフィー症でも観察される．(p.165 凹足参照)

中殿筋麻痺

トレンデレンブルグ Trendelenburg 徴候【とれんでれんぶるぐちょうこう】
□□□ ★
片足立ちをしたときに遊脚側に骨盤が下降する現象．直接的な原因として，立脚側の中殿筋をはじめとする股外転筋群の筋力出力低下が考えられる．間接的な原因には内反股変形や大腿骨頸部の短縮が挙げられる．

歩行分析

1 床反力【ゆかはんりょく】 □□□ ★
足部に荷重をかけると床(地面)から反作用の力を足底に受けるが，この力のこと．

2 2峰性【にほうせい】 □□□ ★
正常歩行時の時間の経過からみた床反力の垂直分力の値の変化を観察すると，立脚初期と立脚後期に大きな値が現れるが，このように2つの峰(ピーク)があることを2峰性という．

3 重複歩【じゅうふくほ】 □□□ ★
歩行時に，一側の踵が接地してから，再び同側の踵が接地するまでの動作のこと．この動作は歩行周期として説明される場合もある．

4 歩行率／ケイデンス【ほこうりつ／けいでんす】 □□□ (チェック欄) 発達 ★★★

単位時間当たりの歩数．1分間当たりの歩数をいう場合が多い．身長（下肢長），年齢，性別により異なる．自然歩行では成人男子で110歩／分，女子で116歩／分とされる．

5 両脚支持期／二重支持期【りょうきゃくしじき／にじゅうしじき】 □□□ 発達 ★

同時定着時期ともいう．歩行時において，両側の足底部が一部でも床あるいは地面について体重を支持している時期．自然歩行での1歩行周期に10%ずつ2回現れる．歩行速度を増すにつれこの両脚支持期は減少し，0になった瞬間から走行となる．

6 足圧中心【そくあつちゅうしん】 □□□ ★

足部に荷重をかけたときに足底に受ける床（地面）からの反作用の力を床反力というが，その基点のこと．歩行時の足圧中心の軌跡は踵より母趾へと通過する．

7 中枢パターン発生器【ちゅうすうぱたーんはっせいき】 □□□ ★

中枢パターン発生器（CPG：Central Pattern Generator）は，脊髄より上位の中枢神経や末梢感覚器からの入力がなくても，リズミカルな屈伸運動など周期的な運動出力をつくり出す脊髄神経回路と定義される．歩行のCPGは第2腰椎レベルにある．

4 人間発達学

原始反射

1 ガラント反射【がらんとはんしゃ】 □□□ (チェック欄) ★★
乳児をうつぶせの状態で抱き，胸椎下部から腸骨稜までの一側の脊柱の脇を爪や先のとがった器具でこすると，刺激した側に脊柱が屈曲する．この反応をガラント反射という．生後2ヵ月までみられる原始反射である．

2 モロー反射【もろーはんしゃ】 □□□ ★★
あおむけの状態の乳児の顔を正面に向けたまま，頭部を少し持ち上げたところから急に落下させると，上肢を外側に開いた後に，何かに抱きつくように胸の前で上肢を交叉する．この反応をモロー反射という．生後4～6ヵ月までみられる原始反射である．

3 口唇反射【こうしんはんしゃ】 □□□ ★
乳児の口唇中央部や口角付近を軽く指でつつくように刺激すると，刺激した方向に頭部を回旋させ指にしゃぶりつこうとする．この反応を口唇反射という．母親の乳首を探索してくわえる反応であり，生後5～6ヵ月までみられる原始反射である．

4 自動歩行【じどうほこう】 □□□ ★
乳児のわきの下を支えて立位にし，足底を床に接地させて身体を前方に傾けると，歩くときのように下肢を交互に踏み出す．この反応を自動歩行という．生後2ヵ月までみられる原始反射である．

5 (手の)把握反射【(手の)はあくはんしゃ】 □□□ ★★
検者の人差し指を乳児の手のひらの小指側から入れて手掌面を軽く押すと，検者の指をしっかりと握りしめる．この反応を(手の)把握反射という．生後4～6ヵ月までみられる原始反射である．

4. 人間発達学

6 バビンスキー Babinski 反射【ばびんすきーはんしゃ】 ☐☐☐ (チェック欄) ★

先のとがった鍵や爪などで乳児の足底の外側を踵から足先へ向けてゆっくりとこすると，母趾が背屈する．この反応をバビンスキー反射という．脊髄レベルの反射で，生後18ヵ月までみられる原始反射である．この反射は錐体路障害があると出現する病的反射の代表的なものでもある．

姿勢反射

1 パラシュート反応（反射）/ 保護伸展反応【ぱらしゅーとはんのう（はんしゃ）/ ほごしんてんはんのう】 ☐☐☐ ★★

乳児のわきを支えて空中に垂直位に保持し，その後に急激に頭部を下に向けるように操作すると，頭部を守るように両腕，両手を伸ばす．この反応をパラシュート反応（保護伸展反応）という．中脳レベルの反射で，生後6ヵ月からみられ生涯持続する．その他に側方・後方保護伸展反応がある．

2 ホッピング反射【ほっぴんぐはんしゃ】 ☐☐☐ ★

幼児のわきをもって立位に保持し，前後左右に大きく揺すると，左右方向では倒そうとした側とは反対の下肢を交叉させて体重を支えようとし，前後方向ではいずれかの下肢を出して体重を支えようとする．この反応をホッピング反射という．大脳皮質レベルの反射で，生後約15～18ヵ月からみられ生涯持続する．

3 ランドウ反射【らんどうはんしゃ】 ☐☐☐ ★

乳児をうつぶせにし，胸部を検者の手で支えて空中に保持したとき，自動ないしは他動的に頭部を挙上させると体幹および下肢が屈曲する．この反応をランドウ反射という．中脳・視床レベルの反射で，生後6ヵ月ごろから2歳半ごろまでみられる．

4 対称性緊張性頸反射【たいしょうせいきんちょうせいけいはんしゃ】 ☐☐☐ ★

乳児をうつぶせにし，胸部を検者の手で支えて空中に保持したとき，頭部を屈曲させると上肢は屈曲，下肢は伸展し，また頭部を伸展させると上肢は伸展，下肢は屈曲する．この反応を対称性緊張性頸反射という．延髄が反射中枢であり，生後6ヵ月までみられる．

発達検査

5　非対称性緊張性頸反射【ひたいしょうせいきんちょうせいけいはんしゃ】
□□□（チェック欄）　★

乳児を頭部中間位のあおむけにし，頭部を他動的に回旋させると，顔を向けた側の上下肢は伸展し，反対側の上下肢は屈曲してフェンシングのような姿勢をとる．この反応を非対称性緊張性頸反射という．延髄が反射中枢であり，生後4ヵ月までみられる．

6　陽性支持反応【ようせいしじはんのう】　□□□　★

乳児のわきを支えて空中で垂直位に保持し，その後に一側の足底を床に接地させると，下肢全体が突っ張って体重を支える．この反応を陽性支持反応という．脊髄レベルの反射であり，生後3〜8ヵ月までみられる．

脊髄反射

1　交叉性伸展反射【こうさせいしんてんはんしゃ】　□□□　★

乳児を頭部中間位のあおむけにし，一側下肢を伸展位にして足底に圧刺激を加えると，刺激された下肢は屈曲し，反対側の下肢は屈曲した後に伸展する．この反応を交叉性伸展反射という．生後2ヵ月までみられる．

2　逃避反射【とうひはんしゃ】　□□□　★

乳児を頭部中間位のあおむけにして両下肢をリラックスした伸展位にし，一側下肢の足底を爪などで刺激すると，刺激された側の下肢が屈曲する．また，刺激が強ければ両下肢が屈曲する．この反応を逃避反射という．生後1〜2ヵ月までみられる．

発達検査

1　遠城寺式乳幼児分析的発達検査【えんじょうじしきにゅうようじぶんせきてきはったつけんさ】　□□□　心理　★

1958年に九州大学の遠城寺宗徳教授が開発した，0〜4歳7ヵ月までの乳幼児を対象に，運動および知的発達レベルを調べる検査．検査は「移動運動」「手の運動」「基本的習慣」「対人関係」「発語」「言語理解」の6領域．発達の不均衡を評価し，発達の特徴を把握する．

2 (改訂日本版)デンバー式発達スクリーニング検査(DDST)【(かいていにほんばん)でんばーしきはったつすくりーにんぐけんさ(でぃーでぃーえすてぃー)】

□□□(チェック欄)　**精神**　★★

生後 16 日から 6 歳までの発達遅滞やその疑いがある乳幼児を早期に発見するために開発された検査法．検査は「個人-社会」，「微細運動-適応」，「言語」，「粗大運動」の 4 領域，104 項目について調べ，点数ではなく，異常，疑問，不能，正常で評価する．

新生児

新生児【しんせいじ】　□□□　★

世界保健機関(WHO)の定義では，出生から 4 週間まで(生後 0〜27 日)の児をいう．子宮内という水中から子宮外という大気中・重力場での生活となり，生理的適応期間として重要な時期とされる．生後 1 週間を早期新生児期，以後 4 週間までを後期新生児期に区別している．

5 病理学

病因

1 原疾患【げんしっかん】 □□□（チェック欄） ★
もともとある疾患のこと．たとえば，糖尿病の患者が腎障害を起こした場合の原疾患は糖尿病ということになる．

2 原発性【げんぱつせい】 □□□ ★
その疾患自体が原因となるもの．「続発性」や「二次性」などと対比して用いられ，具体的には原発性肝癌や原発性脳腫瘍がある．

3 (脳)器質性障害／器質的病変【(のう)きしつせいしょうがい／きしつてきびょうへん】 □□□ 心理 ★
脳そのものの疾患などで何らかの変化が起き，それによって引き起こされる精神障害のこと．原因となる脳の疾患は髄膜炎，脳炎，脳梗塞，脳出血など．頭痛，発熱，食欲不振，ふるえ，痙攣などの症状が起こる．

4 常染色体優性遺伝【じょうせんしょくたいゆうせいいでん】 □□□ 神経 ★

染色体（遺伝子情報をもっている）には常染色体と性染色体がある．そのうちの常染色体上に存在する遺伝子に異常があれば発症する．両親の片方が常染色体に疾患の遺伝子をもっている場合，もう片方の正常な遺伝子よりも疾患の遺伝子が優先的に遺伝することを常染色体優性遺伝という．

5 塞栓（脂肪塞栓，空気塞栓）【そくせん（しぼうそくせん，くうきそくせん）】 □□□ 整形 ★★★
塞栓とは，血栓（血の塊）や脂肪の塊が血管やリンパ管をふさぐことをいう．脂肪塞栓は，脂肪が血管内に入り血管が詰まること．空気塞栓は，空気が血管内に入り血管が詰まること．

6 血栓【けっせん】 □□□ ★★
血管の中にできる血液の塊．

5. 病理学

7 心内血栓【しんないけっせん】 □□□ (チェック欄) ★
心房腔内にできた血の塊(かたまり). 僧帽弁狭窄症(そうぼうべんきょうさくしょう)などで左心房内に血栓ができることがある.

8 静脈血栓(症)【じょうみゃくけっせん】 □□□ ★
静脈還流(静脈血の流れ)が悪くなることなどが原因で, 静脈血管内に血液の塊(かたまり)ができること. (p.220 血栓性静脈炎 / (深部)静脈血栓症参照)

9 梗塞【こうそく】 □□□ ★
脳梗塞や心筋梗塞にみられるように, 終動脈や終静脈(毛細血管と交わりがない, そこで終わりの血管)が閉塞することで, その血管の支配領域に血液が流れにくくなり, 酸素や栄養が届かず酸欠に陥った部分が壊死する限局性壊死の状態.

10 尿酸, 尿酸塩結晶【にょうさん, にょうさんえんけっしょう】 □□□ ★★
尿酸はプリン体(細胞の核酸を構成する成分)が分解してできた老廃物で, 正常では尿中に排出される. 尿酸塩結晶は血液中の余分な尿酸がナトリウムと結合してできた結晶.

11 ジストロフィン蛋白【じすとろふぃんたんぱく】 □□□ ★
筋細胞の細胞膜は外側を基底膜, 内側を細胞骨格によりはさまれている. この筋細胞膜を筋細胞につなぎとめるものがジストロフィン蛋白で, 細胞骨格の形成・支持・安定に重要な役割をもつ.

12 ピロリン酸カルシウム【ぴろりんさんかるしうむ】 □□□ ★
肝細胞や軟骨細胞などから合成されるピロリン酸の濃度が上がり, 軟骨内部でカルシウムと結合してできる物質. 高齢になると関節軟骨に出て, さらに結晶化が進むと関節痛(＝偽痛風(ぎつうふう))を生じる.

13 アミロイド, アミロイドーシス【あみろいど, あみろいどーしす】 □□□ ★★
アミロイドは線維状の異常な蛋白質のこと. アミロイドーシスはこの異常な蛋白質が細胞や組織間にたまり, その結果, 臓器の障害を起こす疾患の総称.

退行性変化

炎症

1 **炎症【えんしょう】** □□□（チェック欄） ★
　一般に身体が外的障害（外傷，熱傷，細菌・ウイルスの侵入など）に対して自分の体を守ろうとして起こる免疫反応によって生じる徴候．主な徴候として発赤，疼痛，熱感，腫脹があり，これに機能障害を含める場合もある．

2 **滲出【しんしゅつ】** □□□ ★
　炎症により血管壁や組織の性質が変化して，血液や組織液が血管の外へ流れ出ること．

3 **透過性【とうかせい】** □□□ ★★
　気体，液体，溶質，イオンなどが細胞の皮膜を通り抜ける性質のこと．

4 **急性炎，慢性炎【きゅうせいえん，まんせいえん】** □□□ ★
　急性炎とは3〜7日以内で起こり消失する炎症のこと．白血球やマクロファージが出現し血管反応や滲出が起こるが，痕を残さず元の構造に戻る．
　慢性炎とは1週間以上続いて回復が長引く炎症のこと．リンパ球，形質細胞の出現が多くなり肉芽をつくるため，回復が長引き痕が残ることも多い．

5 **起炎体【きえんたい】** □□□ ★
　炎症を起こす原因のこと．具体的には，物理的・化学的刺激，感染性要因，アレルギーなどがある．

退行性変化

1 **変性【へんせい】** □□□ ★★
　性質が変化すること．医学的には「退行性病変」のことで，正常な細胞や組織に正常ではないものが沈着したり増殖したりして異常になること．

2 **ワーラーWaller変性【わーらーへんせい】** □□□ 整形 ★★
　順行性変性ともいう．神経細胞から出ている神経線維が切断されたときに，神経細胞体からみて遠位の断裂した先端が萎縮して変化し，崩壊して消失すること．

5. 病理学

3 逆行性変性【ぎゃっこうせいへんせい】 □□□ (チェック欄) ★
神経線維が切断されたときには一般的に切断された部位から末梢側に変性が起こる(順行性変性という)が，それとは逆に細胞体がある中枢側にも変性が起こることがあり，それを逆行性変性という．

4 筋原性変化【きんげんせいへんか】 □□□ ★
筋そのものが原因となって起こる筋の病的な変化(萎縮や筋力低下など)のこと．

5 退行性変化【たいこうせいへんか】 □□□ 整形 ★★
細胞が何らかの障害を受けることにより，そのはたらきが悪くなり，細胞の変性(形，数，容積などの変化)が起こること．

6 廃用【はいよう】 □□□ ★
安静状態が長期にわたって続くことによって起こる，さまざまな心身の機能低下．（p.295 廃用 / 廃用症候群参照）

7 脱髄【だつずい】 □□□ 神経 ★★
神経線維は中心部を走る軸索とその外側をかこむ髄鞘からなるが，この髄鞘部分が何らかの原因によって壊され，脱落して消失すること．

8 壊死【えし】 □□□ ★★
何らかの原因で体の中の組織や細胞などの一部が死ぬこと．

9 骨壊死【こつえし】 □□□ 整形・リハ ★★
何らかの原因で骨組織が破壊されて骨が死ぬこと．

10 阻血性骨壊死【そけつせいこつえし】 □□□ 整形 ★
何らかの原因で骨組織に栄養を送り込む動脈の血流が止まり，骨組織が死ぬこと．

11 特発性骨壊死【とくはつせいこつえし】 □□□ ★
特発性とは原因不明である(原因が今ひとつはっきりしない)ことを意味する．特発性骨壊死とは，原因不明に急に骨組織が死ぬこと．

退行性変化

12 **無腐性骨壊死【むふせいこつえし】** □□□ (チェック欄)　整形　★★
骨折により血管が傷ついたりするなど，何らかの理由で血液の流れに障害が起こって骨へ栄養が届かなくなり，骨組織が死ぬこと．大腿骨に生じることが多い．

13 **線維素性壊死【せんいそせいえし】** □□□　神経　★★
線維素とはフィブリン(血中に存在する血液凝固にかかわる蛋白質)のこと．線維素性壊死とは，体液中の線維素が全身のあらゆる粘膜部分(とくに咽頭，喉頭，気管支，腸管などが多い)の組織に出てきて粘膜上皮に炎症を起こし，最終的に粘膜上皮が死ぬこと．

14 **壊疽【えそ】** □□□　内科　★
死んだ組織が腐り，組織が黒色や緑色に変色，萎縮して悪臭がするもの．

15 **潰瘍【かいよう】** □□□　整形　★
皮膚や粘膜，そのほかの組織の上皮が病的に崩れてできた傷．上皮組織の下の組織まで崩れている傷のこと．

16 **褥瘡【じょくそう】** □□□　★★
寝たきりなどで長い時間，体の同じ部分が圧迫されたときに，皮膚への血流が障害されてその組織部分が死ぬこと．またそのときの傷のこと．一般には「床ずれ」という．

17 **アポトーシス【あぽとーしす】** □□□　★
身体をよい状態に保つために，もともと決まった時期や場所で計画的に細胞がみずから死ぬこと．プログラムされた正常な細胞死である．

18 **DNAの断片化【でぃーえぬえーのだんぺんか】** □□□　★
アポトーシスが起こる過程の中での変化で，DNAが短い単位に切断されること．

19 **萎縮【いしゅく】** □□□　整形　★★
正常な量に発達した体や臓器，細胞の量が減少した状態．しぼんで縮むことでその組織は機能しなくなる．

進行性変化

1 **増殖【ぞうしょく】** □□□ (チェック欄)　★
個体の数が増えること，分裂して細胞が増えること．

2 **瘢痕拘縮【はんこんこうしゅく】** □□□　整形　★
拘縮は，関節包以外の軟部組織が原因で起こる関節可動域制限のこと．瘢痕は，壊死によって生じた組織の欠落部位に肉芽ができて，そこが硬い傷跡になること．瘢痕拘縮は，瘢痕が原因で関節が拘縮を起こすこと．

3 **骨性強直【こつせいきょうちょく】** □□□　整形　★
相対する関節面が一部あるいは全部骨組織で連結され，関節の動きがまったくなくなった状態．

4 **拘縮【こうしゅく】** □□□　整形　★
皮膚や筋，靱帯などの関節のまわりの組織（関節包の外の軟部組織）が縮むことで関節の動きが制限された状態．

5 **角化細胞【かくかさいぼう】** □□□　★
皮膚の表面で，いちばん外側にある表皮という組織にある細胞．表皮のもっとも奥の部分で分裂し徐々に皮膚の表面へ移動しきて最後に垢となる．

6 **線維芽細胞【せんいがさいぼう】** □□□　★
身体組織中で結合組織の細胞間に散らばって存在する細胞．組織が炎症や損傷を受けて壊れると，線維芽細胞がコラーゲン（線維状の蛋白質）を分泌して損傷された組織を元に戻そうとする．

7 **肉芽【にくが / にくげ】** □□□　★
壊れた組織部分を修復する過程で出てくる細胞組織．盛んに増殖して盛り上がる，やわらかい血管に富んだ若い結合組織．壊死を吸収し欠損部を埋め線維化を起こす．

8 **ラングハンス Langhans 巨細胞【らんぐはんすきょさいぼう】** □□□　★
マクロファージ（体内に細菌やウイルスが入ったとき，それを貪食する役割をもつ免疫細胞）が集合して固まった細胞．結核性肉芽腫のときによくみられる．

進行性変化

9 **類上皮細胞【るいじょうひさいぼう】** □□□ (チェック欄) 内科 ★
上皮細胞に似ている活性化したマクロファージのこと．マクロファージが分解できなかった異物を取り囲むように変化した細胞．

10 **肥大【ひだい】** □□□ ★
細胞の数は変わらないが細胞そのものが大きくなり，その結果，組織や器官が大きくなる状態．

11 **過形成【かけいせい】** □□□ ★
過剰な細胞分裂によって組織が大きくなること．

12 **再生【さいせい】** □□□ ★
傷ついた組織や器官が残った細胞などの増殖によって再び生まれること．元の状態に戻ること．

造 骨

1 **仮骨【かこつ】** □□□ 整形 ★
骨折や骨の一部が欠けてなくなった部分に新しくできる不完全な骨組織のこと．

2 **骨造形／骨のモデリング【こつぞうけい／こつのもでりんぐ】**
□□□ 整形 ★
成長期に骨が大きくなったり成長期後に形が修正されるといった骨を形づくる機能のこと．

3 **骨改変／骨のリモデリング【こつかいへん／こつのりもでりんぐ】**
□□□ 整形 ★
成長期後の骨の代謝（別の物に変わる）機能のこと．①破骨細胞（骨を壊す細胞）による吸収と，②骨芽細胞（骨になる細胞）による形成が行われる．

4 **破骨細胞【はこつさいぼう】** □□□ 整形 ★
骨組織を溶かす細胞．骨質を溶かす酵素を放出したり，骨と接するところを酸性にしたりして骨を溶かしている．多核細胞である．

5 **骨芽細胞【こつがさいぼう】** □□□ ★
骨になる細胞．硬い組織になるアパタイトをため込み骨をつくる．(p.100 骨芽細胞参照)

6 類骨【るいこつ】 □□□ (チェック欄) ★
骨をつくっている組織の1つ．骨にカルシウムがたまって硬くなった部分(石灰化)と骨芽細胞(骨になる細胞)の間にある，石灰化されていない薄い層のこと．(p.101 類骨参照)

色素沈着

1 メラノサイト／メラニン細胞【めらのさいと／めらにんさいぼう】 □□□ ★

メラニンをつくる細胞．メラニンはこげ茶色か黒色の色素で，紫外線から細胞を守る役割をもつ．

2 色素上皮【しきそじょうひ】 □□□ ★
色素を含んでいる上皮細胞(細胞の外面をおおうものをつくる細胞)の総称．

3 色素沈着【しきそちんちゃく】 □□□ ★
メラニン色素が肌の一部分に過剰に蓄積して肌表面が黒ずんでみえること．

循環障害

1 うっ血【うっけつ】 □□□ ★★
さまざまな原因により静脈血の流れが障害され，臓器組織内の静脈血や毛細血管内の血液が局所にとどまること．

2 充血【じゅうけつ】 □□□ ★
さまざまな原因により動脈の血管が開いた状態となり，動脈血が一部の組織に多量にとどまること．

3 浮腫【ふしゅ】 □□□ ★
細胞組織に存在する液体と血液の圧力バランスが崩れ，細胞組織に水分がたまって腫れる(むくむ)こと．

4 出血性素因【しゅっけつせいそいん】 □□□ ★
出血を起こしやすく止血が難しい状態のこと．

形成異常 **137**

5 **血管透過性亢進【けっかんとうかせいこうしん】** □□□ (チェック欄) ★
正常な状態では毛細血管の壁を通過しないような大きな蛋白質分子が，疾患のために毛細血管壁にある孔が大きくなったことで，組織(血管外)へたくさん漏れ出してしまうこと．それに伴って体液も血管外で出てしまう．

6 **血液凝固障害【けつえきぎょうこしょうがい】** □□□ ★
さまざまな原因により，血液を固めるはたらきが障害されること．

7 **狭窄【きょうさく】** □□□ ★
血管，器官，食道などの内腔(ないくう)が狭くなること．血液や飲食物の通過(つうか)障害や停滞(ていたい)(とどまって動かないこと)が起こる．

8 **動脈硬化(症)，アテローム硬化／粥状硬化【どうみゃくこうか(しょう)，あてろーむこうか／じゅくじょうこうか】** □□□ 内科・神経 ★★★
動脈硬化とは動脈壁の内側にコレステロールや中性脂肪などがたまった結果，血管壁の弾力性や柔軟性を失った状態．アテローム硬化とは動脈血管壁内に粥腫(じゅくしゅ)(コレステロール，脂肪，マクロファージが沈着して固まったもの)ができた結果，血管壁が内側に盛り上がり血管内腔が狭くなる，あるいはふさがる状態のこと．(p.179 アテローム硬化／粥状硬化参照)

9 **静脈瘤【じょうみゃくりゅう】** □□□ ★
静脈血管が部分的にこぶのように異常に拡張(かくちょう)したもの．

10 **貧血【ひんけつ】** □□□ ★
血液に含まれるヘモグロビン濃度や赤血球数が正常より少ない状態のこと．その結果，血液の酸素運搬能力が低下し組織が低酸素状態になること．

11 **網状赤血球【もうじょうせっけっきゅう】** □□□ ★
赤芽球から細胞核が抜け落ちてできたばかりの若い赤血球で，成熟する一歩手前の未熟な状態の赤血球のこと．顕微鏡でみると網状にみえる．

形成異常

1 **化生【かせい】** □□□ ★★
何らかの刺激が長期間作用することで，正常な細胞や組織が形を変えること．

5. 病理学

2 異型【いけい】 □□□（チェック欄） ★★
細胞の形が正常の形とは違うもの.

3 異所性骨化／異所性化骨【いしょせいこつか／いしょせいかこつ】
□□□ 整形 ★
本来骨組織のないところ（筋，腱，靱帯など）に出血した後に石灰化が起こり，骨のように変化すること.

4 異形成【いけいせい】 □□□ ★
細胞が正常とは異なる形に変化すること.

腫瘍

1 悪性腫瘍／癌，良性腫瘍【あくせいしゅよう／がん，りょうせいしゅよう】
□□□ ★★★
腫瘍は組織，細胞が生体内の統制に反して勝手に過剰に増殖することによってできた組織の塊（かたまり）で，いわゆる「できもの」．悪性腫瘍（悪性新生物）は癌と呼ばれ，腫瘍が急速に大きくなり他に転移して死亡する可能性があり，予後不良．良性腫瘍は腫瘍の増殖が遅く転移もなく，未治療でも予後は比較的良好．

2 分化度【ぶんかど】 □□□ ★★
分化とは細胞が分裂し成長していくこと．分化の度合いを分化度といい，未分化→低分化→中分化→高分化となる．高分化になるほど環境やはたらきに合わせて適した形に変化する．

3 未分化型【みぶんかがた】 □□□ ★
細胞の姿形が変わっていたり，増殖スピードが速いもの．未分化型は悪性度が高く進行が速い癌である．

4 浸潤【しんじゅん】 □□□ ★★
腫瘍組織は周囲の組織の間に入り込むように発育する．境界は不明瞭となって血管やリンパ内にも入り込み，他組織へ転移する．全身のあらゆる組織に転移して広がっていくことを浸潤という．

腫瘍

5 大細胞癌【だいさいぼうがん】 □□□ (チェック欄) ★
未分化癌（進行の速い癌）であり，大型細胞で核型がいびつ．予後不良．一般的に肺癌に多い．

6 小細胞癌【しょうさいぼうがん】 □□□ ★★
小型細胞で粘膜下をはうように発育し，進行早期より広い範囲に浸潤と転移を行う癌．予後不良で，再発も多い．一般的に肺癌に多い．

7 転移性腫瘍【てんいせいしゅよう】 □□□ ★
原発（最初の）腫瘍細胞がリンパ管や血管内に侵入し，その流れにのって末梢部や他臓器に定着してつくる腫瘍．血行性転移とリンパ行性転移がある．

8 腺癌【せんがん】 □□□ ★
各種臓器の分泌腺の組織に発生する癌．癌細胞が腺のような（管状に並ぶ）構造に配列する．粘液分泌が特徴的である．

9 扁平上皮癌【へんぺいじょうひがん】 □□□ ★★★
上皮性腫瘍のうち，扁平上皮に由来する腫瘍．層状構造と角化傾向が特徴である．（角化とは皮膚深部の基底層でつくられた新しい細胞が分裂して，最終的に皮膚表層の角質層まで押し上げられ，角片として剥がれ落ちてゆく細胞の新陳代謝のこと．）

10 骨肉腫【こつにくしゅ】 □□□ ★
あくせいこつけいせいしゅよう
悪性骨形成性腫瘍ともいう．悪性腫瘍のうち，造骨細胞への分化をもち，腫瘍骨を形成する能力をもつもの．

11 悪性黒色腫【あくせいこくしょくしゅ】 □□□ ★★
皮膚，眼窩内組織，口腔粘膜上皮などに発生するメラニン形成細胞由来の悪性腫瘍．発生原因は不明．表皮に存在するメラノサイトの癌化である．早期からリンパ行性，血行性の転移がみられる．悪性度は高い．

12 脳腫瘍【のうしゅよう】 □□□ ★
とうがいない
頭蓋内にできるすべての腫瘍のこと．良性脳腫瘍は完全摘出でき再発もしない．悪性脳腫瘍は摘出できないことが多く，浸潤性で周囲を破壊し進行する．悪性の脳腫瘍の一部に転移性脳腫瘍がある．

13 上衣腫【じょういしゅ】 ★★

神経膠由来の腫瘍の一種で，脳室の上衣細胞に由来する．上衣細胞は，中枢神経系に存在する脳室の内壁（上衣）を構成する細胞である．上衣腫は小児の第四脳室に好発する．

14 神経芽腫【しんけいがしゅ】 ★

副腎や交感神経節に発生する腫瘍．胎児期の神経堤と呼ばれる共通の組織から発生する．5歳以下の小児に好発し，小児では白血病，脳腫瘍に次いで多い．

15 神経鞘腫【しんけいしょうしゅ】 ★★

末梢神経の構成細胞であるSchwann細胞由来の良性腫瘍．増殖は緩やかである．聴神経に好発する．

16 神経線維腫症【しんけいせんいしゅしょう】 ★

神経系（脳や末梢神経）と皮膚の両方にあざや腫瘍ができる．腫瘍は良性である．思春期以降の，全身の皮膚に色素沈着や神経線維腫が起こるレックリングハウゼン病がある．

17 髄膜腫【ずいまくしゅ】 ★★★

髄膜構成成分由来の腫瘍．大部分は良性腫瘍である．

18 星(状)膠細胞腫【せい(じょう)こうさいぼうしゅ】 ★★

神経膠腫（脳組織内の神経膠細胞から発生する腫瘍）の一種．星状膠細胞に由来する良性腫瘍である．成人では大脳半球，小児では小脳と橋に好発する．

19 乏突起膠腫【ぼうとっきこうしゅ】 ★

神経膠腫の一種．乏突起膠細胞（神経細胞をおおって保護している細胞）に由来する腫瘍である．発生はまれで増殖は遅い．成人の大脳半球に発生し，ハチの巣のような構造を示すのが特徴．

20 膠芽腫／多形膠芽腫【こうがしゅ／たけいこうがしゅ】 ★★

星状膠細胞由来の悪性腫瘍．予後は非常に不良である．成人の大脳半球に好発する．腫瘍は出血や壊死が多い．肉眼的・組織的に多彩な形態を示すので多形膠芽腫とも呼ばれる．

腫瘍 **141**

21 膠芽細胞腫【こうがさいぼうしゅ】 □□□ (チェック欄) ★★
膠腫に含まれる場合が多い．グレード3〜4の星(状)膠細胞腫をいうことが多い．未分化型(進行の速い癌)で予後不良．

22 肉芽腫【にくがしゅ(にくげしゅ)】 □□□ ★★
炎症反応による病変．類上皮細胞，マクロファージ，組織球，巨細胞などの炎症細胞が集合し，この周囲をリンパ球，形質細胞と線維組織が取り囲んで増殖した部分のこと．

23 無痛性リンパ節腫脹【むつうせいりんぱせつしゅちょう】 □□□ ★
リンパ系組織の1つであるリンパ節(全身のいたるところに存在する)が，触察してわかるほど明らかに腫脹していること．その腫脹したリンパ節にそれほどの痛みが伴わない状態．

24 褐色細胞腫【かっしょくさいぼうしゅ】 □□□ 内科 ★
腫瘍組織型の1つで，副腎髄質や傍神経節から発生するカテコールアミンを産生する良性の腫瘍．特徴的な症状は高血圧である．

25 胸膜中皮腫【きょうまくちゅうひしゅ】 □□□ 内科 ★
良性線維性中皮腫ともいう．胸膜の中皮細胞から発生する良性腫瘍．悪性胸膜中皮腫もあり，悪性の場合は広範囲に増殖して予後不良である．石綿(アスベスト)との関連の報告が多い．

26 原発性肺癌【げんぱつせいはいがん】 □□□ 内科 ★
気管，気管支，肺胞領域を起源として発生する上皮性悪性腫瘍．癌の中で最多発生し予後不良である．病理学的に扁平上皮癌，肺腺癌，小細胞癌がある．喫煙との因果関係が明らかな癌は，肺扁平上皮癌と小細胞癌である．

27 (直腸)吻合部腫瘍【(ちょくちょう)ふんごうぶしゅよう】 □□□ 内科 ★
直腸癌などの切除術後のつなぎ目を吻合部といい，その場所に腫瘍が再発することを吻合部腫瘍という．

28 子宮筋腫【しきゅうきんしゅ】 □□□ ★
子宮にできる良性の腫瘍．成人女性の20〜30%は子宮筋腫をもっている．主に30〜40歳代の女性に好発する．原因ははっきりしていない．

5. 病理学

感 染

経 路

1. **経口感染**【けいこうかんせん】 □□□ (チェック欄) 内科 ★
   病原体で汚染された水や食物が，口から体内に侵入して感染すること．

2. **混合感染**【こんごうかんせん】 □□□ ★
   2種類以上の病原体に同時に感染すること．

3. **飛沫感染**【ひまつかんせん】 □□□ 内科 ★
   咳やくしゃみなどで病原体が空気中に飛び散り，他のヒトがそれを吸入することで感染すること．

4. **垂直感染**【すいちょくかんせん】 □□□ 内科 ★
   母から子(胎児)へ病原体が感染すること．

5. **水平感染**【すいへいかんせん】 □□□ ★
   ヒトからヒトへ病原体が感染すること．

6. **日和見感染**【ひよりみかんせん】 □□□ ★
   抵抗力が低下している場合，一般的に健康なヒトであれば決して感染することがないような弱い病原体に感染してしまうこと．

7. **不顕性感染**【ふけんせいかんせん】 □□□ ★
   病原体に感染していながら感染症状が出ない状態．

病原体

1. **ヒト免疫不全ウイルス(HIV)**【ひとめんえきふぜんういるす(えいちあいぶい)】
   □□□ 内科 ★
   ヒトの免疫細胞(Tリンパ球など)に感染し，免疫細胞そのものを破壊するウイルス．

2. **スピロヘータ**【すぴろへーた】 □□□ 神経 ★★
   らせん状の形をした(グラム陰性の)真正細菌の一種．

アレルギー　143

3　ウイルス【ういるす】　□□□（チェック欄）　★
　　自分だけでは増殖できず，他の生物に感染することで増殖できるきわめて小さな構造体．蛋白質と核酸でできた非生物である（生物ではない）．生物の細胞内に入り込んで細胞内で増殖する．

4　プリオン【ぷりおん】　□□□　★
　　感染性のある蛋白質粒子のこと．プリオンはアミロイドと呼ばれる凝集した構造体を形成する．化学的・物理的に処理しようとしても，耐性があるため処理困難である．（p.183 プリオン参照）

5　ボツリヌス毒素【ぼつりぬすどくそ】　□□□　★
　　ボツリヌス菌（細菌）がつくる蛋白毒素．神経筋接合部で，伝達物質であるアセチルコリン（脳内で神経細胞から神経細胞へと情報を伝える神経伝達物質）の放出を妨げるため，弛緩性麻痺をもたらす．加熱処理で失活する．

6　細菌【さいきん】　□□□　★
　　単細胞の（1つの細胞でできている）微生物．ウイルスより大きく，硬い細胞壁をもつ．

7　溶連菌【ようれんきん】　□□□　★
　　溶血性連鎖球菌の略称．赤血球を壊す1つひとつの球形の菌が規則的に鎖状に連なった細菌であり，化膿性炎症の原因となる．

アレルギー

1　アレルギー反応【あれるぎーはんのう】　□□□　★
　　免疫反応は体内に入ってくる異物（抗原）を排除するために働く，生体の生理的な（生体をまもろうとする）反応である．この免疫反応が特定の抗原に対して過剰に起こること．

2　抗原，抗原暴露【こうげん，こうげんばくろ】　□□□　★
　　抗原は外部から体内に入ってくる異物のこと．抗原暴露は人体が抗原（異物）にさらされて免疫反応が始まること．

5. 病理学

3 抗体【こうたい】 □□□ (チェック欄) ★
侵入してきた異物(抗原)に対抗するために生体のB細胞がつくりだす化学物質(蛋白質).

4 抗原抗体反応【こうげんこうたいはんのう】 □□□ ★
抗原と抗体との間で起こる生体反応で,抗原を無毒化したり排泄したりする反応のこと.

5 免疫【めんえき】 □□□ 解生(植) ★★
感染,疾患および生体内に侵入してきた外敵生物を回避したり排除したりするために必要な生物的な防御力のこと.

6 免疫応答【めんえきおうとう】 □□□ ★
免疫を担当する生体の細胞(=免疫細胞)が外敵異物や内因性異物(腫瘍など)を抗原と認識して行われる反応.

7 (血清)リウマトイド因子【(けっせい)りうまといいんし】
□□□ 整形 ★
関節リウマチ患者の血清に認められる自己抗体.血清の70〜80%に認められるIgGのFc部分に対する抗体である.

8 ヒト白血球抗原(HLA)【ひとはっけっきゅうこうげん(えいちえるえー)】
□□□ ★
白血球の血液型.ヒトからヒトへ同種移植を行うときに生じる拒絶反応の原因となる表面抗原のうちで,とくに強い免疫反応を引き起こすもの.

9 Rh血液型不適合【あーるえいちけつえきがたふてきごう】 □□□
★
母親と胎児の血液型が異なるだけでなく,母親に胎児の赤血球に対する抗体ができた場合を(母児)血液型不適合妊娠という.母親の血液型がRh(−),父親の血液型がRh(+)のとき,胎児の血液型がRh(+)になって新生児溶血性黄疸が起こる可能性がある(= Rh血液型不適合).

アレルギー 145

10 **サイトカイン**【さいとかいん】 □□□ (チェック欄) ★
リンパ球から分泌される特殊な蛋白質．代表的なものにインターロイキン，インターフェロン，腫瘍壊死因子，ケモカインなどがある．免疫系の調節，炎症反応の惹起，細胞の増殖や分化の調整，抗腫瘍作用などの作用がある．(p.10 サイトカイン，リンホカイン参照)

11 **セルロプラスミン**【せるろぷらすみん】 □□□ ★
血清蛋白の1つの糖蛋白．1分子当たり6〜7個の銅イオンと結合するので，生体内の銅の70%が血漿中にある．血清銅(Cu)の約95%がセルロプラスミンと結合している．炎症性疾患で増加する．

12 **ロイコトリエン**【ろいことりえん】 □□□ 解生(植) ★
アレルギー反応により体内で生成される化学物質．気管支のまわりの筋を収縮させる化学物質を誘引するので，気管支喘息の発作を発症させる．鼻粘膜の炎症，腫れを引き起こし，鼻づまりの原因となる．

13 **形質細胞**【けいしつさいぼう】 □□□ ★
Bリンパ球が分化した細胞．免疫グロブリンを産生する．急性炎症末期から慢性炎症の病巣に出現する炎症細胞の1つ．

14 **血管内皮細胞**【けっかんないひさいぼう】 □□□ ★
血管の内側面を構成する細胞．血管内皮細胞は微小循環を円滑に維持している．また血管緊張，血液凝固，炎症を調節している．そのほかに血管内で血液が凝固しない(血栓が形成されない)ように働いている．

15 **食細胞**【しょくさいぼう】 □□□ ★
貪食細胞ともいう．人体にあって固形物を食べる遊走性の細胞．白血球やその他の遊走細胞は体液にのって移動したり，組織内を動く(＝アメーバ運動)．

16 **貪食**【どんしょく】 □□□ ★
細胞の食作用のこと．細胞が細菌や外来性の異物，寿命のきた血球や壊死性の細胞成分など，形のある大きな物質を細胞内に取り込み処理する．

17 胎盤通過性【たいばんつうかせい】 □□□ (チェック欄) ★

胎盤には母子間の血液が混じり合うことのない血液関門がある．そのため血中物質によっては胎盤を通過する物質と通過しない物質がある．メチル水銀は通過性が高く胎児血液に入り込み神経障害を起こす．またダイオキシンは通過性が比較的低く胎盤でせき止められる．このような通過の能力を胎盤通過性という．

18 自己免疫性溶血性黄疸【じこめんえきせいようけつせいおうだん】 □□□ ★

自己の赤血球に反応する抗体の産生により，赤血球が異常に速く破壊され，その結果生じる黄疸のこと．

19 即時型アレルギー／I型アレルギー【そくじがたあれるぎー／いちがたあれるぎー】 □□□ ★

I型アレルギーでは抗原が体内に入るとすぐに反応が生じる（＝即時型過敏）．アレルギー性鼻炎，気管支喘息，蕁麻疹などの疾患がある．反応が激しく全身性のものをアナフィラキシーという．

20 遅延型アレルギー／IV型アレルギー【ちえんがたあれるぎー／よんがたあれるぎー】 □□□ ★

IV型アレルギーでは反応の発現時間が遅く，抗原と反応して24〜48時間後に反応が最大となる．関与するのはTリンパ球（細胞性免疫）で，接触性皮膚炎などの疾患がある．

21 アトピー性皮膚炎【あとぴーせいひふえん】 □□□ 解生(植) ★

I型アレルギーが関与する皮膚疾患．表皮（角層）の異常に起因する皮膚の乾燥とバリアー機能異常であり，慢性の皮膚炎症と瘙痒を伴う．診断基準は①かゆみ，②特徴的な皮疹とその分布，③慢性・反復性の経過で，3つすべて当てはまるものをいう．

22 アレルギー性鼻炎【あれるぎーせいびえん】 □□□ 解生(植) ★

I型アレルギーが関与する鼻疾患．発作性反復性のくしゃみ，水性鼻汁，鼻閉を主徴とする鼻粘膜の炎症である．花粉，ダニ，ホコリ等を吸い込むことで鼻粘膜がアレルギー反応を起こす．

アレルギー

23 アナフィラキシーショック【あなふぃらきしーしょっく】 □□□ (チェック欄)
解生(植) ★

Ⅰ型アレルギー反応の1つ．外来抗原に対する過剰な免疫応答が原因となり，IgEがアレルゲンと結合して血小板凝固因子が全身に放出され，毛細血管拡張を引き起こしてショック(＝アナフィラキシーショック)に陥る．アナフィラキシー症状は全身性の蕁麻疹，喉頭浮腫，喘鳴，ショック，下痢，腹痛である．

24 (気管支)喘息【(きかんし)ぜんそく】 □□□ 解生(植) ★

Ⅰ型アレルギー反応の1つ．細菌・ウイルス感染などが発端で起こった気管支の炎症が慢性化して，気道の過敏性亢進，可逆性の気道狭窄を起こす．その後に，発作的な喘鳴，咳などの症状をきたす呼吸器疾患である．(p.221 (気管支)喘息参照)

25 ツベルクリン反応【つべるくりんはんのう】 □□□ 解生(植) ★

Ⅳ型アレルギー反応の1つ．ツベルクリンという結核菌の培養濾液を皮膚に注射すると，結核に対するアレルギー反応が生じる．その反応が生じると，ヒトでは48時間以内に皮膚に発赤腫脹が起こる．

26 移植免疫【いしょくめんえき】 □□□ ★

Ⅳ型アレルギー反応の1つ．移植時に認められる拒絶反応のこと．細胞性免疫を中心とする免疫反応である．

27 移植片【いしょくへん】 □□□ ★

移植するために生体のある組織から採取した正常な組織のこと．罹患組織や傷害組織との置換に用いる．

28 自家移植【じかいしょく】 □□□ ★

自分自身の組織の一部を自分自身の他の部分に移植すること．例：熱傷のない部分の皮膚を採取し，熱傷部位に移植する．

発痛物質

1 セロトニン，神経伝達物質，発痛物質【せろとにん，しんけいでんたつぶっしつ，はっつうぶっしつ】 □□□（チェック欄） 解生(動) ★

生理活性物質の1つ．ヒトでは主に生体リズム，神経内分泌，睡眠，体温調節などに関与する物質．セロトニンは一般的には神経伝達物質（神経が互いに情報を伝達するのに用いられる物質）や血管収縮物質として作用する．また炎症時の発痛物質でもある．（p.49 セロトニン参照）

2 ヒスタミン【ひすたみん】 □□□ ★★

生理活性物質の1つ．ヒスタミン産生細胞は肥満細胞や好塩基球などであり，外部刺激により細胞外へ一過性に放出される．血圧降下，血管透過性亢進，平滑筋収縮，血管拡張，腺分泌促進などの作用があり，アレルギー反応や炎症の発現に際して介在物質として働く．

3 ブラジキニン【ぶらじきにん】 □□□ ★

血圧降下作用をもつ生理活性物質の1つ．生体内にあり，組織の損傷により産生される．発痛作用，血管拡張，血管透過性亢進作用があり，腫脹，発熱，疼痛を生じる．炎症による痛みの主要原因物質でもある．

4 プロスタグランジン【ぷろすたぐらんじん】 □□□ ★★

アラキドン酸から生合成されるエイコサノイドの1つで，さまざまな強い生理活性をもつ生理活性物質である．血圧低下作用，血小板凝集作用，平滑筋収縮作用，発熱・痛覚伝達作用などがある．

症候（症状）

1 混濁腫脹【こんだくしゅちょう】 □□□ ★

心臓・肝臓・腎臓などの実質臓器において，その光沢や透明性が失われ，白く濁った状態となること．急性中毒，感染症，虚血，低酸素血症などミトコンドリアのエネルギー代謝が障害される場合に認められる．

2 中心性肥満【ちゅうしんせいひまん】 □□□ ★

手足は痩せているのに顔や体幹が肥満していること．中心性肥満はクッシング症候群などの副腎疾患で発症する．

3 剥離【はくり】 □□□（チェック欄） ★

剥がれ，離れること．

4 律動(性)，非律動(性)【りつどう(せい)，ひりつどう(せい)】 □□□
★

律動性は規則的に繰り返される運動の様子のこと．律動性不随意運動は，振戦である．非律動性は規則性のない運動の様子のこと．非律動性不随意運動は，舞踏運動，バリスム，アテトーゼ，ジスキネジア，チックなどである．

5 亢進【こうしん】 □□□ ★

程度が高まった状態のこと．たとえば，換気亢進とは肺における換気が過剰になった状態のことで，その結果，二酸化炭素の濃度が低下してアルカローシス症状を呈する．また代謝亢進とは，物質をほかの物質に変換する活性が高くなっている状態をいう．

黄 疸

1 (直接型，間接型)ビリルビン【(ちょくせつがた，かんせつがた)びりるびん】 □□□ ★

赤血球のヘモグロビンが壊れてできるヘムの分解代謝産物である色素のこと．肝臓で蛋白質と結合したビリルビンを直接型(抱合型)ビリルビン，蛋白質と結合していないビリルビンを間接型(非抱合型)ビリルビンという．

2 生理的黄疸【せいりてきおうだん】 □□□ ★

生後 2〜14 日の新生児によくみられる皮膚が黄色くなる現象．新生児期には肝臓でビリルビンを処理するはたらきが不十分なために起こる．

寄 生

宿主【しゅくしゅ】 □□□ ★

寄生物に寄生される側のこと．寄生物がある時期を過ごす宿主(感染者)を中間宿主という．寄生物によっては何段階かの中間宿主を渡り歩くこともある．寄生物の成体が寄生し，そこで生殖が行われる宿主を終宿主という．

代謝異常

1 代謝性疾患【たいしゃせいしっかん】 □□□（チェック欄） ★

生体内で起こる正常な物質代謝が障害されることによって生じる疾患の総称．代謝性疾患の代表として糖尿病，フェニルケトン尿症，くる病などがある．

2 アミノ酸代謝異常【あみのさんたいしゃいじょう】 □□□ ★

アミノ酸は蛋白質の構成成分である．アミノ酸代謝における遺伝性の異常（＝アミノ酸代謝異常）はアミノ酸の分解における欠陥，または，アミノ酸を細胞内に取り込む能力に欠陥があるために起こる．代表的疾患はフェニルケトン尿症，メープルシロップ尿症など．

6 整形外科学

骨折

分類

1. **病的骨折【びょうてきこっせつ】** □□□ ★
   正常な強度をもっていない骨(病的な状態にある骨)は，普通なら骨折を起こさないような軽い外力によって簡単に折れてしまう．このような骨折を病的骨折という．骨粗鬆症などで起こる．

2. **若木骨折【わかぎこっせつ】** □□□ ★
   幼児や小児などの成長途中の骨が折れること．若木(みずみずしい乾燥していない枝)を折ろうとしてもぽっきりと完全に折れないように，若木が折れ曲がるような骨折のこと．骨折線はあるが連続したままである．

3. **複雑骨折【ふくざつこっせつ】** □□□ ★
   開放骨折ともいう．皮膚を突き破って骨折部が体外に出ている状態の骨折のこと．骨折部が体外に露出することにより細菌感染が起こる可能性があるため，治療が複雑となることに由来している．

4. **粉砕骨折【ふんさいこっせつ】** □□□ ★
   骨片が複数箇所(3つ以上)に分かれている骨折で，とくに細かく離断している場合を粉砕骨折という．

脊椎

脊椎圧迫骨折 / 椎体圧迫骨折【せきついあっぱくこっせつ / ついたいあっぱくこっせつ】 □□□ ★★
脊柱にかかる圧迫力によって起こる椎体の骨折．椎体が潰されて椎体高が減少し，楔形の変形を起こす．骨粗鬆症患者が尻もちをついたときなどに起こりやすい．

骨盤

1　骨盤骨折【こつばんこっせつ】 □□□ （チェック欄）　★

交通事故、墜落、スポーツなどにおいて骨盤に大きな外力が加わったときに起こりやすい。寛骨臼骨折と骨盤輪骨折の2種類に分けられる。自力で体を動かせないほどの激痛を伴う。

2　上前腸骨棘剥離骨折【じょうぜんちょうこつきょくはくりこっせつ】 □□□　★

成長期のスポーツ中（短距離走のスタートやダッシュ時）に急激で強い牽引力が働いて起こることが多い。上前腸骨棘についている縫工筋や大腿筋膜張筋が急激に収縮することで、上前腸骨棘が引きちぎれるような骨折を起こす。

上下肢

1　大腿骨頸部骨折（内側骨折、外側骨折）【だいたいこつけいぶこっせつ（ないそくこっせつ、がいそくこっせつ）】 □□□　★★

高齢者の転倒時に多発し、もっとも治りにくい骨折が大腿骨頸部骨折である。大腿骨頸部の折れた部分が関節包の内側にある場合を内側骨折、関節包の外側にある場合を外側骨折という。

2　鎖骨骨折【さこつこっせつ】 □□□　★

鎖骨部の骨折。鎖骨中外1/3の位置がもっとも折れやすい。転倒やコンタクトスポーツなどにおいて急激な外力が加わることにより起こりやすい。保存的治療が原則。

3　上腕骨外顆骨折【じょうわんこつがいかこっせつ】 □□□　★

上腕骨外側顆部の骨折。幼児期〜学童期の発育期の男児に多い。合併症として外反肘変形、尺骨神経麻痺が生じやすい。

4　上腕骨（骨幹部）骨折【じょうわんこつ（こっかんぶ）こっせつ】 □□□　★

転倒などにより上腕骨骨幹部の中央部が骨折した状態。骨幹部周囲には神経や血管が走行しており、合併症として橈骨神経麻痺が起こりやすい。

骨折

5 **上腕骨顆上骨折【じょうわんこつかじょうこっせつ】** □□□ (チェック欄) ★★

上腕骨の内顆と外顆の少し上部での骨折．小児の肘周囲の骨折でもっとも多い．転倒や転落時に肘伸展位で手を突いたときに起こりやすい．

---

6 **スミス Smith 骨折【すみすこっせつ】** □□□ ★

橈骨遠位端骨折の一種．手背部から手を突いた転倒時に生じる．骨折した橈骨の遠位骨片が手掌側に転位する．

---

7 **コーレス Colles 骨折【こーれすこっせつ】** □□□ ★★★

橈骨遠位端骨折の一種．手掌部から手を突いた転倒時に生じる．骨折した橈骨の遠位骨片が手背側に転位する．

---

8 **コットン Cotton 骨折【こっとんこっせつ】** □□□ ★

三果骨折ともいう．下腿足部の内果と外果および脛骨後果関節縁の3ヵ所で骨折が生じたもの．

---

9 **ベネット Bennett 骨折【べねっとこっせつ】** □□□ ★★★

手の第1中手骨基部の関節内骨折で，第1中手骨の脱臼を伴いやすい．

---

10 **デュピュイトラン Dupuytren 骨折，ポット Pott 骨折【でゅぴゅいとらんこっせつ，ぽっとこっせつ】** □□□ ★★★

デュピュイトラン骨折は，内果骨折，遠位脛腓関節の完全離開，腓骨骨幹部または頸部のらせん状骨折を合併したもの．ポット骨折は，三角靱帯断裂，遠位脛腓関節の完全離開，腓骨骨幹部または頸部のらせん状骨折を合併したもの．両者ともほぼ同じ骨折である．

---

11 **モンテギア Monteggia 骨折【もんてぎあこっせつ】** □□□ ★★★

尺骨骨幹部骨折と橈骨骨頭の脱臼を合併したもの．橈骨神経麻痺を伴いやすい．伸展型では尺骨骨折部が前外方へ屈曲変形し，橈骨頭は前外方へ脱臼する．屈曲型では尺骨骨折部が後外方へ屈曲変形し，橈骨頭は後方に脱臼する．ほとんどが伸展型で，屈曲型はきわめて少ない．

骨障害

軟化症

骨軟化症【こつなんかしょう】 □□□（チェック欄） 病理 ★★★
骨成長後の成人に発症する疾患で，骨の石灰化障害により類骨（やわらかいままの骨）が増加する．ビタミンD抵抗性くる病の成人型が多い．（p.229 骨軟化症参照）

軟骨炎

肘離断性骨軟骨炎【ひじりだんせいこつなんこつえん】 □□□ 病理 ★
外側型野球肘ともいう．投球による軽微な外力が繰り返しかかることで外側の骨軟骨が剝離する疾患．10～16歳ごろの成長期に多い．発症後はただちに安静とする．関節運動を繰り返すと軟骨下骨の壊死が生じて肘関節症を起こす．

骨端炎

上腕骨外側上顆炎【じょうわんこつがいそくじょうかえん】
□□□ 病理 ★
テニス肘ともいう．短橈側手根伸筋（手関節を背屈させる筋）を使いすぎることで起こる．短橈側手根伸筋の起始部である上腕骨外側上顆部分に炎症が起こり痛みが出現する．エックス線画像上は異常が認められない．

骨萎縮

骨萎縮【こついしゅく】 □□□ ★
病的に骨量が減少した状態．骨吸収が骨形成を上回ることによって生じる．ハバース管の拡大，骨皮質の菲薄化（薄くなること），骨梁の減少，骨髄腔の拡大などがみられる．長期間の安静などで起こる．

骨囊胞

骨囊胞【こつのうほう】 □□□ ★
骨内部の骨髄部分に良性（非癌性）の空洞ができ，髄液で満たされた状態．これが大きくなると骨が弱くなり骨折を起こす可能性もある．男性に多い．

骨障害

化　骨

骨棘【こっきょく】　□□□（チェック欄）　★
骨端軟骨がすり減ると骨同士が直接ぶつかり，小さな骨折や骨が硬くなるなどの骨の異常が起こる．この異常を修復するはたらきが過剰になると，骨棘といわれるとげ状の化骨が骨端にできる．

骨粗鬆症

（一次性，二次性）骨粗鬆症【（いちじせい，にじせい）こつそしょうしょう】
□□□　病理　★
一次性（原発性）骨粗鬆症は，老化や閉経（女性ホルモン減少）などに伴って骨密度が減少する骨粗鬆症．二次性（続発性）骨粗鬆症は，そのほかの疾患（甲状腺機能亢進症など）や薬物の作用により起こる．

骨端症

1 オスグッド・シュラッター Osgood-Schlatter 病【おすぐっど・しゅらったーびょう】　□□□　★★
過度な膝の屈伸により，大腿四頭筋の末梢側の膝蓋靱帯の付着部である脛骨粗面が突出して痛む骨軟骨炎．10～15歳の男性によく発症する．

2 キーンベック Kienböck 病【きーんべっくびょう】　□□□　★★
月状骨軟化症ともいう．骨端症の一種．手根骨の月状骨に特有な骨壊死．症状は手関節の痛みと腫れ．大工など，手を多く使う職業の男性に多い．

3 セバー病／踵骨骨端症【せばーびょう／しょうこつこったんしょう】　□□□
★★
シーバー病ともいう．骨端症の一種．運動によりアキレス腱を繰り返し強力に引き伸ばすことで，踵骨が変形し痛みが生じる．10歳前後の男児に多い．

4 ペルテス Perthes 病【ぺるてすびょう】　□□□　★★
骨端症の一種．大腿骨頭の骨化核の虚血性壊死．股関節から大腿にかけての痛みと，引きずり歩行，大腿や殿部の筋萎縮がみられる．装具装着にて体重を完全免荷すれば2～3年で修復する．5～8歳の男児に多い．

5 第1ケーラーKöhler病【だいいちけーらーびょう】 □□□ (チェック欄) ★★

骨端症の一種．足根骨の舟状骨が壊死する．痛みや腫れがみられる．1～2年で自然治癒する．4～8歳の男児に多い．

6 第2ケーラーKöhler病【だいにけーらーびょう】 □□□ ★

フライバーグ Freiberg 病ともいう．骨端症の一種．中足骨頭の無腐性壊死．とくに第2中足骨に多くみられ，踏み返しのときに負担がかかり痛みや腫れが出現する．10歳代の女性に多い．

7 離断性骨軟骨炎【りだんせいこつなんこつえん】 □□□ ★

剪断型骨端症ともいう．骨端症の一種．関節軟骨の一部が軟骨下骨層とともに壊死を起こし，関節を動かすたびに激痛が生じる．代表的なものに，テニス肘や野球肘がある．10歳代の男性に多い．

脊椎疾患

1 ショイエルマン Scheuermann 病【しょいえるまんびょう】 □□□ ★★

骨端症の一種．13～17歳の思春期に起こる脊椎の障害で，円背になる．背中や腰部の痛みの原因となり，胸椎や腰椎に好発する．男性にやや多い．

2 強直性脊椎炎【きょうちょくせいせきついえん】 □□□ ★★

椎間関節の炎症と靱帯付着部の炎症が出現し，仙腸関節から腰椎へと上の方に拡大していく．背部の痛みや朝のこわばりがあり，背中を曲げると軽減する．原因は不明．男性に多い．

3 後縦靱帯骨化症【こうじゅうじんたいこっかしょう】 □□□ ★★

椎体・椎間板の後方で脊柱管の前面に存在する後縦靱帯が肥大・骨化し，脊柱管が狭くなる．その結果，脊髄や脊髄神経根が圧迫されて運動障害や感覚障害を起こす．中年以降の男性に多い．

4 椎間板ヘルニア【ついかんばんへるにあ】 □□□ ★★

椎間板の線維輪に亀裂が生じ，中心に存在する髄核が線維輪を破って飛び出してしまうこと．飛び出した椎間板が神経根などを圧迫し，激しい痛みやしびれなどの症状を引き起こす．胸椎では少なく腰椎や頸椎で多く生じる．

骨障害

5 **脊柱管狭窄症【せきちゅうかんきょうさくしょう】** □□□ (チェック欄)
★★★

脊柱管が狭くなり脊柱管内の脊髄や馬尾神経または神経根が圧迫されることで，痛みやしびれ，麻痺が出現する．間欠跛行が特徴．加齢に伴う変形性脊椎症，後縦靱帯骨化症，椎間板ヘルニアなどが原因で，50〜70歳代に多い．

6 **（腰椎）分離症【（ようつい）ぶんりしょう】** □□□ ★★

成長期のスポーツ選手（10歳代の男性に多い）にみられる疲労骨折．椎体をつくる上下の関節突起が離れた状態をいう．第5腰椎に好発する．

7 **分離すべり症【ぶんりすべりしょう】** □□□ ★

腰椎分離症のうちで，後方部分の支持性がないため椎体が前方にずれてくるものを分離すべり症という．腰を曲げると抜けるような不安感や，慢性の腰痛，下肢痛が出現する．馬尾障害は起こらない．

8 **二分脊椎【にぶんせきつい】** □□□ ★

先天的に脊椎骨が形成不全となって起こる神経管閉鎖障害の1つ．母胎内で胎児が脊椎骨を形成するときに，何らかの理由で形成不全を起こしたもの．脊椎の管の中にあるべき脊髄が脊椎の外に出て癒着や損傷をしていることがある．

9 **側弯（症）【そくわん（しょう）】** □□□ ★

脊柱が側方に弯曲した状態．10歳代初期に発症する思春期側弯症がもっとも多い．

10 **特発性側弯症【とくはつせいそくわんしょう】** □□□ ★★

原因不明の側弯症で，もっとも多い．発症年齢によって以下のように分けられる．①乳幼児側弯症（3歳未満の男児に多い），②学童期側弯症（3〜10歳に多く男女差はない），③思春期側弯症（11歳以上の女児に多い）．

11 **疼痛性側弯症【とうつうせいそくわんしょう】** □□□ ★

痛みのために筋の痙縮が起こり，側弯が発生する疾患．腰椎椎間板ヘルニアに多く認める．

関節障害

形態構造障害

1 **関節唇損傷【かんせつしんそんしょう】** □□□（チェック欄）　★
関節唇は関節窩の臼蓋の周囲にある土手のように盛り上がった軟骨部分で，臼蓋への骨頭の適合をよくする役割がある．この関節唇が傷ついた状態を関節唇損傷という．関節唇は肩関節や股関節に存在するので，過剰なスポーツや脱臼時に損傷を起こすことがある．

2 **関節包癒着【かんせつほうゆちゃく】** □□□　★
関節包は関節を包んでいる膜のことで，中には関節液という滑液があり，関節の動きを滑らかにしている．関節包内の滑膜に慢性炎症が起こり，骨に面した部分が癒着して滑膜腔容量が減少することを関節包癒着という．その結果，関節の運動制限が起こり，関節の運動範囲が減少する．

3 **偽関節【ぎかんせつ】** □□□　★
骨折部の骨癒合過程が途中で停止し，それ以上癒合しないもの．骨折部の不安定，血行不良，血腫の流出，糖尿病などにより発生する．骨折端の間が結合組織で埋められて異常可動性が起こる．骨折後の重度の後遺症である．

4 **関節の狭小化【かんせつのきょうしょうか】** □□□　★★
関節を形成する骨端には関節軟骨があるが，変形性関節症などによりこの軟骨が薄くなると，X線像で関節の隙間が狭くなる．これを関節の狭小化という．

5 **神経病性関節症／シャルコー関節【しんけいびょうせいかんせつしょう／しゃるこーかんせつ】** □□□　★
中枢神経や末梢神経などの神経障害に伴う高度の関節破壊．知覚神経や関節固有受容器に障害があるため，可動範囲を超えて過剰運動してもそれを認知できず，関節が破壊される．原因は，糖尿病，脊髄空洞症，梅毒による脊髄癆などである．

6 **脱臼，亜脱臼【だっきゅう，あだっきゅう】** □□□　★★
脱臼は関節を構成する骨同士の関節面が正しい位置関係ではなくなり，関節面が完全にずれて接触がない状態．亜脱臼は不完全脱臼のことで，関節面に部分的な接触が残っている状態．

関節障害

肩関節

1 動揺性肩関節【どうようせいかたかんせつ】 □□□ (チェック欄) ★
関節に異常がないのにもかかわらず，肩関節が正常範囲以上に動くこと．肩関節がゆるく不安定な状態で，前方・後方・下方に抜けるような不安感がある．

2 肩関節周囲炎【かたかんせつしゅういえん】 □□□ 病理 ★
俗に四十肩，五十肩ともいう．肩関節部の疼痛と運動制限を生じる症候群．肩関節を取り巻く筋腱(肩腱板，上腕二頭筋腱など)や，関節包などの組織が炎症を起こし，肩周囲の痛みや肩関節運動の制限が出現する．

3 反復性肩関節脱臼【はんぷくせいかたかんせつだっきゅう】 □□□ ★
外傷により肩関節の前下方脱臼が起こった後，肩関節は脱臼しやすくなる．脱臼の回数を増すごとに軽微な外力で脱臼がすぐに起こるようになり，日常動作でも脱臼を繰り返すことを反復性肩関節脱臼という．

指関節

弾発現象【だんぱつげんしょう】 □□□ ★
関節運動時の途中で引っかかりを感じ，それ以上動かそうとするときに突然板バネを弾くように動く現象．手指関節や膝関節で出現する．

股関節

(一次性，二次性)変形性股関節症【(いちじせい，にじせい)へんけいせいこかんせつしょう】 □□□
股関節軟骨の変性や摩耗によりさまざまな関節変化が進行する疾患を変形性股関節症という．軟骨障害，軟骨破壊，滑膜炎，関節水腫，骨破壊が起こる．前股関節症→初期→進行期→末期へと進行する．一次性は，原因不明で発症したもの．二次性は，先天性股関節脱臼や臼蓋形成不全(股関節の屋根のつくりが浅い)，外傷や感染症などに続発して発症したもの．

膝関節

1 前十字靱帯損傷【ぜんじゅうじじんたいそんしょう】 □□□ ★
前十字靱帯は，膝関節の大腿骨後方から脛骨前方へ付く靱帯．脛骨の前方への滑り出しを防ぎ，膝伸展位で緊張する．前十字靱帯損傷は前十字靱帯の外傷性(スポーツによるものが多い)損傷で，女性にやや多い．激痛，関節内出血，腫脹がみられる．下腿前方引き出し徴候，Lachmanテストが陽性．

2 後十字靱帯損傷【こうじゅうじんたいそんしょう】 □□□ (チェック欄) ★

後十字靱帯は，膝関節の大腿骨前方から脛骨後方へ付く靱帯．脛骨の後方への滑り出しを防ぎ，膝屈曲位で緊張する．後十字靱帯損傷は後十字靱帯の損傷で，膝屈曲位での下腿への外力損傷である．激痛，関節内出血，腫脹がみられる．下腿後方引き出し徴候が陽性．

3 結核性膝関節炎【けっかくせいしつかんせつえん】 □□□ 病理 ★

肺結核中に病巣から結核菌が血管内に入り，血流によって関節に運ばれて発症する．結核の初感染後に短期間内で発症するものから，数年後に結核が再燃するものまである．膝関節炎がもっとも多い．膝関節の痛み，腫れ，水腫，変形が起こる．

4 (無痛性，有痛性)分裂膝蓋骨【(むつうせい，ゆうつうせい)ぶんれつしつがいこつ】 □□□ ★

先天的に(生まれつき)膝蓋骨が2つ以上に分裂している状態．完全な無症状(＝無痛性分裂膝蓋骨)〜疼痛性(＝有痛性分裂膝蓋骨)がある．過剰な運動により分裂幅が大きくなり痛みが出現する．スポーツをよくする10歳代に多い．

5 変形性膝関節症【へんけいせいしつかんせつしょう】 □□□ ★

下肢筋力低下，加齢，肥満などにより，膝関節の軟骨や半月板が変形，断裂，炎症，関節水腫(関節液の過剰滞留)を起こし，痛みが出現する疾患．膝の疼痛，内反膝(O脚)，脛骨の外旋，膝関節浮腫などが起こる．

6 半月板損傷【はんげつばんそんしょう】 □□□ ★

スポーツ外傷や関節変性などにより，半月板が損傷された状態．半月板は膝関節内に存在する軟骨で，クッション作用がある．自覚症状は疼痛，腫脹，歩行障害，膝折れ現象．他覚症状は可動制限，筋萎縮，嵌頓(飛び出して戻らない状態)，水腫，圧痛など．

7 反張膝【はんちょうひざ，はんちょうしつ】 □□□ 神経 ★

立位姿勢のときに膝が伸展しすぎる(膝が反対側に反るような形になる)状態のこと．踵が床につきにくい，踏ん張れない，跛行(正常ではない歩行)などが起こる．

8 キャッチング(現象)【きゃっちんぐ(げんしょう)】 □□□ (チェック欄)
★

関節運動時に引っかかる感じがすること．棚障害(膝蓋骨と大腿骨の間に滑膜ひだが棚のように張り出している状態)などで，滑膜ひだが膝蓋大腿関節にはさまれたときに発生する．

9 膝くずれ(現象)【ひざくずれ(げんしょう)】 □□□
★★

膝折れ現象ともいう．階段の下降時や歩行時に，ガクンと膝が崩れ，体重を支えることができない現象．大腿四頭筋が収縮するタイミングの遅れによる．

10 (膝関節)ロッキング(現象)【(ひざかんせつ，しつかんせつ)ろっきんぐ(げんしょう)】 □□□
★★

膝がある角度になったとき，それ以上に屈曲したり伸展したりできなくなる現象．断裂損傷した半月板が膝関節の間にはさまってしまうことが原因である．

関節リウマチ

1 関節リウマチの診断基準【かんせつりうまちのしんだんきじゅん】 □□□
★

①朝のこわばり，②3関節以上の関節炎，③手の関節炎，④対称性の関節炎，⑤リウマトイド結節，⑥血清リウマトイド因子，⑦エックス線像の変化の7項目(=関節リウマチの診断基準)中，少なくとも4項目を満たすことで関節リウマチと診断される．

2 スタインブロッカー Steinbrocker クラス分類【すたいんぶろっかーくらすぶんるい】 □□□
★

関節リウマチの機能障害度を表す分類．クラス1~4の4段階．クラス1では不自由なく普通の生活ができる．クラス4は身のまわりのことをほとんどできない状態を表す．

3 スタインブロッカー Steinbrocker ステージ分類【すたいんぶろっかーすてーじぶんるい】 □□□
★

関節リウマチの病期の進行度(骨・関節の破壊の進行度)を表す分類．ステージⅠ~Ⅳの4段階．ステージⅠが初期，ステージⅣが末期を表す．

4 ランスバリー Lansbury 指数【らんすばりーしすう】 □□□ (チェック欄) ★

関節リウマチの活動性を評価するときに使用される指標．① 朝のこわばり，② 疲労発現時間，③ アスピリン1日量，④ 握力，⑤ 赤沈，⑥ 関節点数の6項目で評価される．

5 リウマトイド因子【りうまといどいんし】 □□□ ★

関節リウマチでもっとも陽性になりやすい自己抗体の1つ．ほかの膠原病や類似した病気でも検出される．(p.144(血清)リウマトイド因子参照)

6 リウマトイド結節 / 皮下結節【りうまといどけっせつ / ひかけっせつ】 □□□ ★

関節リウマチ患者にみられる，肘や膝，頭の後ろなど皮膚の下の骨が外部から圧迫されやすい部分に生じる米粒〜ソラマメ大の硬軟さまざまな腫瘍状のしこり．痛みもかゆみも生じない．

7 パンヌス【ぱんぬす】 □□□ ★

関節包内の滑膜細胞が異常に増えて厚くなり広がったもの．関節リウマチ患者の滑膜で出現する．パンヌスが軟骨や骨にまで広がると関節軟骨や骨を破壊する．

痛風

1 痛風【つうふう】 □□□ 病理 ★★

高尿酸血症が原因の関節炎．尿酸の血中濃度が上昇し，それが結晶となって沈着することで起こる．尿酸はプリン体の最終生成物で通常は尿から排泄されるが，結晶化して関節にたまると腫れて痛みを生じる．(p.229 痛風参照)

2 痛風性関節炎【つうふうせいかんせつえん】 □□□ 病理 ★★

尿酸カルシウムが関節内で結晶化して起こる関節の炎症．突然炎症を起こしやすい．

3 痛風結節【つうふうけっせつ】 □□□ 病理 ★

痛風が進行し尿酸が尿酸ナトリウム結晶となり，関節，軟骨周辺，腱や皮下組織などに沈着してこぶ状の肉芽腫組織となったもの．

骨関節障害

変形性関節症

1 **変形性脊椎症【へんけいせいせきついしょう】** □□□（チェック欄） ★
　老化現象（年をとること）で起こる疾患．椎間板が変形し，椎間が狭くなる．椎間板の変形が進行すると椎体に骨棘（骨のとげ）ができ，椎骨も変形する．

2 **頸部脊椎症【けいぶせきついしょう】** □□□ ★
　頸椎変形や頸椎椎間板変形によって起こる疾患．上肢を支配する神経を圧迫刺激するため，腕や指がしびれ，ひもを結ぶなどの細かな動作が難しくなる．

骨関節障害

変形拘縮

1 **筋性斜頸【きんせいしゃけい】** □□□ ★
　左右の胸鎖乳突筋のアンバランスのため，片方の胸鎖乳突筋が縮んで首を常に傾けている状態．出生直後の新生児にみられ，ほとんどの場合は生後1年以内に自然に治る．

2 **内反肘，外反肘【ないはんちゅう，がいはんちゅう】** □□□ ★
　正常であれば，まっすぐに肘を伸ばして腕を身体の両側に下ろし，手のひらを体の前方に向けたとき，肘よりも手の方がやや外にある．肘より手の方が内側にある場合を内反肘という．肘より手の方がさらに外側にある場合を外反肘という．

3 **デュプイトラン Dupuytren 拘縮【でぃぷいとらんこうしゅく】** □□□ ★★
　手掌腱膜（手のひらから指にかけて存在する膜）が線維化して厚くなり，縮んでこぶ状に固まった結果，薬指や小指を伸展できなくなる状態．40歳以上の男性に多い．

4 **ボタン穴変形【ぼたんあなへんけい】** □□□ ★★
　関節リウマチの変形．遠位指節間（DIP）関節が過伸展し，近位指節間（PIP）関節は屈曲する．

5 スワンネック変形【すわんねっくへんけい】 □□□ (チェック欄) ★★

関節リウマチの変形．遠位指節間(DIP)関節が屈曲し，近位指節間(PIP)関節は過伸展する．

6 手指尺側偏位【しゅししゃくそくへんい】 □□□ ★

関節リウマチの変形．母指以外の4本の中手指節(MP)関節が尺側へ屈曲偏位する変形．

7 (母指)Z変形【(ぼし)ぜっとへんけい】 □□□ ★

関節リウマチの変形．母指の指節間(IP)関節が過伸展，中手指節間(CM)関節が屈曲し，Zのような形になる変形．

8 手内在筋マイナスポジション【しゅないざいきんまいなすぽじしょん】 □□□ ★

虫様筋と骨間筋が働かず，中手指節(MP)関節が伸展し，近位指節間(PIP)関節と遠位指節間(DIP)関節は屈曲している状態．尺骨神経麻痺で起こる鷲手はこれに含まれる．

9 槌指【つちゆび，ついし】 □□□ ★★

マレットフィンガー(マレット指)ともいう．遠位指節間(DIP)関節が屈曲する変形．伸筋腱断裂や末節骨の剥離骨折で起こる．

10 膝外反変形 / 外反膝【しつがいはんへんけい / がいはんしつ】 □□□ ★

X脚ともいう．左右の膝内側部をそろえたとき，左右の下腿内果がくっつかない状態．関節リウマチの関節変形．

11 膝内反変形 / 内反膝【しつないはんへんけい / ないはんしつ】 □□□ ★★

O脚ともいう．左右の下腿内果をそろえたとき，左右の膝の内側がくっつかない状態．変形性膝関節症の関節変形．

骨関節障害 165

12 尖足，内反足，内反尖足【せんそく，ないはんそく，ないはんせんそく】
□□□ （チェック欄） ★

筋緊張が高い結果，足部全体が底屈し（＝尖足），さらに回外・内転し（＝内反足）固まった状態を内反尖足という．脳卒中痙性片麻痺や痙直型脳性麻痺の足部で起こりやすい変形．

13 扁平足，外反足，外反扁平足【へんぺいそく，がいはんそく，がいはんへんぺいそく】 □□□ ★

足部の縦アーチが下がり土踏まずがなく（＝扁平足），さらに足部が回内・外転した（＝外反足）状態を外反扁平足という．関節リウマチなどでみられる．

14 凹足【おうそく】 □□□ ★

足部の縦アーチが極端に上がり，前足部が盛り上がって中足骨部が地面についていない状態．原因不明の場合のほか，高いヒールの靴の履きすぎ，Charcot-Marie-Tooth 病などでみられる変形．(p.123 凹足参照)

15 外反母趾【がいはんぼし】 □□□ ★

母趾（足の親指）が中足趾節間（MC）関節から小指側へ 15°以上側屈変形した状態．可逆期，拘縮期，進行期，終末期の 4 期に分類される．拘縮期以降は疼痛を伴う．内反小趾を伴うこともある．

16 鉤爪変形【かぎづめへんけい】 □□□ ★

鷲手（変形）ともいう (p.170 鷲手（変形）参照)．尺骨神経麻痺の症状として起こる．薬指と小指（第 4 指・第 5 指）の中手指節（MP）関節が過伸展し，近位指節間（PIP）関節と遠位指節間（DIP）関節が屈曲する変形．

先天性疾患

1 骨形成不全症【こつけいせいふぜんしょう】 □□□ ★

骨形成異常症の一種．先天的に（生まれつき）骨形成のためのコラーゲン合成が障害されているため，不完全な骨を形成し骨折もしやすい．骨障害以外に青色強膜（眼の白目の部分が青くみえる）や難聴を伴う遺伝性の疾患．(p.297 骨形成不全症参照)

2 骨軟骨異形成症【こつなんこついけいせいしょう】 □□□ ★

骨形成異常症の一種．手足が短く額が飛び出ており，鞍鼻（鼻すじが落ち込んで低くなった状態），腰椎前弯を起こす先天性小人症．知能は正常．

6. 整形外科学

3 先天性股関節脱臼【せんてんせいこかんせつだっきゅう】 □□□ (チェック欄) ★★

先天的に股関節の構造に障害があり，新生児期に股関節の脱臼が生じている状態．寛骨臼は浅く（＝臼蓋形成不全），骨頭の発育が不十分．女児に多い．

4 先天性切断【せんてんせいせつだん】 □□□ ★

先天的に四肢（手足）がないこと（p.172 先天性切断，後天性切断参照）．何らかの阻害因子（薬物など）の影響で，母体子宮内での成長阻害あるいは正常胚組織の子宮内破壊により四肢が欠損した状態．例：サリドマイド児．

5 先天性多発性関節拘縮症【せんてんせいたはつせいかんせつこうしゅくしょう】 □□□ ★

先天的に左右対称的に多くの関節の拘縮があり，四肢は独特の形態をとる．障害関節周囲の筋は線維組織や脂肪組織に置き換わっており，筋としての収縮機能がない．皮膚にはしわがない．

6 多指症，合指症，多合指症【たししょう，ごうししょう，たごうししょう】 □□□ ★

多指症では先天的に指の数が正常より多い．手では母指に多く，足では小趾に多い．合指症では先天的に隣り合った指の一部，または全部がくっついている．手では中指・薬指（第3指・第4指）間が多く，足では小趾側の多合趾が多い．多合指症は多指症と合指症が両方同時に起こったものをいう．

7 マルファン Marfan 症候群【まるふぁんしょうこうぐん】 □□□ ★

常染色体優性遺伝のフィブリンと弾性線維の先天異常症による疾患．蛋白質のはたらきが十分でないため全身（骨，眼，心臓血管）にいろいろな奇形を起こす．症状としては，高い身長，細長い手足，緑内障，白内障，大動脈の拡張や解離性大動脈瘤など．（p.297 マルファン症候群参照）

絞扼性障害（症候群）

1 絞扼性神経障害【こうやくせいしんけいしょうがい】 □□□ ★

神経が骨，筋，靱帯などにより締めつけられて起こる神経障害．神経が締めつけられている部位より末梢側にしびれや痛みがみられる．

絞扼性障害(症候群)

2　コンパートメント症候群【こんぱーとめんとしょうこうぐん】
□□□　★
　四肢(手足)の筋や血管，および神経は骨・筋膜・骨間膜に囲まれているが，この構造をコンパートメント(囲まれた1区画)という．コンパートメント症候群とは，このコンパートメント内の圧力上昇により循環障害が起こり，内部の筋や神経が障害されること．

3　フォルクマン Volkmann 拘縮／阻血性拘縮【ふぉるくまんこうしゅく／そけつせいこうしゅく】　□□□　★★★
　コンパートメント症候群の一種．上腕から前腕にかけての外傷や，外部からの圧迫(ギプス固定など)などにより生じた筋内の微小循環障害により，前腕の筋群(とくに屈筋群)が非可逆的な壊死，拘縮，麻痺を起こすこと．

4　前脛骨区画症候群【ぜんけいこつくかくしょうこうぐん】　□□□　★
　コンパートメント症候群の一種．下腿は下腿骨(脛骨，腓骨)と骨間膜，筋膜で4区画に分類される．そのうち前脛骨区画(前脛骨筋，長指伸筋，長母指伸筋が存在する)の内圧亢進により機能障害と壊死を起こすこと．

5　頸肋(症候群)【けいろく(しょうこうぐん)】　□□□　★
　第7頸椎の横突起に肋骨様の(肋骨のような)骨がくっついていること．頸肋の作用で神経や血管に刺激が加わり，胸郭出口症候群などの症状を起こす．

6　胸郭出口症候群【きょうかくでぐちしょうこうぐん】　□□□　★★★
　頸部から胸部にかけて腕神経叢と鎖骨下動脈が通り抜ける通路があり，ここでそれらが筋腹にはさまれて圧迫され，循環障害や神経障害を起こす症候群．斜角筋症候群(前斜角筋と中斜角筋にはさまれる)，過外転症候群(小胸筋と肋骨にはさまれる)などがある．症状は上肢のしびれ，だるさ，脱力感．

7　ギヨン Guyon 管症候群【ぎょんかんしょうこうぐん】　□□□　★★
　小指球(手のひらの小指側の膨らんだ部分)にある尺骨神経が Guyon 管(尺骨神経管)で圧迫を受けて障害される症候群．症状は小指球の痛み，知覚異常，小指球筋の萎縮．

8　ズデック Sudeck 骨萎縮【ずでっくこついしゅく】　□□□　★
　四肢末梢部の骨折や挫傷などの外傷後に起こる反射性交感神経性ジストロフィー．手と指に腫脹，強い痛み，骨萎縮，拘縮を生じる．

6. 整形外科

9 肘部管症候群【ちゅうぶかんしょうこうぐん】 □□□ (チェック欄) ★★★
小児期の上腕骨顆上骨折が原因となり，成長するにつれて出現する尺骨神経麻痺．尺骨神経が肘の内側の肘部管というトンネルで圧迫や引きのばしを受けて起こる．母指内転筋の筋力低下，小指の感覚障害，フローマン徴候，鷲手変形がみられる．

10 尺骨神経麻痺【しゃくこつしんけいまひ】 □□□ ★
尺骨神経損傷により起こる神経麻痺．母指内転筋の筋力低下，小指球筋の萎縮，鷲手変形，フローマン徴候がみられる．手掌(手のひら)の小指側の痛みと知覚異常もみられる．

11 手根管症候群【しゅこんかんしょうこうぐん】 □□□ ★★★
手根管とは，手掌(手のひら)側にある手根骨と横手根靱帯に囲まれたトンネル状の構造をいう．手根管症候群とは，手根管を通る正中神経が何らかの理由で圧迫を受けて，しびれや痛み，運動障害を起こす疾患のこと．

12 円回内筋症候群【えんかいないきんしょうこうぐん】 □□□ ★★
肘関節付近で尺骨頭と上腕頭に分かれた円回内筋の収縮によって，その筋を貫くように通る正中神経が圧迫障害されること．前腕掌側筋群の痛みや手のしびれが生じる．Tinel 徴候陽性，母指・示指(第1指・第2指)の屈曲筋の麻痺を合併する．

13 梨状筋症候群【りじょうきんしょうこうぐん】 □□□ ★★★
骨盤内にある梨状筋と上双子筋の間で，坐骨神経が圧迫障害されること．症状としては坐骨神経支配域の疼痛や知覚異常がみられる．

14 足根管症候群【そっこんかんしょうこうぐん】 □□□ ★★
脛骨内顆下の足根管で脛骨神経が圧迫されること．足の裏に灼熱感をともなう痛みとしびれ感，知覚異常が生じる．

末梢神経障害

分類

1 ニューラプラキシア neurapraxia【にゅーらぷらきしあ】 □□□ ★★

一時的に神経が圧迫された状態をいう．一過性の伝導障害である．主症状は運動麻痺，知覚麻痺．麻痺は数時間〜数週間で回復する．

2 アクソノトメーシス axonotmesis【あくそのとめーしす】 □□□ ★★

神経の軸索および髄鞘の一部が傷つけられた状態．軸索は損傷部以下でWaller 変性を起こす．損傷部以下の運動・知覚障害を認める．時間はかかるが，ほぼ元の状態に戻る．

3 ニューロトメーシス neurotmesis【にゅーろとめーしす】 □□□ ★★

神経線維の完全断裂であり，Waller 変性を起こし，周囲の結合組織の連続性も断たれた状態．自然回復はなく，手術をすると元に戻る．

薬害

放射線ニューロパチー【ほうしゃせんにゅーろぱちー】 □□□ ★

ニューロパチーとは末梢神経の伝導が障害されること．放射線ニューロパチーとは，癌治療のための放射線照射により末梢神経が傷つけられることをいう．末梢神経を取り巻く結合組織の微小循環の障害，慢性炎症，脱髄などが起こる．

上肢

1 腕神経叢麻痺（上位型，下位型，全型）【わんしんけいそうまひ（じょういがた，かいがた，ぜんがた）】 □□□ 神経 ★

腕神経叢が強く引っ張られて発症し，腕がしびれたり動かなくなったりした状態を腕神経叢麻痺という．損傷部位から上位型（エルブ：C5〜6），下位型（クルンプケ：C8〜Th1），全型の3型に分類される．

2 分娩麻痺，引き抜き損傷【ぶんべんまひ，ひきぬきそんしょう】 □□□ ★

分娩麻痺は，分娩時に新生児の腕神経叢が強く引っ張られて損傷した状態．引き抜き損傷は，オートバイ事故などによって強い外力で腕神経叢が引き抜かれて損傷した状態．

3 正中神経(高位麻痺, 低位麻痺)【せいちゅうしんけい(こういまひ, ていいまひ)】
□□□ (チェック欄) ★

正中神経低位麻痺は手根管での正中神経の圧迫障害によって起こる. 症状は猿手, パーフェクトOサイン(母指と示指でOをつくれない), 母指対立不能, 手掌頭側部の知覚障害など. 正中神経高位麻痺は円回内筋症候群であり, 低位麻痺の症状に加え, 前腕の回内, 母指・示指(第1指・第2指)の屈曲ができなくなる.

4 翼状肩甲【よくじょうけんこう】 □□□ ★★
腕を上げるときに, 肩甲骨の内側縁が浮き上がって鳥の翼のようにみえる状態. 前鋸筋の麻痺により起こる. (p.203 翼状肩甲参照)

5 下垂手【かすいしゅ】 □□□ ★
橈骨神経麻痺により起こる手の変形. 手を背屈させる筋が働かなくなり, 手首が下に垂れ下がった状態になる.

6 鷲手(変形)【わしで(へんけい)】 □□□ ★★
鉤爪変形ともいう(p.165 鉤爪変形参照). 尺骨神経麻痺により起こる手の変形. 骨間筋, 虫様筋の萎縮により, 手部・手指がワシの爪のような形になる. 手の小指側の感覚が障害される.

7 猿手【さるで】 □□□ ★★
正中神経麻痺により起こる手の変形. 母指球の萎縮により, 猿の手のような形になる. 母指の対立動作不能. 手掌の母指側の感覚が障害される.

下 肢

1 腓骨神経麻痺【ひこつしんけいまひ】 □□□ 神経 ★
腓骨神経が障害されて起こる麻痺. 足関節や足指の背屈ができなくなり下垂足となる. 下腿外側から足背部にかけて, しびれ, 感覚鈍麻がみられる.

2 下垂足【かすいそく】 □□□ ★
足関節や足指が下に垂れて背屈ができない弛緩性麻痺の状態.

脊髄損傷

筋障害

筋萎縮

筋萎縮【きんいしゅく】 □□□（チェック欄） ★

筋の萎縮した（やせた）状態をいう．原因として，筋原性（筋ジストロフィーなど），神経原性（筋萎縮性側索硬化症など），廃用性（活動しないこと）がある．

筋　炎

骨化性筋炎【こつかせいきんえん】 □□□ ★★

骨折したときや，関節が高度に損傷したとき，また感覚障害がある場合の暴力的な可動域訓練後などに，関節包や骨膜に生じた血腫が筋で骨化したもの．症状は患部の腫れや熱感である．

脊髄損傷

1　**中心性頸髄損傷【ちゅうしんせいけいずいそんしょう】** □□□ ★★

頸椎の過屈曲・過伸展により，骨傷がなく頸髄の中心部が損傷している状態．手のしびれ，何もさわれないほどの痛み，自発痛が特徴．下肢の麻痺は軽く，上肢の麻痺は重度である．

2　**ブラウン・セカール Brown-Sequard 症候群【ぶらうん・せかーるしょうこうぐん】** □□□ ★

脊髄半側切断症候群ともいう．脊髄の半側が障害された場合に起こる運動麻痺と感覚障害のこと．損傷側には運動障害，深部感覚障害，触圧覚低下が，反対側には温痛覚障害，触圧覚低下が起こる．

3　**反射性膀胱【はんしゃせいぼうこう】** □□□ 神経 ★

痙性膀胱，自動膀胱ともいう．神経因性膀胱の一種．脊髄の排尿反射中枢核（S2〜4）より上位で脊髄損傷を起こした場合の膀胱．膀胱に尿がたまる刺激が膀胱筋の反射を引き起こすため，頻尿や尿失禁を起こす．

4　**ASIA（American Spinal Injury Association）機能障害尺度【えいしあきのうしょうがいしゃくど】** □□□ リハ ★

アメリカ脊髄障害協会策定の脊髄損傷の機能障害の評価尺度．脊髄損傷のレベルや麻痺の完全さについて，A（完全障害）〜E（正常）の5段階で評価する．

3 解離性感覚障害【かいりせいかんかくしょうがい】 □□□ (チェック欄)
神経 ★★

感覚系の伝導路の一部が障害され，ほかの感覚伝導路は障害されていない状態．脊髄の部分損傷の場合にみられる．

6 痙性麻痺，痙性対麻痺【けいせいまひ，けいせいついまひ】 □□□ **神経**
★★

痙性麻痺は筋の緊張が強くなりすぎて突っ張った状態．深部腱反射の亢進を伴い上位運動ニューロンの障害によって生ずる．対麻痺は両下肢麻痺のことで，痙性対麻痺は両下肢に痙性麻痺が出現すること．

切 断

合併症

幻肢【げんし】 □□□ **リハ** ★★

事故や外科手術等で失った手足や身体の一部がまだ存在しているかのように感じられる現象．感覚はリアルかつ持続的であり，切断者の90%近くが経験する．徐々に消えていく場合が多いが，幻肢が長く残存する場合もある．

分 類

先天性切断，後天性切断【せんてんせいせつだん，こうてんせいせつだん】 □□□ ★

先天性切断は母体内での胎児の発達段階における奇形で，出生時にすでに手足が欠けているもの(p.72 先天性切断参照)．後天性切断は出生後に何らかの原因で手足を切断されたもの．

上 肢

1 肩離断，肩甲骨離断【かたりだん，けんこうこつりだん】 □□□ ★
肩離断は肩甲骨を残し，上腕骨から末梢を切断したもの．肩甲骨離断は肩甲骨から上肢先端まで切断したもの．

2 クルッケンベルグ切断【くるっけんべるぐせつだん】 □□□ ★
前腕を橈骨と尺骨の2分に切断する方法．前腕の回内・回外をすることで断端の開閉を行い，物をはさむことができる．また皮膚感覚が正常という利点がある．

下 肢

1 下腿切断【かたいせつだん】 □□□ (チェック欄) ★
膝から下の下腿部(脛骨と腓骨)の切断.

2 サイム Syme 切断【さいむせつだん】 □□□ ★
脛骨・腓骨の下端部(内果・外果から下で距骨以下足部のすべて)で切断し, 断端を踵の皮膚でおおう手術法. 断端部が膨らんで体裁のよい義足をつけにくいが, 断端で荷重できるため便利である.

3 ショパール(関節)離断【しょぱーる(かんせつ)りだん】 □□□ ★★
横足根関節離断ともいう. 距舟関節と踵立方関節との関節間での切断.

4 リスフラン Lisfranc 切断【りすふらんせつだん】 □□□ ★
足根中足関節離断ともいう. 中足骨と第1〜3楔状骨・立方骨間での切断.

5 中足骨切断【ちゅうそくこつせつだん】 □□□ ★
中足骨部より先端(指節骨から先端)での切断.

熱 傷

9の法則, 5の法則【9のほうそく, 5のほうそく】 □□□ ★
熱傷面積の計算方法. 成人は9の法則を用い, 頭部・各上肢を9%, 体幹前面・後面・各下肢を18%, 陰部を1%で計算する. 幼児は5の法則を用い, 頭部を15%, 各上肢を10%, 体幹前面を20%, 体幹後面・各下肢を15%で計算する.

歩行障害

異常歩行

間欠性跛行【かんけつせいはこう】 □□□ ★★
一定時間歩き続けると痛み, しびれ, 脱力といった症状が下肢に出現し, しばらく休むと再び歩行ができるようになる状態. 原因に閉塞性動脈硬化症や脊柱管狭窄症がある.

整形外科治療

手術法

1. **ひきよせ締結法【ひきよせていけつほう】** □□□ ★
   膝蓋骨の横骨折に用いられる手術法．骨折線に対し，手術で使われるワイヤー(銅線)を垂直に引き寄せて結ぶ方法．

2. **プレート固定法【ぷれーとこていほう】** □□□ ★
   金属製のプレートを骨折部にあて，スクリュー(ねじ)で骨にとめて固定する手術．皮膚を切り開き，骨を露出させて行う．

3. **人工骨頭置換術【じんこうこっとうちかんじゅつ】** □□□ ★
   大腿骨頭を取り除き，人工物(金属やセラミックス)でできた骨頭に置き換える(置換)手術法．大腿骨頸部内側骨折で臼蓋に問題がない場合に適応となる．骨セメントを用いる場合と，セメントを使わずに直接骨に固定する場合がある．

4. **髄内釘法【ずいないていほう】** □□□ ★
   骨折した骨の中心部にある髄腔に骨端から金属製の長い釘を打ち込み固定する手術法．骨折部を切り開かずに行うため，早期から荷重，関節可動域訓練，筋力増強訓練ができる利点がある．

5. **クラッチフィールド牽引【くらっちふぃーるどけんいん】** □□□ ★
   頸椎の脱臼・骨折の整復・固定に用いる頭蓋直達牽引．頭蓋骨にピンを刺し，そこに金具を付けて固定し，錘で引っ張る(牽引)方法．

運動療法

1. **デローム DeLorme 法，漸増抵抗運動【でろーむほう，ぜんぞうていこううんどう】** □□□ 内科 ★
   筋力増強訓練方法の1つ．等張性収縮を10回繰り返しできる限界量を10 RMとし，この負荷量の50%を10回，次は75%を10回，最後に10 RMで10回，合計30回行う．徐々に負荷量を増やす方法(＝漸増抵抗運動)である．

2 コッドマン Codman 体操 / 振子運動【こっどまんたいそう / ふりこうんどう】
□□□（チェック欄） 内科 ★

五十肩などの肩関節疾患を対象として，痛みのある手に 1 〜 1.5 kg の錘を持たせ，前後・左右・回旋方向に振子様に動かす体操．

装 具

(内側・外側)楔状足底板【(ないそく・がいそく)けつ(きつ)じょうそくていばん】 □□□ ★★

足の底につける靴の中敷のこと．やわらかい素材を用いて痛みのある箇所の負担を軽減したり，足の形状を矯正したりする目的で用いる．

義 足

1 PTB 義足【ぴーてぃーびーぎそく】 □□□ ★

PTB（Patellar Tendon weight Bearing）は膝蓋腱支持という意味で，膝蓋腱部で主に体重を支える義足．膝蓋骨の上にカフベルトを引っかけて義足を懸垂する．下腿断端の特徴を活かした，膝関節機能を阻害しない義足である．

2 スリッパ式足指義足【すりっぱしきそくしぎそく】 □□□ ★

中足骨の切断に対して用いるスリッパ式の義足．簡単に装着できて外観もよい．

3 足袋式足根義足【たびしきそっこんぎそく】 □□□ ★

ショパール関節離断に対して用いる義足．足袋式を用いることで，スリッパ式と異なり簡単には脱げない．また断端を安定させることができる．

義 手

1 フォークォーター用義手【ふぉーくぉーたーようぎしゅ】 □□□ ★

肩甲胸郭間切断に対して用いられる義手．

2 能動義手【のうどうぎしゅ】 □□□ ★

ケーブルを介して体幹や上肢帯の動きを伝達することで，継手や手先具を操作する義手の総称．

整形外科検査

エックス線画像

1 **椎間板造影【ついかんばんぞうえい】** □□□ ★
椎間板障害が疑われたときに行われる検査．椎間板内部に針で造影剤を注入し，エックス線で撮影する．造影剤の流れや貯留部位などから，椎間板の変性やヘルニアの部位をみて診断に役立てる．

2 **ミエログラム【みえろぐらむ】** □□□ ★
脊髄をエックス線で撮影する画像検査方法の1つ．脊柱管内に針で造影剤を注入し，脊髄の圧迫や狭さの状況をみて診断に役立てる．

3 **腰椎45°斜位像【ようつい45どしゃいぞう】** □□□ ★
脊椎分離症の診断に用いるエックス線画像検査法．腰椎エックス線で45°斜位(斜め45°)で撮影し，分離部を確認する．

整形外科テスト法

胸郭出口症候群

1 **アドソン Adson テスト【あどそんてすと】** □□□ ★★
胸郭出口症候群のテスト．腕のしびれや痛みのある側に顔を向けて，そのまま首を反らせ深呼吸を行わせる．このときに鎖骨下動脈が圧迫され，手首のところの橈骨動脈の脈が弱くなるか触れなくなれば陽性と判断する．

2 **エデン Eden テスト【えでんてすと】** □□□ ★
胸郭出口症候群のテスト．坐位(座った姿勢)で，胸を張った状態で両肩を後下方に引かせる．このとき手首のところの橈骨動脈の脈が弱くなるか触れなくなれば陽性と判断する．

3 **モーレー Morley テスト【もーれーてすと】** □□□ ★
胸郭出口症候群のテスト．鎖骨上窩を指で持続的に圧迫する．このとき圧痛，放散痛(痛みが一見関係のないところに起こること)が出たら陽性と判断する．

整形外科テスト法

4　ライト Wright テスト【らいとてすと】　□□□ (チェック欄)　★

胸郭出口症候群のテスト．坐位で，両肩関節を90°外転・外旋，肘関節90°屈曲位をとらせる．このとき手首のところの橈骨動脈の脈が弱くなるか触れなくなれば陽性と判断する．

頸椎椎間板症

スパーリング Spurling テスト【すぱーりんぐてすと】　□□□　★

頸椎椎間板ヘルニアのテスト．頭部を痛みのある側に側屈・伸展し，圧迫させる．疼痛，放散痛が出たら陽性と判断する．

腰椎椎間板症

ラセーグ Lasègue 徴候【らせーぐちょうこう】　□□□　★★★

腰椎椎間板ヘルニアのテスト．背臥位(あおむけ)で，片側股関節・膝関節を屈曲位とし，徐々に膝関節のみ伸展させる．膝関節70°未満で坐骨神経に沿った部分(大腿部後面)に疼痛が出たら陽性と判断する．

腱板損傷

ドロップアーム drop arm サイン【どろっぷあーむさいん】　□□□
★

回旋腱板断裂のテスト．坐位で，検査者が痛みのある肩関節を90°外転位に保持させ手を離す．次にゆっくり腕を下ろすように指示し，ゆっくり下ろせなかったり，急に落ちるようであれば陽性と判断する．

尺骨神経炎

ティネル Tinel 徴候【てぃねるちょうこう】　□□□　★★

神経が外傷により切断されたり，軸索が変性した際に，神経の再生過程でその先端部が刺激に過敏となり，その部位を叩打すると放散痛が生じる現象．

手根管症候群

ファーレン Phalen 徴候【ふぁーれんちょうこう】　□□□　★

手根管症候群のテスト．坐位で，手関節を掌屈し，手背同士を密着させて60秒間保持する．手掌のしびれが強くなれば陽性と判断し，正中神経の圧迫を疑う．

中殿筋筋力低下

トレンデレンブルグ Trendelenburg 徴候【とれんでれんぶるぐちょうこう】
□□□（チェック欄） ★

歩行時，麻痺側での片脚支持期に骨盤を水平に保つことができず，遊脚側の骨盤が下に傾く現象．立脚側の股関節外転筋の筋力低下あるいは麻痺のときに現れる．

半月板損傷

1 アプレー Apley テスト【あぷれーてすと】 □□□ ★

半月板損傷のテスト．腹臥位(うつぶせ)で患側膝関節を90°に曲げる．検査者は足を両手でつかみ，膝に向かって圧迫しながら下腿の内旋・外旋を行う．内旋時に痛みが出たら外側半月板の損傷，外旋時に痛みが出たら内側半月板の損傷を疑う．

2 マクマレー McMurray テスト【まくまれーてすと】 □□□ ★

半月板損傷のテスト．背臥位(あおむけ)で，検査者は膝関節を曲がるところまで曲げ，下腿の内旋・外旋を行う．内旋時に痛みやクリック音(ポキッ，ポキッ)が出たら外側半月板の損傷，外旋時に痛みやクリック音が出たら内側半月板の損傷を疑う．

前十字靭帯損傷

1 ラックマン Lachman テスト【らっくまんてすと】 □□□ ★

前十字靭帯断裂のテスト．背臥位(あおむけ)で膝関節を30°に曲げる．検査者は大腿部と脛骨端を両手でつかみ，脛骨を前方に引く．前方への移動が大きければ断裂を疑う．

2 前方引き出し徴候【ぜんぽうひきだしちょうこう】 □□□ ★

前十字靭帯断裂のテスト．背臥位(あおむけ)で足底部をベッド面に固定し膝関節を90°屈曲位，やや内旋位をとる．検査者はその状態から脛骨を前方に引く．痛みが出たら損傷を疑い，前方への移動が大きければ断裂を疑う．

後十字靭帯損傷

後方引き出し徴候【こうほうひきだしちょうこう】 □□□ ★

後十字靭帯断裂のテスト．背臥位(あおむけ)で足底部をベッド面に固定し膝関節を90°屈曲位，やや内旋位をとる．検査者はその状態から脛骨を後方に押す．痛みが出たら損傷を疑い，後方への移動が大きければ断裂を疑う．

7 神経内科学

脳血管障害

1 脳梗塞【のうこうそく】 □□□（チェック欄） ★★
　血栓（血の塊）により脳の動脈が詰まり，脳血流の低下や途絶により脳細胞が壊死する疾患．錐体交叉の関係で壊死した脳細胞の位置する側とは反対側の身体に麻痺（＝片麻痺）が生じる．脳血栓と脳塞栓に分けられる．

---

2 脳血栓【のうけっせん】 □□□ ★★
　血栓性脳梗塞ともいい，脳梗塞の1つ．脳の血管内にできた血栓（血の塊）により脳血管の血流障害が生じる疾患．アテローム硬化（粥状硬化）を伴うことが多い．症状は発作後，徐々に進行する．

---

3 脳塞栓【のうそくせん】 □□□　病理　★★★
　脳梗塞の1つ．心臓や頸部の動脈分岐部などでできた血栓や脂肪，あるいは癌細胞などの塊が血流にのって脳の動脈を詰まらせ，その結果，脳血管の血流障害が生じる疾患．

---

4 アテローム硬化／粥状硬化【あてろーむこうか／じゅくじょうこうか】
□□□ ★
　アテロームは粥腫と訳され，おかゆの表面のようにつぶつぶが認められることをいう．アテローム硬化とは，中等大以上の動脈の内膜に脂肪がまばらに沈着し硬化した状態．アテロームは経過とともに血栓形成へとつながる．
（p.137 動脈硬化（症），アテローム硬化／粥状硬化参照）

---

5 ラクナ梗塞【らくなこうそく】 □□□ ★
　脳血栓の一種．脳深部の非常に細い血管が詰まって起こる脳梗塞のこと．

---

6 脳出血【のうしゅっけつ】 □□□ ★★★
　動脈瘤の破裂などで脳の血管の一部が破れ，頭蓋内へ出血する疾患．出血した血液が脳を圧迫し，脳細胞が死んで半身麻痺（片麻痺）などの障害が起こる．

7. 神経内科学

7 脳卒中片麻痺【のうそっちゅうかたまひ】 □□□ (チェック欄) 整形 ★★

脳卒中(脳出血や脳梗塞の総称)で脳細胞が死ぬことで現れる，右ないしは左半身の麻痺．脳の障害部位と反対側の身体に麻痺が起こることが多い．例：右脳側の梗塞なら左片麻痺．

8 前駆症状【ぜんくしょうじょう】 □□□ ★

病気が起こる前に現れる症状のこと．脳血管障害の前駆症状には，手足のしびれや麻痺，言葉が出ない，頭痛，めまい，悪心などがある．

9 一過性脳虚血発作(TIA)【いっかせいのうきょけつほっさ(てぃーあいえー)】 □□□ ★

一過性(一時的)に脳卒中片麻痺に似た症状の出現を認め，早い場合は数分で，遅くても24時間以内に症状が消失するもの．脳血流量が低下したり，血管が小さな血栓で詰まったりして起こるとされ，脳梗塞の前兆と位置づけられる．

10 ワレンベルグWallenberg症候群/延髄外側症候群【われんべるぐしょうこうぐん/えんずいがいそくしょうこうぐん】 □□□ ★

椎骨動脈または後下小脳動脈の障害を原因とする，一側の延髄背外側部の梗塞により生じる症候群．具体的な症状としては，めまい，嚥下障害，構音障害，障害側の顔面の温痛覚障害，運動失調と反対側の体幹・上下肢の温痛覚障害などが生じる．

11 球症状，球麻痺，仮性球麻痺【きゅうしょうじょう，きゅうまひ，かせいきゅうまひ】 □□□ ★★★

延髄(球状の形をしている)には舌咽神経をはじめとした口と舌の運動を支配する神経核があり，そこが障害されると飲み込みや会話が難しくなる(=球症状)．球麻痺とはこの核が障害された状態をいい，仮性球麻痺とは球麻痺とは違う部位の損傷により球麻痺と同じような症状が出現するものをいう．

12 水頭症，正常圧水頭症【すいとうしょう，せいじょうあつすいとうしょう】 □□□ 整形 ★★

水頭症は脳出血などが原因で脳脊髄液が頭蓋の中に過剰にたまり，その結果，脳室が拡大し，かつ頭蓋内圧が亢進した状態のこと．正常圧水頭症は髄液圧が正常であるにもかかわらず生じる水頭症のことで，記銘力低下，小刻み歩行，尿失禁の3つの症状を特徴とする．

脳血管障害 **181**

13 脳底動脈解離【のうていどうみゃくかいり】 □□□ (チェック欄) ★
脳底動脈と呼ばれる血管の内壁である内膜が剝がれる疾患．血管の壁が薄くなり，剝がれたところは風船のように膨らむ．

14 脳動静脈奇形【のうどうじょうみゃくきけい】 □□□ ★★★
脳の血管の生まれつきの疾患．通常は動脈→毛細血管→静脈の順に血液が流れるが，奇形により動脈と静脈が毛細血管を経由せずに直接つながると，血管内圧が高まり出血しやすくなる．

15 脳動脈瘤破裂【のうどうみゃくりゅうはれつ】 □□□ ★★★
脳の動脈にできた小さなこぶのような膨らみ(＝脳動脈瘤)が破れること．脳動脈瘤はウィリス動脈輪に好発するため，この部位が破裂すると重い脳障害を起こすことが多い．

16 硬膜外血腫【こうまくがいけっしゅ】 □□□ ★
硬膜は脳脊髄を守る3つの膜(内側から軟膜，クモ膜，硬膜)の最外側の膜であり，頭蓋骨のすぐ下に位置する．硬膜外血腫は頭蓋骨の骨折などにより，頭蓋骨と硬膜との間に出血した血がたまること．

17 慢性硬膜下血腫【まんせいこうまくかけっしゅ】 □□□ ★
頭部の外傷を原因として数週間〜数ヵ月もの間，硬膜と脳との間に出血が起こり，その血がたまっている状態．症状は頭痛や嘔吐，麻痺や言語障害，思考力低下や認知症症状，てんかん発作であり，頭蓋内圧の上昇次第では死にいたる．

18 もやもや病【もやもやびょう】 □□□ ★
ウィリス動脈輪を形成する動脈の原因不明の狭窄や閉塞により，不足した血液を補うために新しく血管(＝側副血行路)ができる疾患．新しくできた血管が煙のようにモヤモヤとみえることからもやもや病と呼ばれる．女性に多く，5〜10歳と30〜50歳がピークである．

19 内頸動脈閉塞症【ないけいどうみゃくへいそくしょう】 □□□ 病理 ★★
脳へ血液を送る内頸動脈の血管壁にコレステロールやカルシウムなどがたまり，壁自体が厚くなって血流を妨げる疾患．脳自体への血流が少なくなったり，血栓ができやすくなったりする．

7. 神経内科学

20 視床症候群【ししょうしょうこうぐん】 □□□（チェック欄） ★

視床後外側腹側核の障害によって生じる症候群．具体的な症状としては軽度な麻痺，深部感覚の高度な障害，軽度な運動失調と不随意運動，立体覚障害，痛覚過敏，半盲など．また，視床痛と呼ばれる耐えられないほどの痛みが手足に出る．

21 情動失禁 / 感情失禁【じょうどうしっきん / かんじょうしっきん】 □□□ 精神 ★★★

脳の障害により感情のコントロールがうまくできなくなった状態．ささいなことですぐに泣いたり，怒ったり，突然笑ったりといった感情表現をする．脳動脈硬化症の特徴的な症状．

パーキンソン病

1 パーキンソン Parkinson 病【ぱーきんそんびょう】 □□□ 精神・病理 ★★★

中脳黒質線条体の変性によるドーパミン代謝異常を主因とする疾患で，安静時振戦，固縮，無動，姿勢反射障害を4大徴候とする．錐体外路系障害の代表的な疾患であり，進行性疾患．

2 パーキンソン症候群 / パーキンソニズム【ぱーきんそんしょうこうぐん / ぱーきんそにずむ】 □□□ ★

Parkinson 病の4大症状である安静時振戦，固縮，無動，姿勢反射障害がみられる疾患の総称．脳血管障害，脳炎，薬物中毒，一酸化炭素中毒などの症状として出現する．

3 ヘーン・ヤール Hoehn-Yahr 重症度ステージ【へーん・やーるじゅうしょうどすてーじ】 □□□ リハ ★★

Parkinson 病による障害の程度を5段階で表した評価尺度．主に動きをみて評価を行い，軽い障害はあるが介助を必要としない程度であるステージⅠから，すべての動作に介助が必要な程度であるステージⅤまでに分けられる．

4 仮面様顔貌【かめんようがんぼう】 □□□ 精神 ★★★

Parkinson 病の4大症状のうちの固縮と無動により，顔の筋を動かすことが難しくなり，仮面をかぶったような無表情な顔つきになった状態．

5 企図振戦【きとしんせん】 □□□ (チェック欄) ★★★
安静時には出現せず，伸ばした手が目標物に近づくときや，精神的緊張時に出現する小刻みなふるえ．小脳障害や多発性硬化症などでみられる．(p.186 振戦(安静時振戦，運動時振戦，企図振戦，羽ばたき振戦)参照)

6 無動，寡動【むどう，かどう】 □□□ 精神 ★★
無動ないしは寡動は Parkinson 病の症状として同義語で扱われることが多いが，正確には動き始めが遅れたり，動きが遅い状態を寡動といい，動きそのものがほとんど起こらなくなった状態を無動という．

7 固縮，鉛管現象【こしゅく，えんかんげんしょう】 □□□ ★★★
Parkinson 病など錐体外路系の障害でみられる筋のこわばりを固縮という．固縮の状態にある筋を関節を動かして伸ばそうとすると最初から最後まで抵抗感があり，鉛の管を曲げているように感じられることからそれを鉛管現象という．

8 小字症【しょうじしょう】 □□□ ★
Parkinson 病の患者に出現する，文字を続けて書くと書き始めからだんだんと文字が小さくなっていく症状．

多系統萎縮症

1 プリオン【ぷりおん】 □□□ ★
ウイルスとは別物で，感染性のある悪性の蛋白質のこと．プリオンによって引き起こされる脳疾患を伝播性海綿状脳症といい，具体的には Creutzfeldt-Jakob 病やクールーなどの疾患がある．(p.143 プリオン参照)

2 神経変性疾患【しんけいへんせいしっかん】 □□□ ★
中枢神経の特定の神経細胞に変性(形が変わったり死んだりすること)が生じる病気．筋萎縮性側索硬化症，Parkinson 病，多系統萎縮症，脊髄小脳変性症などがある．

3 オリーブ橋小脳萎縮症【おりーぶきょうしょうのういしゅくしょう】 □□□ ★★
脊髄小脳変性症の代表的な疾患．小脳失調症状(ふらつきや四肢の協調運動障害，構音障害など)が主体であるが，起立性低血圧，発汗障害などの自律神経症状も出現する．

7. 神経内科学

4 シャイ・ドレーガー症候群【しゃい・どれーがーしょうこうぐん】
□□□（チェック欄）　病理　★★

脊髄小脳変性症の病型の1つ．自律神経症状が主な症状で，起立性低血圧をはじめ，陰萎，排尿障害，発汗異常，易疲労性などがある．

5 海綿状変性症 / クロイツフェルト・ヤコブ Creutzfeldt-Jakob 病【かいめんじょうへんせいしょう / くろいつふぇると・やこぶびょう】
□□□　病理　★★★

プリオンという悪性の蛋白質の増殖によって引き起こされる中枢神経系の変性疾患．中年以降に発症し，脳組織の海綿（スポンジ）状変性を特徴とする．主症状は全身の不随意運動と急速に進行する認知症である．

6 ハンチントン（舞踏）病【はんちんとん（ぶとう）びょう】 □□□ 病理 ★★★

大脳中心部にある線条体尾状核の神経細胞が変性することによって起こる．中年以降に発症し，進行性に筋緊張の異常と舞踏病様不随意運動，認知力低下，情動障害などの症状が現れる．

7 進行性核上性麻痺【しんこうせいかくじょうせいまひ】 □□□ ★

頸部の過伸展を伴う硬直した不安定な姿勢と固縮が著明となり，パーキンソニズム，平衡障害，精神症状などを伴う疾患．眼球運動障害，とくに垂直方向の共同性眼球運動障害のため下方が見えにくくなる．50～60歳代の男性に好発する．

錐体路徴候

1 錐体路徴候 / 錐体路症状【すいたいろちょうこう / すいたいろしょうじょう】
□□□　★

上位運動ニューロン（大脳皮質運動野から脳幹や脊髄前角細胞までの経路）の障害により出現してくる徴候ないしは症状．具体的には，痙性麻痺や腱反射亢進，Babinski 反射などの病的反射の出現がある．

2 痙縮【けいしゅく】 □□□ ★★

錐体路の障害によって起こる筋緊張の異常．該当する筋を引き伸ばすように他動的に関節を動かそうとすると，抵抗を感じる．上肢においては屈筋に，下肢においては伸筋に現れる．

錐体路徴候

3 腱反射亢進【けんはんしゃこうしん】 □□□（チェック欄） 整形 ★
　筋の腱の部分を打腱器で叩打すると反射的にその筋が収縮することを腱反射というが，この腱反射が出現しやすい状態をいう．腱反射が亢進している場合には，その反射中枢よりも上位の神経系の障害が疑われる．

4 連合反射【れんごうはんしゃ】 □□□ ★
　錐体路障害で出現する反応で，ある筋を強く収縮させると他の部位の筋に収縮が起こる現象．例：一側の上肢を強く屈曲させると，反対側の上肢にも同様の運動が起こる．

5 共同運動【きょうどううんどう】 □□□ ★
　錐体路障害で出現する反応で，単一の関節を動かそうとすると自分の意思とは関係なく他の関節も動いてしまう，パターンのある動きのこと．脳卒中片麻痺における特異的な運動パターンに屈筋共同運動と伸筋共同運動がある．

6 バレー徴候【ばれーちょうこう】 □□□ ★
　麻痺の有無を調べるために用いる．たとえば上肢の麻痺の有無を調べる目的で，両上肢の手のひらを上に向け，左右対称に前方挙上し，しばらくその場に保持するように指示した場合，麻痺のある側は上肢が回内しながら下に落ちてくる現象．下肢にも同様の方法を用いる．

7 神経原性筋電図所見【しんけいげんせいきんでんずしょけん】 □□□
　　　　　　　　　　　　　　　　　　　　　　　　　　　　★
　神経原性とは原因が神経そのものにあることをいい，神経原性筋電図所見ではgiant spikeと呼ばれる振り幅が増加し（高電位），持続時間の長い電位を認める．

8 線維束性攣縮【せんいそくせいれんしゅく】 □□□ 病理 ★
　筋腹を肉眼でみてもわかるような，筋の小さな攣縮（ぴくつき）のこと．腹筋をたたいたり刺激を与えると出現しやすく，筋萎縮や脊髄前角細胞障害などでみられる．

錐体外路徴候

1 錐体外路徴候／錐体外路症状【すいたいがいろちょうこう／すいたいがいろしょうじょう】 □□□ (チェック欄) 精神 ★★

大脳基底核の障害や脳幹の神経核を通る神経路の障害によって生じる徴候や症状をいう．具体的には，振戦（ふるえ）などの不随意運動，固縮といった筋緊張異常，姿勢や協調運動の障害などをいう．

2 振戦（安静時振戦，運動時振戦，企図振戦，羽ばたき振戦）【しんせん（あんせいじしんせん，うんどうじしんせん，きとしんせん，はばたきしんせん）】 □□□ 精神・病理・内科 ★★★

振戦とは身体の一部または全身のリズミカルなふるえのこと．安静時に出るものを安静時振戦，運動時に出るものを運動時振戦という．目的物に近づくほど指のふるえが大きくなるものを企図振戦という．肝障害があるとみられる，腕を伸ばしたり手を広げたりしたときのふるえを羽ばたき振戦という．（p.183 企図振戦参照）

3 舞踏病，舞踏運動【ぶとうびょう，ぶとううんどう】 □□□ 病理 ★★

舞踏病は錐体外路系の障害によって起こる疾患．体幹や四肢の近位筋に自分の意思とは関係なく現れる，比較的速く振幅の大きい不規則で踊っているような運動（＝舞踏運動）を主症状とする．

失調症

1 フリードライヒ（型）失調症【ふりーどらいひ（がた）しっちょうしょう】 □□□ ★★

脊髄小脳変性症のうち脊髄に主たる病変があるものをいい，5～15歳ごろに下肢の運動失調が出現し，その後上肢の運動失調や言語障害，心筋障害などを引き起こす遺伝性の疾患．主な症状として，運動失調，深部感覚低下，深部反射低下，Babinski 反射陽性などがある．

失調症 187

2 晩発性小脳皮質萎縮症【ばんぱつせいしょうのうひしついしゅくしょう】
□□□（チェック欄）　★★

50～70歳代の男性に好発し，ゆっくりと小脳性の運動失調が進行する疾患．主な症状は歩行失調（酔っ払ったときのような歩行）で，比較的上肢の失調は軽く，構音障害が出現する．特徴として，錐体路徴候，錐体外路徴候のどちらも伴わない．

3 脊髄小脳変性症【せきずいしょうのうへんせいしょう】　□□□　★★

脊髄，脳幹，小脳にかけて神経が変性し，四肢や体幹の運動がぎこちなくなる運動失調を主な症状とする原因不明の疾患．病状によってはパーキンソニズムや自律神経症状が認められる．遺伝性のものと，非遺伝性のものとに大別される．

4 運動失調（症）【うんどうしっちょう（しょう）】　□□□　★★

体幹や手足の運動を調整する機能が障害され，運動をスムーズに行えない状態のこと．障害の部位により，小脳性失調，脊髄性失調，前庭迷路性失調に分けられる．

5 ロンベルグ Romberg 徴候【ろんべるぐちょうこう】　□□□　★★

開眼した状態で両足をそろえて立ち閉眼すると，その直後に体がふらつき倒れそうになる現象．脊髄性失調にみられる深部感覚の障害で出現する．

6 失調（性）歩行【しっちょう（せい）ほこう】　□□□　★

脊髄性や小脳性の運動失調により起こる不安定な歩行．酔っ払いがフラフラと歩いているように動作全体がとてもぎこちない歩みのこと．

7 協調障害【きょうちょうしょうがい】　□□□　★

運動を目的どおりに円滑に行えない状態のこと．たとえば，放り投げられたリンゴを取ろうとして手が届かなかったり，手が届いてもつかむタイミングが遅れたり，強くつかみすぎたりすること．

8 巧緻性【こうちせい】　□□□　★

器用さの度合いを表す表現で，精巧で緻密なこと．手先の器用さを表現するときなどに使う．

多発性硬化症

1 多発性硬化症【たはつせいこうかしょう】 □□□（チェック欄）　病理・リハ　★★★

中枢神経系の髄鞘に炎症が生じ，軸索がむき出しになる原因不明の難病．視力障害，感覚障害，麻痺，運動失調などをきたし，症状がよくなったり悪くなったりを繰り返す．特定疾患で，女性に好発する．(p.201 多発性硬化症参照)

2 テタニー【てたにー】 □□□　病理　★★★

手や足の筋（四肢遠位筋）が過収縮して手足が小刻みに震える状態．血中カルシウムイオン濃度の低下を原因とし，手足の筋の過収縮（けいれん），しびれや知覚障害などを生じる．(p.229 テタニー／低カルシウム血症参照)

3 放散痛【ほうさんつう】 □□□　★

ある定まった部位から一定方向に散らばりながら広がる痛みのこと．自動ないしは他動による四肢の運動が刺激となり，筋の過収縮によるけいれん（＝有痛性強直性痙攣）を伴う．

4 電撃痛【でんげきつう】 □□□　★

電気が通ったような，ビリビリした耐えられないほどの激しい痛み．多発性硬化症では頸部の前屈により背部を下行する電撃痛が出現することがあり，これを Lhermitte 徴候という．

5 寛解，増悪【かんかい，ぞうあく】 □□□　★

病気やけがによる症状が一時的ないしは継続的に軽減ないしは消失した状態を寛解といい，逆に症状が悪化することを増悪という．

中枢神経障害

1 筋萎縮性側索硬化症(ALS)【きんいしゅくせいそくさくこうかしょう（えーえるえす）】 □□□　整形・精神・病理　★★★

脊髄側索にある運動ニューロンが変性することで起こる難病．原因は不明で，男性に多く進行性であり，手足・のど・舌の筋や呼吸に必要な筋がだんだんやせて力が弱くなっていく．通常，感覚や知能，視力や聴力，内臓機能などはすべて正常に保たれる．

脳腫瘍 189

2 脊髄空洞症【せきずいくうどうしょう】 □□□ (チェック欄)　整形　★★★

脊髄の中心に空洞が形成される疾患．空洞は主に脊髄灰白質に発生する．頸髄に好発し，進行すると上肢の麻痺や温痛覚低下を伴うことが多い．多くはキアリ奇形や癒着性クモ膜炎に伴って起こる．

3 頭蓋底陥入症【ずがいていかんにゅうしょう】 □□□　整形　★★

大後頭孔の後部が上方に陥入して（折りたたまれ），第2頸椎の歯突起が大後頭孔の中に食い込んだ状態になること．四肢麻痺や眼振などが生じる．

4 脊髄性進行性筋萎縮症【せきずいせいしんこうせいきんいしゅくしょう】 □□□　★

脊髄の運動ニューロンが進行性に変性する疾患．成人期に発症し，筋萎縮と筋力低下がゆっくりと進行する．筋萎縮性側索硬化症と異なり，下位運動ニューロン障害であるために病的反射や感覚障害は出現しない．

5 進行麻痺 / 脳梅毒【しんこうまひ / のうばいどく】 □□□　病理　★★

梅毒に感染した10～20年後に発病するもので，梅毒トレポネーマという細菌が神経系へ感染することで起こる精神病．症状としては認知症や人格変化，妄想などがあり，末期には全身麻痺となる．

6 核黄疸【かくおうだん】 □□□　★

ビリルビン脳症ともいう．新生児期に高ビリルビン血症により脳幹部の神経核にビリルビンが蓄積し，神経細胞が破壊される疾患．発病初期には哺乳力の低下，後弓反張（全身が後ろに弓なりに反る状態）などで，生後1～1.5年で脳性麻痺や知的障害を認める．

脳腫瘍

1 テント上腫瘍，テント下腫瘍【てんとじょうしゅよう，てんとかしゅよう】 □□□　病理　★

脳腫瘍のうち，大脳と小脳を分けている小脳テントよりも大脳側に腫瘍があるものをテント上腫瘍，小脳側に腫瘍があるものをテント下腫瘍という．

2 下垂体腫瘍【かすいたいしゅよう】 □□□ (チェック欄) 病理 ★

下垂体の一部の細胞が腫瘍化したもので、脳腫瘍の中で3番目に多い。下垂体腫瘍はホルモン産生腫瘍(ホルモンの分泌が多すぎるもの)とホルモン非産生腫瘍(ホルモンの分泌が少なすぎるもの)に分けられ、症状としては男性では性欲低下、女性では月経不順がある。

3 原発性脳腫瘍【げんぱつせいのうしゅよう】 □□□ 病理 ★

脳腫瘍のうち、脳そのものから発生した腫瘍のこと。良性と悪性に分けられる。その他の脳腫瘍に転移性脳腫瘍があり、これは他の部位から腫瘍が移り、拡大したものをいう。

脳炎・脳症

1 辺縁系脳炎【へんえんけいのうえん】 □□□ ★

本能や本能的欲求にかかわる感情(情動)の中枢である大脳辺縁系(海馬、扁桃体、乳頭体、帯状回、側坐核などをあわせた部分)の炎症。記憶障害、過食、性欲亢進、無関心になるなどの症状が起こる。

2 日本脳炎【にほんのうえん】 □□□ ★

日本脳炎ウイルスに感染したブタから、コガタアカイエカ(蚊の一種)を介してヒトに感染する。発熱、嘔吐、意識障害、けいれんなどの脳症状がみられる。夏季に多く発生し、重症の場合死にいたる。(p.226 日本脳炎参照)

3 ペラグラ(脳症)【ぺらぐら(のうしょう)】 □□□ 精神 ★

ニコチン酸(ビタミン B_3 の一種)が不足すると起こる。症状は精神症状(神経衰弱や抑うつ、幻覚、せん妄)、皮膚炎、下痢など。

4 エイズ脳症【えいずのうしょう】 □□□ 病理 ★

エイズ AIDS(後天性免疫不全症候群)の末期に合併する脳の疾患。認知機能障害が著明で、運動障害、精神障害(幻覚、妄想、躁状態、うつ状態)などの症状が現れる。(p.226 エイズ脳症参照)

5 無酸素性脳症【むさんそせいのうしょう】 □□□ ★

窒息や心停止などで脳への血流がすべて途絶えると起こる。酸素不足が3～4分続くと、とくに酸欠に弱い小脳や海馬が障害され、その結果、協調障害や認知機能低下などがみられる。

脳圧亢進症状

1 頭蓋内圧亢進 / 脳圧亢進【ずがいないあつこうしん / のうあつこうしん】
□□□（チェック欄）　病理　★★

脳内出血や脳腫瘍，あるいは水頭症（脳脊髄液が増大する）などで頭蓋内の圧が高まった状態．頭痛，嘔吐，意識障害，視覚障害，麻痺などの症状がみられる．

2 うっ血乳頭【うっけつにゅうとう】　□□□　★

脳圧が亢進し眼底にある視神経乳頭（網膜と視神経がつながるところ）が圧迫され，むくんだ状態．頭痛，悪心，めまいなどの自覚症状があり，脳腫瘍や脳内出血の重要な所見である．

髄膜刺激症状

1 髄膜刺激症状 / 髄膜刺激症候【すいまくしげきしょうじょう / ずいまくしげきしょうこう】　□□□　★

クモ膜下出血や髄膜炎など，炎症により髄膜が刺激されている場合にみられる症候．頭痛や嘔吐，項部硬直やケルニッヒ徴候，ブルジンスキー徴候が認められる．

2 髄膜炎【ずいまくえん】　□□□　内科　★

脳や脊髄は深部から軟膜，クモ膜，硬膜の3層の膜に包まれているが，主に軟膜に炎症が生じた状態．炎症の原因はさまざまなウイルスや菌の侵入である．主な症状は頭痛，発熱，意識障害で，他に嘔吐や悪心が認められる．

3 項部硬直【こうぶこうちょく】　□□□　★

髄膜刺激症状の1つ．検者が背臥位にある被験者の頭部を前屈させると髄膜が伸張されるが，それが刺激となって首の後ろの筋が硬くなり（収縮するということ），反射的に元の位置に戻ろうとする反応．項部硬直があると首の伸筋の力が抜けないので顎が胸につかない．

4 ケルニッヒ徴候【けるにっひちょうこう】　□□□　整形　★★

髄膜刺激症状の1つ．背臥位（あおむけ）で一側の股関節・膝関節を直角に曲げた状態から，膝を他動的にすばやく伸展させる．膝の伸展に抵抗があり，項に痛みが出たり後頭部をのけぞらせる場合に陽性とする．

7. 神経内科学

5　プルジンスキー徴候【ぶるじんすきーちょうこう】 □□□ (チェック欄) ★

髄膜刺激症状の1つ．被験者を両下肢を伸ばした状態の背臥位（あおむけ）にし，被験者の頭部を持ってゆっくり前屈させる．これにより両下肢が屈曲してくる場合に陽性とする．

6　レルミット Lhermitte 徴候【れるみっとちょうこう】 □□□　整形　★

頭部を前屈させたときに背中から手足にかけて耐えられない強い痛み（電撃痛）が走る現象をいい，脊髄後索の障害でみられる．多発性硬化症をはじめ，頸椎症，後縦靱帯骨化症などでみられる場合がある．

不随意運動

1　不随意運動，律動性不随意運動【ふずいいうんどう，りつどうせいふずいいうんどう】 □□□　整形・精神・病理　★★★

不随意運動は自分の意思とは関係なく勝手に手足や体が動くこと．錐体外路系の障害，心因的な原因により起こる．律動性不随意運動は振戦（ふるえ）のことで，リズミカルな反復運動が特徴．

2　アテトーゼ / アテトーシス【あてとーぜ / あてとーしす】 □□□ ★★

不随意運動の1つ．頭部，手足（四肢遠位部）や舌が，絶えずゆっくり，くねくねと動く．脳性麻痺などでみられる．運動を調節する大脳基底核の障害などが原因で生じる．

3　ジストニア / ジストニー【じすとにあ / じすとにー】 □□□　精神・病理　★★★

不随意運動の1つ．全身の筋が異常に収縮し，首や体を後ろにねじるような動きをする全身ジストニアと，局所のみの局所ジストニアに大別される．原因としては大脳基底核障害が考えられる．アテトーゼに似るが，収縮が体幹や四肢の近位部に生じる点で区別される．

4　バリスム【ばりすむ】 □□□　病理　★★

不随意運動の1つ．手足の中枢部に，強く，大きく激しい不規則な揺れが生じるのが特徴．舞踏病様運動の一種であり，多くは片側性．反対側の視床下核障害で起こる．

高次脳機能障害

5 ミオクローヌス【みおくろーぬす】 □□□ (チェック欄) ★
自分の意思とは関係なく,とても速く,瞬間的な筋の不規則なけいれんが繰り返し起こること.体のどこかに刺激が加わったときにより強く出る.脳幹部,脊髄,大脳基底核が原因であることが多い.

6 ミオトニア【みおとにあ】 □□□ ★
筋緊張症ともいう.筋収縮は正常であるが,その後の弛緩(しかん)が遅れたり,弛緩しにくい現象のこと.たとえば手を強くにぎりしめた後,にぎりっぱなしで開くことがなかなかできないなど.筋緊張性ジストロフィーなどでみられる.

高次脳機能障害

1 高次脳機能障害【こうじのうきのうしょうがい】 □□□ ★
交通事故などの外傷による脳挫傷やびまん性軸索損傷,脳出血などの脳障害によって発現する機能障害.記憶障害,注意障害,遂行機能障害,社会的行動障害などの認知障害のこと.

2 ウェルニッケ Wernicke 脳症【うぇるにっけのうしょう】 □□□ 精神 ★★
ビタミン B_1(チアミン)の欠乏,アルコール多飲者に起こる脳症.主な症状に部分的眼球運動障害,運動失調,(記憶障害を伴う)Korsakoff 症候群がある.(p.253 ウェルニッケ脳症参照)

3 ゲルストマン症候群【げるすとまんしょうこうぐん】 □□□ ★
大脳の優位半球(左頭頂葉角回(かくかい)・縁上回(えんじょうかい))の病変による症候群.主な症状(4症状)に失算,失書,手指失認,左右失認がある.

4 びまん性軸索損傷【びまんせいじくさくそんしょう】 □□□ ★
頭部外傷で受傷後6時間以上の意識障害がある場合で,明らかな脳挫傷や血腫(のうぞう)がない状態のこと.意識障害は脳の軸索が広範囲に断裂し,機能を失うことによると考えられている.

5 ベントン視覚記銘検査【べんとんしかくきめいけんさ】 □□□ 心理 ★
高次脳機能障害の視覚性記憶検査.視覚認知,視覚記銘,視覚構成能力を評価できる.言語記銘でなく図版記銘の検査で,対象者は8歳〜成人である.

7. 神経内科学

6 見当識，見当識障害／失見当識【けんとうしき，けんとうしきしょうがい／しつけんとうしき】 □□□ (チェック欄) 精神 ★★

見当識とは現在の年月日や時刻，場所など基本的な状況把握のこと．見当識障害（失見当識）とは見当識を失った状態のこと．認知症の中核症状の1つ．

7 失行【しっこう】 □□□ 精神 ★

麻痺や知能障害がないにもかかわらず，合目的な動作を正しく行うことができない状態．高次脳機能障害の1つ．

8 失認【しつにん】 □□□ 精神 ★

感覚障害や知能障害，精神障害，失語症がないにもかかわらず，脳に入ってきた感覚情報を正しく認識できない状態．物は見えるのにそれが何であるのか認識できない（＝視覚失認），よく知っているはずの人なのに顔が識別できない（＝相貌失認）などがある．

9 失算【しっさん】 □□□ ★

計算ができなくなる症状．足し算，引き算，掛け算，割り算だけでなく，物事を計測するという大きな範囲が障害される．ゲルストマン症候群の1つ．

10 失読【しつどく】 □□□ ★

文字が読めないこと．文字の意味理解や音読ができなくなる．失語症もなく，話したり書いたりすることにはほとんど問題がないのに，読むことのみが困難な状態を純粋失読という．

11 手指失認【しゅししつにん】 □□□ ★

身体失認の1つ．手指の名称，位置関係，大きさ，動きの認識ができないこと．

12 半側空間無視【はんそくくうかんむし】 □□□ ★

空間の中の半側や身体の半側を，まるで存在しないかのように無視してしまう状態．

13 頭部外傷後後遺症【とうぶがいしょうごこういしょう】 □□□ ★

頭部外傷を受けた後，3週間以上経過しても残る症候．

高次脳機能障害 195

14 **相貌失認【そうぼうしつにん】** □□□ (チェック欄) 解生(動) ★★
　劣位(右)半球の側頭〜後頭葉の損傷で出現する．よく知っている人の顔を見ても誰かわからない状態．相手の声を聞けばわかる．その人の名前など人物の情報は保たれている．

15 **着衣失行【ちゃくいしっこう】** □□□ 精神 ★★
　劣位(右)半球の頭頂葉の損傷で出現する．洋服を着る際，上下，左右，裏表がわからず，正しく着ることができない状態．

16 **ブローカ失語 / 運動(性)失語【ぶろーかしつご / うんどう(せい)しつご】**
　□□□ 精神 ★★
　優位(左)半球の下前頭回のブローカ領野の損傷で出現する失語．自発話減少，無言，非流暢(すらすら言えない)，失文法(文法的に正しい文を話せない)，復唱，呼称，音読，書字ができないなどの症状がある．

17 **ウェルニッケ Wernicke 失語【うぇるにっけしつご】** □□□ 精神 ★★
　優位(左)半球の Wernicke 領野の損傷で出現する失語．流暢(すらすら話す)，多弁，ジャーゴン(理解不能で無意味な言葉を発する)，錯語(言い間違い)，錯書(書字の誤り)などの症状がある．

18 **超皮質性感覚失語【ちょうひしつせいかんかくしつご】** □□□ ★
　優位(左)半球の Wernicke 領野の後方損傷で出現する失語．また Wernicke 失語の回復期にも出現する．復唱良好，理解不能，オウム返し(反響言語)，錯語，錯書，錯読などの症状がある．

19 **健忘失語【けんぼうしつご】** □□□ ★
　優位(左)半球の側角回〜中側頭回の損傷で出現する失語．物の名前を忘れる(＝語健忘)，遠まわしな言い方をする(＝迂言)，復唱困難などの症状がある．

20 **伝導失語【でんどうしつご】** □□□ ★
　優位(左)半球の弓状束の損傷で出現する失語．言語理解，読字は良好だが，復唱困難，錯語，錯書，錯読などの症状がある．

21 **滞続言語【たいぞくげんご】** □□□ ★
　質問内容とは無関係に，何を聞かれても同じ文章を繰り返すこと．

7. 神経内科学

22 断綴性発語【だんてつせいはつご】 □□□ (チェック欄) ★
発語が爆発的で，急に速度が変わったり，1語ずつ途切れ途切れに発語したりすること．

23 錯語(音節性錯語, 意味性錯語)【さくご(おんせつせいさくご, いみせいさくご)】 □□□ 精神 ★★
錯語は失語症状の1つで，言い間違いをしたり，言いたくもない言葉を言ってしまったりすること．音節性錯語では，物の名前を言うときに1音誤る(例:とけい→こけい，とせい，とけり)．意味性錯語では，物の名前を言うときに他の言葉を言ってしまう(例:消しゴム→鉛筆)．

24 全般性注意障害【ぜんぱんせいちゅういしょうがい】 □□□ ★
注意機能が全般的に鈍くなった状態．注意が散漫で，ちょっとしたことですぐに気が散る．落ち着いて物事に取り組むことができない，人との会話で話題がころころと変わる，話にまとまりがない，記憶力・記銘力が低下するなどの症状がみられる．

脳神経障害

1 眼振【がんしん】 □□□ ★
異常な眼球運動．眼球が意思とは関係なく律動的に動く(=不随意的往復運動)．眼球が上下，左右に揺れている状態．

2 眼瞼下垂【がんけんかすい】 □□□ ★
先天的(生まれつき)，後天的(眼筋疾患，加齢，コンタクトレンズ装用など)に，上眼瞼(上まぶた)の機能が障害され，まぶたが開きづらくなること．眼瞼挙筋や動眼神経の障害で起こる．

3 注視障害【ちゅうししょうがい】 □□□ ★
水平方向または垂直方向のいずれか1方向に両眼を動かすことができない現象．水平方向注視障害が多い．瞳孔は散大(約6mm)し，対光反射は不良．調節反射は良好である．

4 提舌障害【ていぜつしょうがい】 □□□ ★
舌を口の外に出すことができないこと．舌下神経(第12脳神経)障害で起こる．

意識障害

5 顔面神経麻痺【がんめんしんけいまひ】　□□□（チェック欄）　★
顔面神経（第7脳神経）によって支配されている顔面筋が麻痺を起こしている状態．顔面神経への単純ヘルペス感染により頭蓋骨（側頭骨）内の顔面神経管内で顔面神経が圧迫されることにより起こる．まばたき，閉眼，ほほえみ，眉ひそめ，閉口などができなくなる．

6 複視【ふくし】　□□□　★★
視覚異常の1つ．両目で見たときには物が2重にみえるが，片目で見たときは1つにみえる状態．疲労により症状がひどくなり，安静休息により軽減する．

意識障害

1 覚醒水準【かくせいすいじゅん】　□□□　解生（動）　★
意識がどの程度はっきりしているかどうかの水準．うとうとしている状態なら覚醒水準は低く，反対に張り切って運動をしているときは高いといえる．覚醒障害は，傾眠→昏蒙→昏迷→昏睡の順で重度となる．

2 意識混濁【いしきこんだく】　□□□　★
意識混濁は注意力がなくなってぼんやりしている程度の軽い状態から，痛みにも反応しない重い状態までいろいろな段階がある．意識不鮮明→傾眠→昏迷→半昏睡→昏睡の順で重度となる．

3 昏睡【こんすい】　□□□　内科　★
意識を消失して目覚めない状態．痛みをはじめ，あらゆる刺激に対してまったく反応しない状態をいう．

4 グラスゴー・コーマ・スケール Glasgow Coma Scale（GCS）【ぐらすごー・こーま・すけーる（じーしーえす）】　□□□　リハ　★
意識障害の程度を表す尺度．観察項目として開眼反応（E），言語反応（V），運動反応（M）の3項目を点数づけし，合計点（3～15点まで）で意識レベルの程度を表す．点数が低いほど意識レベルが低く，7点以下は昏睡状態と判断される．

記憶障害

1 作話【さくわ】 □□□ (チェック欄) ★
人と話をする際に，記憶にない部分を補うために実際には体験していないことをあたかも経験したかのように話すこと．脳の器質性精神疾患にみられ，Korsakoff症候群での記憶障害による作話が有名である．

2 前向(性)健忘【ぜんこう(せい)けんぼう】 □□□ ★
頭部外傷後や薬剤服用後の時点から以降の記憶が障害されること．新しいことが覚えられなくなる．

3 逆向(性)健忘【ぎゃっこう(せい)けんぼう】 □□□ ★
交通事故や転落事故による頭部外傷や，尿毒症，一酸化炭素中毒などを原因として，その発症時点から過去の記憶をなくすこと．発症時に近い過去ほど忘れやすい．

4 語想起困難【ごそうきこんなん】 □□□ ★
失語症の症状である喚語困難の1つで，会話の中で頭にイメージが浮かんでいてもそれを言葉として思い出せないこと．

5 言語記憶【げんごきおく】 □□□ 解生(動) ★★
単語や文面を覚えたりするような記憶．

6 陳述記憶【ちんじゅつきおく】 □□□ 解生(動) ★★
これまで蓄えてきたさまざまな記憶の中で，意識的に思い起こして言葉で表現できる記憶．（p.276 陳述記憶参照）

自律神経障害

1 自律神経症状【じりつしんけいしょうじょう】 □□□ ★
自律神経は交感神経と副交感神経よりなるが，これらの神経への直接ないしは間接的な刺激により出現する症状を自律神経症状という．失神，めまい，冷や汗，頻脈，悪心，頭痛，過呼吸などの身体症状から，人間不信，情緒不安定などの精神症状まで広範囲に及ぶ．

末梢神経障害 199

2 **肩手症候群**【かたてしょうこうぐん】 □□□ (チェック欄) 整形 ★
肩と手の疼痛と運動制限，手の腫脹，熱感，発赤を主徴とする疾患の総称．肩や頸の外傷，心筋梗塞，脳卒中などに合併しやすく，疼痛に対する交感神経の異常活動とされている．

3 **膀胱直腸障害**【ぼうこうちょくちょうしょうがい】 □□□ ★
脊髄損傷などにみられるように，膀胱や直腸の機能が障害され，排尿や排便などがしにくくなること．

4 **麻痺性イレウス**【まひせいいれうす】 □□□ 精神 ★
腸の蠕動運動が弱くなることで，腸内の内容物が停滞し排便が困難になる疾患．主な症状として，悪心，腹部の張り，腹痛などがある．

5 **起立性低血圧**【きりつせいていけつあつ】 □□□ ★★
寝ている状態から立ち上がったときに血圧調整のしくみがうまく作動せず，結果としてふらつきやめまい，時には失神を起こすほどに血圧が下がる状態．原因としては，自律神経に作用する降圧剤の影響，自律神経失調症，廃用症候群などがある．(p.220 起立性低血圧参照)

末梢神経障害

1 **体性感覚障害**【たいせいかんかくしょうがい】 □□□ ★
体性感覚とは具体的には表在感覚(触覚や温度覚など)，深部感覚(位置覚や運動覚)，複合感覚(二点識別覚)のことであり，これらが障害されることを体性感覚障害という．

2 **ギラン・バレー Guillain-Barré 症候群**【ぎらん・ばれーしょうこうぐん】
□□□ 精神・病理 ★★★
ウイルス感染などがきっかけとなり末梢神経障害を起こす自己免疫疾患と考えられている．発症前に感冒様の症状を示し，急性の四肢麻痺を生じる．重症の場合は呼吸筋の麻痺をきたす．予後は良好で6ヵ月以内に治る場合が多いが，手足に障害を残す場合がある．

7. 神経内科学

3 神経原性ギラン・バレー Guillain-Barré 症候群【しんけいげんせいぎらん・ばれーしょうこうぐん】 □□□ (チェック欄) 精神 ★

神経原性 Guillain-Barré 症候群は髄鞘が障害される脱髄型と、軸索そのものが障害される軸索型、両者が障害される混合型に分類できる。従来は脱髄型が多く予後は良好とされていたが、完全には回復しない例も多い。

4 軸索(変性)型ギラン・バレー Guillain-Barré 症候群【じくさく(へんせい)がたぎらん・ばれーしょうこうぐん】 □□□ 精神 ★

末梢神経の軸索部分に変性が生じた型をいう。前兆としてカンピロバクター感染による胃腸炎が起こる。四肢麻痺の他に、割合は少ないが顔面神経麻痺などの脳神経障害が生じる。感覚障害は認めない。

5 脱髄型ギラン・バレー Guillain-Barré 症候群【だつずいがたぎらん・ばれーしょうこうぐん】 □□□ 精神 ★

末梢神経の髄鞘部分が障害された型をいう。前兆として風邪を引いたときのような症状が起こる。四肢の麻痺の他に感覚障害も生じ、時として顔面神経麻痺などの脳神経障害を伴う。

6 ギラン・バレー Guillain-Barré 症候群の前駆症状【ぎらん・ばれーしょうこうぐんのぜんくしょうじょう】 □□□ 精神 ★

前兆として起こる症状を前駆症状といい、Guillain-Barré 症候群の場合は発症1〜3週前に発熱や咽頭痛などの風邪症状や、下痢症状および腹痛などがある。

7 (ギラン・バレー Guillain-Barré 症候群の)自律神経症状【(ぎらん・ばれーしょうこうぐんの)じりつしんけいしょうじょう】 □□□ 精神 ★

Guillain-Barré 症候群の重症例では、不整脈や一過性の高血圧ならびに起立性低血圧などの自律神経症状を呈することがある。

8 シャルコー・マリー・トゥース Charcot-Marie-Tooth 病【しゃるこー・まりー・とぅーすびょう】 □□□ 精神・病理 ★★

遺伝性の末梢神経の疾患。最初に下腿遠位部の筋萎縮と感覚障害が出現し、徐々に進行する。下肢筋の萎縮から、コウノトリの肢と呼ばれる。20歳以下の男性に多い。

筋ジストロフィー

9 急性灰白髄炎 / ポリオ【きゅうせいかいはくずいえん / ぽりお】
□□□（チェック欄） *精神・病理* ★★★

ポリオウイルスへの感染により，主には脊髄前角細胞が破壊されて四肢や体幹の麻痺が出現する．現在，国内ではワクチンの普及によりこの病気は認めない．

10 急性散在性脳脊髄炎【きゅうせいさんざいせいのうせきずいえん】 □□□
★

原因不明，もしくはウイルス感染やワクチン接種後に起こる脳や脊髄，視神経の疾患．全身のだるさ，悪心，発熱，頭痛などがみられ，後から痙攣，片麻痺，眼球運動障害などの神経症状が起こる．

11 多発性硬化症【たはつせいこうかしょう】 □□□ ★★★
中枢神経系の脱髄（神経の軸索を包む髄鞘が壊れること）により起こる疾患．麻痺，視力障害，感覚障害などをきたし，症状がよくなったり悪くなったりを繰り返す．20～40歳の女性に発病することが多く，厚生労働省の定める特定疾患の1つ．

12 若年性一側性上肢筋萎縮症 / 平山病【じゃくねんせいいっそくせいじょうしきんいしゅくしょう / ひらやまびょう】 □□□ *精神* ★

頭部の前屈により第6頚髄が圧迫され，一側性または一側性優位に上肢遠位部の筋萎縮を起こす疾患．原則として感覚障害や腱反射異常は認めない．10～20歳代前半の男性に多い．

13 ボツリヌス中毒症【ぼつりぬすちゅうどくしょう】 □□□ ★
主にはボツリヌス菌がつくり出した毒素を食べることで起こる中毒．嘔吐や下痢の症状から始まり，構音障害や嚥下障害といった神経症状を起こす．悪化すると呼吸筋の麻痺を起こし死にいたることもある．

筋ジストロフィー

1 進行性筋ジストロフィー【しんこうせいきんじすとろふぃー】 □□□ *病理*
★★

筋線維が壊れたり変性したりを繰り返す，筋萎縮（筋がやせること）と筋力低下を主な特徴とする進行性の遺伝子の異常による疾患．病型にはDuchenne型をはじめ，Becker型，筋緊張型，肢帯型，顔面肩甲上腕型，福山型，三好型，眼筋咽頭型がある．

2 デュシェンヌ Duchenne 型筋ジストロフィー【でゅしぇんぬがたきんじすとろふぃー】 □□□（チェック欄） ★★★

筋ジストロフィーの中でもっとも重症で進行が速く，かつもっとも多い型である．基本的に幼少期の男児に発症する．3 歳ごろから転びやすくなり，徐々に筋力が低下して，10 歳ごろには歩行不能となる．20 歳代で心不全または呼吸不全で死にいたるが，呼吸管理技術の向上で 20 歳以降も生存する患者が増加している．

3 ベッカー Becker 型筋ジストロフィー【べっかーがたきんじすとろふぃー】 □□□ ★

Duchenne 型の良性型．5 〜 15 歳の男児に発症．歩行不能になるのは 20 歳代後半と進行が遅く，顔面筋や心筋の障害はあっても軽度で予後良好．近位筋から悪くなり，下腿の仮性肥大（みかけ上大きくなること）が特徴である．

4 筋強直性ジストロフィー / 筋緊張性ジストロフィー【きんきょうちょくせいじすとろふぃー / きんきんちょうせいじすとろふぃー】 □□□ 精神 ★★

20 歳ごろに発症する例が多く，予後は早期発症ほど重症．顔面筋・胸鎖乳突筋・咬筋・下肢筋などの筋萎縮・筋力低下が強い．知能障害および昼夜問わずよく眠るのも特徴である．

5 肢帯型筋ジストロフィー【したいがたきんじすとろふぃー】 □□□ ★★

骨盤帯や肩甲帯などの四肢の近位筋（体幹により近い上・下肢の筋）の筋力低下や筋萎縮から進行する．Duchenne 型に比べ予後はよい．発症は 10 〜 30 歳代と幅広く，男女に発症する．

6 顔面肩甲上腕型筋ジストロフィー【がんめんけんこうじょうわんがたきんじすとろふぃー】 □□□ ★★

主として顔面・肩甲帯・上腕の筋力低下が特徴．発症は小児期と成人期に分けられる．小児期は予後不良であるが，成人期は予後良好．知能障害や心障害も通常みられない．男女に発症する．

筋疾患

7　福山型先天性筋ジストロフィー【ふくやまがたせんてんせいきんじすとろふぃー】
□□□（チェック欄）　病理　★★★

1960年に福山幸夫によって初めて論文に記載された先天性筋ジストロフィー症．生まれながらにして近位筋の萎縮による筋力低下と低筋緊張がみられる（＝ぐにゃぐにゃ児）．高度の知的発達障害がみられ，6～8歳で寝たきり状態となり，20歳までに死にいたる．

症　状

1　仮性肥大【かせいひだい】　□□□　★★
組織の容積が正常組織の構成成分以外の増加によって増えた状態．筋ジストロフィーによくみられ，仮性肥大は腓腹筋に認められる．筋線維が肥大する（大きくなる）のではなく，筋組織が脂肪組織に置き換わり，あたかも筋が肥大したようにみえる．

2　ミオパチー顔貌【みおぱちーがんぼう】　□□□　★
浅頭筋や眼輪筋，口輪筋など表情をつかさどる筋の麻痺により起こる表情．眼輪筋麻痺によりまぶたを閉じられず，目が赤くなる（＝兎眼）．口輪筋麻痺により口が閉じられないため，全体的に緊張のない表情となる．

3　翼状肩甲【よくじょうけんこう】　□□□　★
肩甲骨内側縁から起始し肩甲骨の前方を外側に走行する前鋸筋の麻痺により，肩甲骨の内側縁が胸郭から浮き上がってみえる状態．鳥の翼のようにみえるためこう呼ばれる．

筋疾患

1　ランバート・イートンLambert-Eaton症候群【らんばーと・いーとんしょうこうぐん】　□□□　★
神経と筋の接合部でのアセチルコリンの遊離異常により筋の脱力が生じる疾患．悪性腫瘍（その中でもとくに肺癌）の合併症として発症する．とくに下肢の近位筋の脱力と易疲労性などがみられる．重症筋無力症と症状は似ている．

2 重症筋無力症【じゅうしょうきんむりょくしょう】
□□□ (チェック欄)　精神・内科　★★★

自己免疫疾患の1つとされ，神経と筋の接合部の異常による筋脱力や易疲労性を特徴とする．発症初期はまぶたが下がり眠そうな顔つきが特徴で，経過とともに全身の筋力低下と易疲労性を認める．女性にやや多く発症する．

3 オッサーマン Ossermann の分類【おっさーまんのぶんるい】
□□□　リハ　★

Ossermann 博士による重症筋無力症の分類．この疾患に関する発病年齢，発症様式，侵される筋群，予後などの観点から分類されている．

4 周期性四肢麻痺【しゅうきせいししまひ】 □□□　整形　★★

四肢筋の弛緩性麻痺が周期的に起こる原因不明の疾患．発作時の血清カリウム値により3つに分類される．麻痺は下肢に強く出現する傾向があり，数日以内に回復する．20歳前後の男性に多く発症する．

5 多発(性)筋炎【たはつ(せい)きんえん】 □□□　★★

自己免疫性疾患とされ，主には骨格筋の炎症性疾患である．四肢の筋の近位部や頸部の筋などに左右対称に筋力低下を認める．通常，経過はゆっくりと進行し慢性化する．女性にやや多く発症する．

6 皮膚筋炎【ひふきんえん】 □□□　整形　★

多発(性)筋炎に加え，皮疹を認めた場合をいう．皮膚の症状としてはヘリオトロープ疹(紫紅色の腫れぼったい皮疹)や，手や手指の甲にゴットロン徴候と呼ばれる紅い皮疹を認める．

7 筋原性筋萎縮【きんげんせいきんいしゅく】 □□□　★

Duchenne 型筋ジストロフィーなど，筋自体の疾患を原因とする筋萎縮のこと．筋線維の障害で生じる萎縮であり，また筋線維自体が変性を起こす場合も多くある．

言語障害

1. **構音障害【こうおんしょうがい】** □□□ (チェック欄) 病理 ★★★
   言語障害の1つで，失語症とは異なる．言葉の理解は可能だが思うように言葉を発することができない障害で，運動性(脳梗塞などの運動麻痺)，器質性(舌の異常)，機能性(原因不明)の構音障害がある．

2. **復唱障害【ふくしょうしょうがい】** □□□ ★
   聞いた言葉や文章を，真似て言うことができない障害．言語性短期記憶障害によって言葉を正しく聞き取れない場合などにみられる．

3. **ジャーゴン【じゃーごん】** □□□ ★
   まったく意味不明な言葉をしゃべること．失語症の症状の1つで，文法がくずれている場合や，単語が不明瞭で識別できない場合などがある．

4. **語間代【ごかんだい】** □□□ ★
   言葉の終わりの音節を反復すること．会話は可能だが，問いかけに対する対応が不適切で，意味不明の言葉を並べたりする．例：「あなたです，です，です……」など．

5. **自発話困難【じはつわこんなん】** □□□ ★
   自分の口から言葉を発することが難しい，またはできないこと．

6. **言語表出【げんごひょうしゅつ】** □□□ 解生(動) ★
   言葉を自分の口に出して言うこと．

嚥下障害

1. **嚥下障害【えんげしょうがい】** □□□ 整形・病理 ★★
   飲食物を飲み込むことが障害されること．咽頭・喉頭部の筋が麻痺すると起こる．

2. **シャキアShaker法／頭部挙上訓練【しゃきあほう／とうぶきょじょうくんれん】** □□□ 内科 ★
   嚥下障害の際に，喉頭を挙上する筋を強化する訓練．あおむけになり頭だけ上げ，足の親指を60秒ほど見つめて保持し，その後60秒休むことを3回繰り返す．

7. 神経内科学

3 誤嚥【ごえん】 □□□(チェック欄) ★
本来ならば食物は食道に運ばれるが，何らかの理由により食物が間違って気管に入ってしまうこと．

4 流涎【りゅうえん】 □□□ ★
口から涎が流れ出ること．

5 ペースト状食物【ぺーすとじょうしょくもつ】 □□□ ★
食品(トマトや肉など)をすりつぶして柔らかくした，滑らかでドロドロした食べ物のこと．バター状，レバーペーストなどのような状態である．

6 咽頭麻痺【いんとうまひ】 □□□ ★
咽頭は鼻腔や口腔の奥にある管状の食道に続く部分のこと．咽頭の麻痺を咽頭麻痺といい，嚥下障害や音声障害，呼吸困難などが起こる．

感覚障害

1 二点識別覚障害【にてんしきべつかくしょうがい】 □□□ ★★
触覚や痛覚などの表在感覚をあわせた複合感覚障害の1つ．コンパスなどで同時に2点を刺激し，2点として知覚できる最小の距離を調べることで検査する．

2 感覚鈍麻【かんかくどんま】 □□□ 整形 ★★
触覚，痛覚，温覚，冷覚などが障害され，その感度が鈍くなった状態．

運動ニューロン障害

1 運動ニューロン障害，ニューロパチー【うんどうにゅーろんしょうがい，にゅーろぱちー】 □□□ 病理・内科 ★★
運動ニューロンには骨格筋を直接支配している下位運動ニューロンと，それに接続する上位運動ニューロンとがあり，このいずれかあるいは両方が障害された場合を運動ニューロン障害という．ニューロパチーとは末梢神経疾患の総称で，厳密には末梢神経の変性による障害をいう．

2 上位運動ニューロン障害【じょういうんどうにゅーろんしょうがい】
□□□（チェック欄） ★★★

錐体路障害ともいう．大脳皮質運動野を起点に脳幹ならびに脊髄の前角細胞（αないしはγ運動ニューロン）に接続するまでの神経経路が障害されること．

3 下位運動ニューロン障害【かいうんどうにゅーろんしょうがい】 □□□
★★★

脊髄前角細胞ないしは脳幹の神経核から神経筋接合部までの経路が障害されること．具体的な疾患に脊髄性進行性筋萎縮症や進行性球麻痺がある．

4 筋線維束(性)攣縮【きんせんいそく(せい)れんしゅく】 □□□ 整形
★★★

皮膚の上からも確認できるほどの不規則な筋の不随意収縮のこと．脊髄前角細胞の障害を示す所見である．

異常歩行

1 動揺(性)歩行【どうよう(せい)ほこう】 □□□ ★
手足の体幹に近い筋の障害で起こり，身体を前後左右に揺らしながら，またお尻を大きく振りながら歩く．筋ジストロフィーや多発筋炎などでみられる．

2 突進歩行【とっしんほこう】 □□□ 精神 ★★
体を強張らせて前かがみで突進するように歩くこと．止まろうと思っても何かにぶつかるまで止まらないこともある．錐体外路障害のパーキンソン病などでみられる．

3 すくみ足歩行【すくみあしほこう】 □□□ ★★
歩こうとしても足の裏が床に張り付いたようになかなか第一歩が踏み出せず，出ても足の裏をすりながら歩く状態の歩行．前かがみで倒れそうに歩く．パーキンソン病などでみられる．

4 はさみ足歩行【はさみあしほこう】 □□□ ★★
腰・膝関節を少し曲げて前かがみになり，内股で尖足，両膝をこすった状態で歩くこと．痙直型脳性麻痺児や痙性対麻痺など，大腿内転筋の緊張が亢進するとみられる．

5 分回し歩行【ぶんまわしほこう】 ★

片麻痺などで下肢が緊張していて膝が曲がらず挙上できないために、麻痺側の股関節を外回しに振り回しながら脚を前に出す歩き方をいう．

6 酩酊歩行【めいていほこう】 ★

失調歩行の1つ．酔っ払ったようにフラフラ、ヨロヨロした歩行．小脳や前庭の障害でみられる．

7 鶏状歩行／鶏歩【けいじょうほこう／けいほ】 ★★

ニワトリのようにつま先が下がり地面に引っかかるため、膝を高く上げてつま先を持ち上げるように歩くこと．下肢の腓骨神経障害や前脛骨筋障害などでみられる．

8 大殿筋歩行【だいでんきんほこう】 ★

歩行時に重心線が股関節の後方を通るように常に体幹を後方へ反らし、股関節を伸展位で固定した状態での歩行．大殿筋麻痺などでみられる．

症候（症状）

1 巣症状【そうしょうじょう】 ★

病巣症状ともいう．障害された脳の機能に対応した症状が出現する．失語や失認など、精神の機能障害などの症状．

2 感冒様症状【かんぼうようしょうじょう】 ★

感冒とは風邪のことで、感冒様症状とは風邪のような症状をいう．発熱、鼻づまり、咳などの症状．

3 折りたたみナイフ現象【おりたたみないふげんしょう】 ★★

手足の関節を他動的に動かそうとすると最初は強い抵抗があるが、しばらくすると急に抵抗が弱くなる現象のこと．折りたたみナイフを開けたり閉じたりするときの様子に似ていることから命名された．

臨床検査

画像検査

1　CT 画像【しーてぃーがぞう】　□□□（チェック欄）　★

エックス線を利用したコンピューターの断層画像のこと．脳・腹部内の出血や病巣などがわかる．金属（ペースメーカーなど）使用者にも施行可能だが，被爆がある．

2　MRI 画像【えむあーるあいがぞう】　□□□　★

磁気を利用した断層画像のこと．CT 同様に病巣がわかる．急性期の脳梗塞も画像に写り，軟部組織（筋，軟骨など）の病変が CT に比べわかりやすい．金属使用者には施行できないが，被爆はない．

3　高吸収域，低吸収域【こうきゅうしゅういき，ていきゅうしゅういき】　□□□
★★★

CT 画像の見方で，高吸収域は白くみえるところ（出血，骨，炎症，金属など）．低吸収域は黒くみえるところ（脳梗塞，脳脊髄液，脂肪など）．

4　正中矢状断像【せいちゅうしじょうだんぞう】　□□□　解生（動）
★

体や頭を正中矢状面から左右均等にまっぷたつに切り分けた面で横からみた断面（矢状面）のこと．CT や MRI 画像をみる断層面の 1 つ．

臨床検査

1　髄液所見【ずいえきしょけん】　□□□　心理　★

脳脊髄液の色，圧力，含まれる細胞数，蛋白質の量などから，脳や脊髄の病気や異常がないか判断すること．腰椎穿刺法が一般的である．

2　血清 CK 値【けっせいしーけいち】　□□□　★

血液中の血清（液体の部分）に含まれるクレアチンキナーゼ（CK）の値のこと．骨格筋や心筋，脳などに多く含まれる酵素で，それらの障害を判断するのに用いる．

進行過程

1 不可逆的 / 非可逆的【ふかぎゃくてき / ひかぎゃくてき】
□□□ (チェック欄)　精神　★

可逆的(同じように元に戻る性質)でないこと．元の形や元の状態に戻らないこと．

2 階段状悪化【かいだんじょうあっか】　□□□　★★

病気の進行の過程を表す．症状が「ある状態から突然ドンと悪くなる」→「その後しばらくその状態を維持する」→「また突然ドンと悪くなる」を繰り返しながら進行する．このように階段状にだんだんと悪くなっていくこと．

姿勢反応

立ち直り反応【たちなおりはんのう】　□□□　★

座位や立位でバランスを崩したときに，正常姿勢に戻そうとする反応．視覚，前庭迷路，固有受容器などの情報によって正しい姿勢かどうか判断し，姿勢を立て直す．

病的反射

1 ホフマン Hoffmann 反射【ほふまんはんしゃ】　□□□　整形　★

病的反射の1つ．手関節を軽度背屈させ，検者が中指の先端の爪を掌側にはじく．はじくと同時に母指が内転屈曲すれば陽性(異常)である．錐体路障害で出現する．

2 アキレス腱反射【あきれすけんはんしゃ】　□□□　整形　★★

深部腱反射の1つ．アキレス腱をハンマーでたたくと足関節底屈が起こる．上位中枢の障害があると亢進し，反射弓の障害があると弱くなったり消失したりする．

3 バビンスキー Babinski 反射【ばびんすきーはんしゃ】　□□□　整形　★

先端のとがった棒で足底の外縁を踵から母趾球までこすると，母趾は背屈，他の足趾が外転開排する反射．母趾の背屈と四趾外転開排すれば陽性である．2歳以上にみられると錐体路障害が疑われる．

病的反射

4 下顎反射【かがくはんしゃ】 □□□（チェック欄） 病理 ★

脳神経検査の1つ．軽く口を開けて下顎の上をハンマーでたたくと，咬筋（頬の筋）が収縮し，顎が上がる．橋にある三叉神経の運動核以上の障害が疑われる．（p.58 下顎反射参照）

8 内科学

心疾患

1. **NYHA分類【にーはぶんるい】** □□□（チェック欄） ★
   ニューヨーク心臓協会が定めた心不全の重症度分類．身体活動の分類で，Ⅰ度：身体活動制限なし，Ⅱ度：身体活動軽度制限，Ⅲ度：身体活動中等度制限，Ⅳ度：身体活動著しく制限，の4段階に分類される．

2. **心不全（左心不全，右心不全）【しんふぜん（さしんふぜん，うしんふぜん）】** □□□ 病理 ★★
   心不全は心臓のポンプ作用が低下し，血液を十分に送り出せなくなったり，うまく取り入れられなくなったりした状態．左心不全は左心房・左心室の機能が低下した状態で，呼吸症状が現れる．右心不全は右心房・右心室の機能が低下した状態で，むくみや腹水（ふくすい）が起こる．

3. **肺性心【はいせいしん】** □□□ ★
   肺疾患により肺での循環障害が起こり，肺へ血液を送り出している右心室に負担がかかって右心室が肥大し拡張した状態．

4. **心タンポナーデ【しんたんぽなーで】** □□□ ★
   心臓と心臓の外側をおおう膜（＝心外膜（しんがいまく））の間に液体（＝心囊液（しんのうえき））が大量にたまり，心臓の拡張が妨げられている状態．呼吸困難，血圧低下，四肢冷感などの症状がある．

5. **肥大型心筋症【ひだいがたしんきんしょう】** □□□ 病理 ★
   心臓の筋（＝心筋（しんきん））の細胞が大きくなり，とくに心室の壁が厚く硬くなることで心室が狭くなり，十分な血液を送り出せなくなる疾患．動悸（どうき），息切れ，胸痛などの症状があるが，自覚症状がないことも多い．

6 心筋炎【しんきんえん】 □□□ (チェック欄) ★

心筋に炎症が起こり，心臓の機能が弱まる疾患．原因はウイルス感染が多い．発熱，咳，頭痛などの風邪様症状や悪心や嘔吐，下痢などの症状がある．動悸，胸痛，むくみなどが起こり，重症化する場合もある．

7 洞不全症候群【どうふぜんしょうこうぐん】 □□□ ★

心臓の刺激伝導系(筋に電気信号を送る)の動きをコントロールしている洞結節のはたらきが低下し，これにより脈が遅くなり(＝徐脈)，各臓器の機能不全を起こす症候群．めまい，立ちくらみ，失神，狭心症などの症状がある．

8 虚血性心疾患【きょけつせいしんしっかん】 □□□ ★

心筋梗塞や狭心症の総称．心臓を栄養する血管(＝冠動脈)が狭くなったりふさがったりすることで，血液が十分に心筋へ行き渡らなくなり酸欠状態になる疾患．

9 心筋梗塞【しんきんこうそく】 □□□ 整形・病理 ★★

冠動脈がふさがることにより心臓に酸素や栄養が行き渡らなくなり，心筋細胞が死んだ(＝壊死)状態．症状は胸痛で，改善しない．

10 狭心症【きょうしんしょう】 □□□ ★

冠動脈が狭くなったりふさがったりすることで，一時的に血液が心筋に行き渡らなくなった状態．心筋梗塞と違い心筋の壊死は起こらない．症状は胸痛で，数分で治まる．

11 安定狭心症，不安定狭心症【あんていきょうしんしょう，ふあんていきょうしんしょう】 □□□ ★

狭心症の分類．安定狭心症は発作(＝胸痛)の起こる行動や運動量，時間帯がだいたい一定している．安静にしていると発作は消える．不安定狭心症は発作(＝胸痛)の起こり方が一定でなく，安静状態でも発作を起こして治まらないことがある．心筋梗塞へと移行する危険性が高い．

心疾患 215

12 心弁膜症【しんべんまくしょう】 □□□ (チェック欄)　病理　★★
心臓には血液の逆流を防ぎ，効率よく循環させるために4つの弁(僧帽弁，三尖弁，大動脈弁，肺動脈弁)がある．この弁に障害が起こり，はたらきが悪くなった状態を心弁膜症という．弁の開きが悪くなり血液の流れが妨げられる狭窄症と，弁の閉じ方が不完全なために血液が逆流する閉鎖不全症がある．

13 大動脈弁狭窄症【だいどうみゃくべんきょうさくしょう】 □□□ 病理　★★
大動脈弁は血液が左心室から大動脈へ出ていくときに通る弁であり，これが狭くなったり開きが悪くなったりした状態を大動脈弁狭窄症という．狭心痛，失神，息切れ，呼吸困難などの症状がある．

14 僧房弁狭窄症【そうぼうべんきょうさくしょう】 □□□ 病理　★★
僧帽弁は血液が左心房から左心室へいくときに通る弁であり，これが狭くなったり，開きが悪くなったりした状態を僧房弁狭窄症という．動悸，息切れ，呼吸困難，脈拍の乱れ，むくみなどの症状がある．

15 冠動脈硬化【かんどうみゃくこうか】 □□□　★
心臓を栄養する血管を冠動脈(冠状動脈)といい，この動脈が硬化する(血管の中が狭くなり，血液の流れが悪くなる)こと．主な症状は胸痛である．

16 頻脈【ひんみゃく】 □□□　★
洞性頻脈ともいう．心拍数が増加している状態．成人の安静時心拍数は1分間に50〜70回であるが，100回を超えるものをいう．

17 洞(性)徐脈【どう(せい)じょみゃく】 □□□　★★
心臓の刺激伝導系(筋に電気信号を送る)をコントロールしている洞結節のはたらきが低下したために脈が遅くなる状態．1分間の安静時心拍数が50回以下のものをいう．

18 心房細動【しんぼうさいどう】 □□□ (チェック欄)   神経・病理 ★★★

心房の激しく震えるような動き(心房が1分間に450〜600回の頻度で不規則に興奮する)が房室結節へ秩序なく伝わるために，心室の興奮が確実に不規則になる不整脈．激しい動悸と胸苦しさ，冷汗などの症状がある．また，脳梗塞を起こしやすくなる．

19 発作性上室性頻拍【ほっさせいじょうしつせいひんぱく】 □□□ ★

突然に脈拍が速く(1分間に160〜220回)なったり，元に戻ったりする発作をいう．胸苦しさやめまいを伴い，手足が冷えるなどの症状がある．

20 心房性期外収縮／上室性期外収縮【しんぼうせいきがいしゅうしゅく／じょうしつせいきがいしゅうしゅく】 □□□ ★★

洞結節の興奮よりも先に心房の別の場所から興奮が生じ，心室へその刺激が伝わること．これを異所性P波といい，心臓の拍動は不規則になる．

21 心室性期外収縮【しんしつせいきがいしゅうしゅく】 □□□ ★★

洞結節から生じる刺激伝導とは別に，心室のいろいろな場所から異所性の興奮が生じること．先行するP波はなく，幅の広いQRS波(心室に興奮が広がる時間の波形)を認める．

22 心室細動【しんしつさいどう】 □□□ ★

死にいたる不整脈の一種で，心室筋が不規則に興奮し，血液を送り出せなくなった状態．すみやかに治療しなければ死にいたる．

23 完全房室ブロック，完全右脚ブロック【かんぜんぼうしつぶろっく，かんぜんうきゃくぶろっく】 □□□ ★★

完全房室ブロックとは，心房から心室への刺激伝導が途絶されること．徐脈や心停止を引き起こし，ペースメーカー適応となる．完全右脚ブロックとは，心筋の虚血や変性により洞結節から右脚への刺激伝導が途絶されること．

24 WPW症候群【だぶりゅーぴーだぶりゅーしょうこうぐん】 □□□ ★

正常の刺激伝導系以外に心房と心室を直接つなぐ副伝導路(ケント束)があるため，心室の早期興奮が生じ，正常の心拍動とは違うタイミングで心室の収縮が起こること．

25 ST低下【えすてぃーていか】 □□□ (チェック欄) 病理 ★

STは心室全体が興奮している時間の波形であり，STが基線(心電図上基準になる直線)よりも低い位置にあることをST低下という．冠動脈の狭窄により心内膜下の虚血が起こるとST低下を認める．

26 T波の逆転／陰性T波【てぃーはのぎゃくてん／いんせいてぃーは】 □□□ ★★

T波は心臓の興奮が回復していく過程の波形であり，通常基線に対して上向きに出現する．このT波が基線に対して下向きに出現することをT波の逆転という．心筋虚血後にT波の逆転を認めることがある．

27 冠動脈造影【かんどうみゃくぞうえい】 □□□ ★

冠動脈の内腔を映し出す検査．冠動脈にカテーテルを挿入し，造影剤を注入して血液の流れを映す．

28 運動負荷試験／負荷心電図検査【うんどうふかしけん／ふかしんでんずけんさ】 □□□ 解生(植) ★★

運動時の心電図をみるもので，運動(トレッドミル法，自転車エルゴメーター法)で心臓に一定の負荷(負担)をかけながら，心電図の変化を観察する検査．

29 心筋逸脱酵素【しんきんいつだつこうそ】 □□□ ★

心筋細胞内で働いている酵素が，心筋梗塞自体の破壊で血液中に流れ出たもの．心筋梗塞急性期には，CK(クレアチンキナーゼ)，GOT，LDHなどの酵素が血液中で上昇する．

循環器疾患

1 ショック【しょっく】 □□□ 心理・病理 ★★

急性でなおかつ全身性に生じた末梢循環不全で，収縮期血圧が90 mmHg以下を示す．出血性ショック，心原性ショック，敗血症性ショックがある．

2 チアノーゼ／顔面蒼白【ちあのーぜ／がんめんそうはく】 □□□ ★

皮膚や粘膜(とくに唇)が青紫になる状態．血液中の酸素濃度が低下したときに起こる．毛細血管の血中の還元ヘモグロビンが5 g/dl以上で出現する．

8. 内科学

3 レイノー(現象, 病, 症候群, 徴候)【れいのー(げんしょう, びょう, しょうこうぐん, ちょうこう)】 □□□ (チェック欄) 整形 ★★★

足指の蒼白(青白いこと), チアノーゼ, 感覚障害を症状とする. 指先の動脈が突然けいれんすることで, 一時的に血液が流れなくなり起こる.

4 閉塞性血栓血管炎 / バージャー Buerger 病【へいそくせいけっせんけっかんえん / ばーじゃーびょう】 □□□ 整形・病理 ★★★

手足の末梢の血管に閉塞性の炎症を起こし, 血管が狭くなることで血液が流れにくくなり(=虚血), 潰瘍や壊疽を引き起こす疾患. 20～40歳代の喫煙男性に多い.

5 バージャー・アレン Buerger-Allen 体操【ばーじゃー・あれんたいそう】 □□□ ★

Buerger 病や閉塞性動脈硬化症に対する体操. 背臥位(あおむけ)で下肢の挙上と下垂を繰り返し, 足関節の底背屈運動を併せて行う. 下肢の末梢循環不全や浮腫の改善を目的とする.

6 閉塞性動脈硬化症【へいそくせいどうみゃくこうかしょう】 □□□ 整形 ★★★

主に下肢の大きい動脈が慢性的に閉じてふさがれてしまうこと. 冷感やしびれを生じ, 重症時は壊死にいたる病気. 50歳代の男性に多い.

7 高血圧(症)【こうけつあつ(しょう)】 □□□ ★★

血圧が, 収縮期血圧 140 mmHg, 拡張期血圧 90 mmHg 以上の値を示すこと. 本態性(一次性)と続発性(二次性)とがある. 本態性は脳卒中や心疾患の原因となる高血圧であり, 続発性は何かの疾患があってそれに続いて起こる高血圧である.

8 頸動脈洞症候群【けいどうみゃくどうしょうこうぐん】 □□□ ★

血圧を感知する頸動脈洞が刺激され, 徐脈と血圧低下により意識消失を起こす発作.

循環器疾患

9 潜函病 / 急性減圧症候群【せんかんびょう / きゅうせいげんあつしょうこうぐん】
□□□（チェック欄）　病理　★★
スキューバーダイビングをする人などが高気圧の深い海から急に海上に浮上すると，体にかかっていた圧が急激に低下するために，筋肉痛や手足のしびれ，めまい，耳鳴りなどが起こり，ひどくなると意識障害を起こすこと．

10 結節性多発動脈炎【けっせつせいたはつどうみゃくえん】 □□□ ★
全身の血管のなかでも小・中動脈に炎症が起こり，血液の流れが悪くなる疾患．食欲不振や発熱，だるさ，蛋白尿などの症状が出る．原因不明で，40〜50歳代の男性に多い．

11 大動脈硬化症【だいどうみゃくこうかしょう】 □□□ ★
大動脈の血管壁内にコレステロールやカルシウムがたまって血管壁が弾力を失い，そこから先に血液が流れにくくなる疾患．大動脈瘤の原因となる．

12 腹部大動脈瘤【ふくぶだいどうみゃくりゅう】 □□□ 病理 ★
腹部の大きな動脈の動脈壁の弾力性が弱くなり，動脈壁が部分的に広がってこぶのようになること．

13 解離性大動脈瘤【かいりせいだいどうみゃくりゅう】 □□□ ★
大動脈の壁は内膜・中膜・外膜の3層構造になっているが，そのうちの中膜が弱くなり内膜の一部が裂け（＝解離），そこに血液が流れ込んで外膜だけで支えられるため，こぶのような状態になること．

14 下腿静脈瘤【かたいじょうみゃくりゅう】 □□□ ★
下腿の皮静脈がこぶのように膨らんだもの．下腿の皮膚静脈血管が浮き出てみえる．症状としては，むくみ，疲れやすいなど．

15 食道静脈瘤【しょくどうじょうみゃくりゅう】 □□□ ★★
食道粘膜下層の静脈が大きくうねり，こぶのように膨らむ疾患．肝硬変や肝静脈の狭窄により血液が停滞して門脈圧が上昇すると，血液は別ルートを通って心臓に戻ろうとする．そのルートの1つが食道の静脈を通るために静脈瘤となる．

8. 内科学

16 血栓性静脈炎／(深部)静脈血栓症【けっせんせいじょうみゃくえん／(しんぶ)じょうみゃくけっせんしょう】 □□□(チェック欄) 　整形・神経・リハ　★★

下肢の静脈に炎症が起こり，その場所に血の塊ができること．発赤や腫脹を症状とし，感染や外傷，動かないことが原因である．

17 静脈壁限局性拡張【じょうみゃくへきげんきょくせいかくちょう】 □□□(チェック欄) 　★

静脈壁が限られた狭い部分だけ広がること．そこに静脈瘤が形成される．

18 妊娠中毒症／妊娠高血圧症候群【にんしんちゅうどくしょう／にんしんこうけつあつしょうこうぐん】 □□□ 　★

妊娠20週以降，分娩後12週までに高血圧と蛋白尿(30 mg/dl以上(＋))の症状が妊婦に現れる疾患．

19 起立性低血圧【きりつせいていけつあつ】 □□□ 　リハ　★

自律神経症状であり，立ち上がると血圧が急激に低下すること(一般的には起立後3分以内に収縮期血圧で20 mmHg以上，拡張期血圧で10 mmHg以上の低下)．立ちくらみやめまいなどの症状が出現する．

呼吸器疾患

1 (慢性)閉塞性肺疾患／閉塞性換気障害【(まんせい)へいそくせいはいしっかん／へいそくせいかんきしょうがい】 □□□ 　★★

気道が狭くなることで肺内のガスの出が悪くなる疾患．肺気腫と慢性気管支炎があり，主な原因は喫煙である．咳や痰，息切れ症状が現れ徐々に進行する．1秒率が70%以下のものを閉塞性換気障害という．

2 肺気腫【はいきしゅ】 □□□ 　★★

代表的な閉塞性肺疾患の1つ．酸素と二酸化炭素の交換を行っている肺胞と呼吸細気管支が広がり破壊され，肺がスカスカと膨らんだままでしぼまなくなった状態．いつも酸素不足の状態となり，息切れや呼吸困難の症状が現れる．

3 慢性気管支炎【まんせいきかんしえん】 □□□ 　★

気管や気管支が慢性的に炎症を起こし，咳や痰が2年以上続き，毎年3ヵ月以上継続するものをいう．原因に喫煙がある．

呼吸器疾患

4 拘束性肺疾患 / 拘束性換気障害【こうそくせいはいしっかん / こうそくせいかんきしょうがい】 □□□ (チェック欄) ★★

何らかの原因で肺が硬く膨らみにくくなる疾患．そのため肺の容量が低下し，肺活量が減少する．間質性肺炎(肺線維症)が代表である．%肺活量が80%以下のものを拘束性換気障害という．

5 (気管支)喘息【(きかんし)ぜんそく】 □□□ ★★

空気の通り道である気管支が炎症を起こし，腫れて狭くなり，呼吸が苦しくなる疾患．「ヒューヒュー」，「ゼーゼー」といった音(＝喘鳴)が出る発作や，咳，痰の症状が現れる．(p.147 (気管支)喘息参照)

6 びまん性汎細気管支炎【びまんせいはんさいきかんしえん】 □□□ ★

気管支は枝分かれしてだんだんと細くなり，肺胞に入る部分を呼吸細気管支という．この部分の両側が広範囲にわたって炎症を起こす疾患．慢性副鼻腔炎を合併することが多く，咳・痰症状が現れる．

7 肺線維症 / 間質性肺炎【はいせんいしょう / かんしつせいはいえん】 □□□ ★★

肺の組織が長期にわたって障害され，硬く伸び縮みしなくなる(＝線維化)疾患．乾いた咳(＝乾性咳嗽)や息切れ，呼吸困難の症状が現れる．

8 気管支拡張症【きかんしかくちょうしょう】 □□□ ★★

気管支が広がったまま元に戻らない疾患．肺全体に起こる場合と，一部に起こる場合がある．慢性の咳，粘り気のあまりない膿のような痰(＝膿性痰)や血液が混じった痰(＝血痰)が出現する．

9 過換気症候群【かかんきしょうこうぐん】 □□□ ★

ストレス，不安などにより呼吸が浅く速くなる状態(＝過呼吸)になり，それにより動悸，めまい，頻脈などの症状が現れること．時間とともに症状は落ち着く．(p.26 過換気参照)

10 (肺)虚脱【(はい)きょだつ】 □□□ ★

呼気時に肺胞がしぼんで潰れることをいう．自然気胸，外傷性気胸，緊張性気胸がある．20～40歳の背が高く痩せている男性にもっとも多く起こり，喫煙者に多い．毎年10万人に9人の割合で起こる．

8. 内科学

11 肺結核(症)【はいけっかく(しょう)】 □□□ (チェック欄) ★

結核菌による肺感染症．くしゃみや咳などで菌が飛び，それを吸い込むことで感染する．すぐに発病する初期結核症と，感染後数年から数十年経ってから発病する慢性結核症がある．咳，微熱，体のだるさなどの初期症状が現れる．

12 (原発性)肺高血圧症【(げんぱつせい)はいこうけつあつしょう】 □□□ ★

心臓から肺に向かう血管(肺動脈)が狭くなり，血液が通りにくくなって血圧が高くなる疾患．肺動脈の血圧が高くなると肺動脈へ血液を送る右心室に高い圧がかかるようになり，右心室のはたらきが悪くなる．息切れや全身の疲れ，むくみなどの症状が現れる．

13 肺塞栓症【はいそくせんしょう】 □□□ 病理 ★★★

脱水，手術，長い時間同じ姿勢を続けることにより，血液の流れが悪くなることでできた血の塊を血栓と呼ぶが，下肢の静脈内にできた血栓が肺動脈まで流れ，肺の毛細血管をふさぐ疾患を肺塞栓症という．閉塞血管から先の血液が流れないためにガス交換ができず，動脈血の酸素分圧が低下して呼吸困難となる．

14 エコノミークラス症候群【えこのみーくらすしょうこうぐん】 □□□ 病理 ★

飛行機内で長い時間同じ姿勢で座り続けると，下肢の静脈環流が悪くなり下肢静脈に血栓ができることがある．これを深部静脈血栓症といい，飛行機から降りた瞬間に肺塞栓症を起こすことをエコノミークラス症候群という．

15 気胸，自然気胸【ききょう，しぜんききょう】 □□□ ★★

気胸とは肺を包んでいる膜(＝胸膜)が破れて胸膜腔内に空気が入り，その結果，肺がしぼんだ状態のこと．自然気胸は20歳代の背が高く痩せている男性に多く，突然の呼吸困難，胸痛を訴える．

16 重症急性呼吸器症候群(SARS)【じゅうしょうきゅうせいこきゅうきしょうこうぐん(さーず)】 □□□ ★

SARSコロナウイルスによる感染症．咳やくしゃみなどでウイルスが飛び，それを吸い込むことで感染する．感染して症状が出るまでに10日程度かかる．発熱，咳，息切れの症状で発症する．

呼吸器疾患

17 **塵肺症【じんぱいしょう】** □□□ (チェック欄) ★
粉塵(粉のような小さなちり)を長期にわたり吸うことにより，肺にちりがたまり，肺が硬く伸び縮みしなくなる(＝線維化)疾患．炭坑労働者の塵肺症は石炭の粉塵の吸入が原因である．

18 **睡眠時無呼吸症候群【すいみんじむこきゅうしょうこうぐん】** □□□
★
睡眠中に10秒以上の呼吸停止が5回以上みられる疾患．症状はいびきや昼間の眠気，朝の頭痛など．鼻と口の間にある壁(＝軟口蓋)や舌が下がり気道がふさがることにより起こる．

19 **横隔膜ヘルニア【おうかくまくへるにあ】** □□□ ★
横隔膜にある穴(横隔膜裂孔)から臓器(胃・小腸・結腸・肝臓・脾臓・膵臓など)が胸部に出てきた状態．出てくる臓器により症状が異なるが，横隔膜の動きを悪くするので呼吸困難を訴えることもある．

20 **ヒュー・ジョーンズ Hugh-Jones の分類【ひゅー・じょーんずのぶんるい】**
□□□ 運動 ★★
息切れによる呼吸困難度の分類．歩行・階段・坂道・会話・着替えの際の息切れの程度によりⅠ度(軽度)〜Ⅴ度(重度)に分類される．

21 **一酸化炭素中毒【いっさんかたんそちゅうどく】** □□□ ★
血液中の一酸化炭素が増えることによりヘモグロビンが一酸化炭素と結合し，その分酸素がヘモグロビンと結びつきにくくなり，全身に酸素が運べず酸素不足の状態となること．頭痛，めまい，嘔吐などの症状が現れる．ストーブなどの不完全燃焼により一酸化炭素が増えることで起こる．

22 **湿性咳嗽【しっせいがいそう】** □□□ ★
痰や喀血を伴う湿った咳．痰や鼻汁といった気道からの分泌物を体の外に出そうとする生理的な咳である．気管支炎などで起こり，ゼーゼーという音がする．

23 **石綿小体／アスベスト小体【いしわたしょうたい／あすべすとしょうたい】**
□□□ ★
アスベスト(石綿)は天然のケイ酸塩を主成分とする繊維状の鉱物である．防音・断熱用としてビルや学校などの建物に使用される．大量に吸った場合，人体に悪影響を与える．肺線維症や肺癌などの原因とされている．

8. 内科学

24 樽状胸郭【たるじょうきょうかく】 □□□ (チェック欄) ★
閉塞性肺疾患(気道が狭くなることにより肺への空気の出入が悪くなる疾患)でみられる身体所見.ビールの樽のように胸郭が大きく膨れた状態をいう.

25 捻髪音【ねんぱつおん】 □□□ ★
肺が硬くなり伸び縮みしなくなる疾患(間質性肺疾患)で聴診される呼吸のときの胸部音.息を吸うときに,硬くなった肺が引き伸ばされるようにバリバリ,チリチリと細く高い音がする.

26 喀血【かっけつ】 □□□ ★★
気管や肺の出血により口から血を吐き出すこと.咳と一緒に泡のような血液が出る.原因に気管支拡張症,肺の損傷.肺癌などがある.

27 喀痰【かくたん】 □□□ ★
咳によって気道から排出される粘液を痰というが,これを吐くこと,または吐いた痰のこと.

28 バチ指【ばちゆび】 □□□ ★
指の尖端が丸く膨れ,爪が円味を帯びてその上にのっかっている状態.チアノーゼを伴うことが多く,心肺疾患に伴う長期の低酸素血症によることが多い.

29 呼吸性アシドーシス【こきゅうせいあしどーしす】 □□□ ★
呼吸数の低下などで CO_2 の吐き出しが少なくなり,高炭酸ガス血症(血液中の CO_2 が多くなる)により血液が酸性に傾く(pH が 7.4 より低くなる)状態.頭痛や眠くなるなどの症状が現れる.

30 呼吸性アルカローシス【こきゅうせいあるかろーしす】 □□□ ★
呼吸数の増加などで CO_2 の吐き出しが多くなり,低炭酸ガス血症(血液中の CO_2 が少なくなる)により血液がアルカリ性に傾く(pH が 7.4 より高くなる)状態.筋のけいれんやしびれなどの症状が現れる.

31 チェーン・ストークス呼吸【ちぇーん・すとーくすこきゅう】 □□□ ★
呼吸が浅くなったり深くなったりして,無呼吸状態が数十秒繰り返されること.脳出血や脳梗塞,心疾患などでみられる異常呼吸.

感染症 225

32 低炭酸ガス血症 / 低 CO_2 血症【ていたんさんがすけっしょう / ていしーおーつーけっしょう】 □□□（チェック欄） ★
呼吸が浅く速くなること（＝過呼吸）などによって CO_2 の吐き出しが多くなり，血液中 CO_2 濃度が低下している状態．呼吸困難や手足のしびれなどの症状が現れる．

感染症

1 リウマチ熱【りうまちねつ】 □□□　整形　★
A群溶連菌に感染し，それが心筋にある抗体と反応することにより，心臓，関節，皮下結合組織などに炎症が生じる疾患．6〜12歳の学童期に多い．

2 ラングハンス Langhans 巨細胞【らんぐはんすきょさいぼう】 □□□ ★
マクロファージ（細菌やウイルスを貪食する白血球の1つ）の集合体で，肉芽腫性疾患でみられる多数の核が存在する巨細胞．とくに結核やマイコバクテリア感染症などの乾酪性肉芽腫でよくみられる．

3 ゴム腫【ごむしゅ】 □□□ ★
梅毒性病変の一種で，第三期梅毒に現れる．梅毒により組織が壊死し，チーズ様に固まる肉芽腫．

4 乾酪壊死【かんらくえし】 □□□ ★
結核や梅毒のゴム腫内にみられる凝固壊死．見た目に乾いたチーズ（酪）のようにみえるので乾酪壊死という．

5 空洞形成【くうどうけいせい】 □□□ ★
壊死などで破壊された体の組織が排出されたり，吸収されたりした跡が空洞となり，臓器内に空間ができること．

6 後天性免疫不全症候群（AIDS）【こうてんせいめんえきふぜんしょうこうぐん（えいず）】 □□□ ★
ヒト免疫不全ウイルス（HIV）の感染によりTリンパ球が破壊され，免疫機能（自己を守る機能）が低下する疾患．

226　8. 内科学

7　エイズ脳症【えいずのうしょう】 □□□ (チェック欄)　病理　★
ヒト免疫不全ウイルス(HIV)が直接脳に影響を及ぼしたもの．知的障害，運動障害，行動障害などの症状がみられる．(p.190 エイズ脳症参照)

8　日本脳炎【にほんのうえん】 □□□　病理　★
日本脳炎ウイルスに感染して起こる疾患．症状が出るまでの期間(＝潜伏期間)は7〜20日である．高熱，激しい頭痛，意識障害，髄膜刺激症状，異常行動などの症状がある．主にコガタアカイエカという蚊を媒介とする．(p.190 日本脳炎参照)

9　敗血症／全身性炎症反応症候群【はいけつしょう／ぜんしんせいえんしょうはんのうしょうこうぐん】 □□□　病理　★
細菌が血中に入り全身を巡ることで，炎症症状や臓器不全を引き起こす重篤な細菌感染症．

10　標準予防策【ひょうじゅんよぼうさく】 □□□　リハ　★
感染症の有無にかかわらず，すべての患者のケアに際して適用する予防策．患者と医療従事者双方における院内感染の危険性を減少させる．

11　ワクチン接種【わくちんせっしゅ】 □□□　リハ　★
感染症の予防．毒性を弱めた病原体などの抗原を皮下注射，筋肉注射などで注入することにより，体内で抗体をつくらせ感染症にかかりにくくすること．

12　院内感染対策【いんないかんせんたいさく】 □□□　リハ　★
医療機関内で病原体に感染するのを未然に防ぐための対策．専門部門や医療チームを設け，発生予防や発生したときの対応を行う．院内での感染症に関する院内職員に対する教育活動や院内感染防止にかかる院内での規定やマニュアルづくりなど．

13　間接接触感染【かんせつせっしょくかんせん】 □□□　リハ　★
感染症患者に使用したものや生活家具など感染源に汚染された環境表面，物品に接触することにより感染する．

14　空気感染【くうきかんせん】 □□□　リハ　★
微生物を含む直径5μm以下のウイルス(微小飛沫核)が空気中をふわふわと浮遊し，広範囲に広がっていく感染経路．

糖尿病

15 湿性生体物質【しっせいせいたいぶっしつ】 □□□ (チェック欄) リハ ★

人体から出る分泌物および排泄物のこと．血液，腹水，胸水，消化液，痰，鼻汁，涙，便などがある．汗や唾液は含まない．

16 尿路感染【にょうろかんせん】 □□□ リハ ★

尿路(腎盂，膀胱，尿道)の感染症．腎盂腎炎や膀胱炎などがある．発熱，腰や背中の鈍い痛み，排尿時の痛み，血尿などの症状がある．

17 飛沫核【ひまつかく】 □□□ リハ ★

病原体の水分が空気中で蒸発することで，より軽くて小さい粒状になるが，この病原性をもつ粒状のもののこと．飛沫核感染の代表的疾患は，肺結核，インフルエンザなどである．

糖尿病

1 糖尿病(1型糖尿病，2型糖尿病)【とうにょうびょう(いちがたとうにょうびょう，にがたとうにょうびょう)】 □□□ リハ ★★

糖尿病はインスリンの作用が低下し血糖値が上昇する疾患．1型糖尿病では膵臓ランゲルハンス島β細胞から分泌されるインスリンそのものが減少する．2型糖尿病では生活習慣の不良によりインスリンの分泌低下と感受性低下を原因とする．

2 HbA1c【へもぐろびんえーわんしー】 □□□ ★

血管内の余分なブドウ糖は体内の蛋白質と結合するが，赤血球の蛋白質であるヘモグロビン(Hb)とブドウ糖が結合したものをグリコヘモグロビンといい，その一種がHbA1cである．血糖コントロールの目安となり，血糖値が高ければHbA1cも高くなる．

3 高血糖(症)，低血糖(症)【こうけっとう(しょう)，ていけっとう(しょう)】 □□□ ★★

摂取した糖質(多糖)はブドウ糖(単糖)に分解され，インスリンによってエネルギーとして筋などに取り込まれる．血液中のブドウ糖が正常より多い状態を高血糖といい，正常より少ない状態を低血糖という．

8. 内科学

4 インスリン抵抗性【いんすりんていこうせい】 □□□ (チェック欄) ★
肝臓，骨格筋，脂肪組織のインスリンへの反応が鈍くなり，インスリンの生理的効果が弱くなっている状態．

5 耐糖能【たいとうのう】 □□□ ★
糖尿病の判断に用いられる指標の1つ．グルコースを口から摂取し，時間をおいた後に血液中のグルコース濃度を調べることで，グルコースの処理能力の指標が得られる．

6 経口ブドウ糖負荷試験【けいこうぶどうとうふかしけん】 □□□ ★
糖尿病の判断に用いられる試験．ブドウ糖75 g を食べて2時間後の血糖が200 mg/dl 以上であれば糖尿病と判断する．

7 血液透析【けつえきとうせき】 □□□ ★
血液を体の外へ出し，機械の中へ入れ人工の透析膜を通して，水と血液の中に溶けた物質を取り出す方法．体内の尿毒症の原因物質や老廃物の除去，電解質の維持などが図られる．慢性腎不全に対して行う．

8 糖尿病性ニューロパチー【とうにょうびょうせいにゅーろぱちー】 □□□ ★
高血糖が続くと，毛細血管が傷ついて血行障害を起こし，神経細胞まで栄養が届かなくなる．また，神経細胞が糖を取り込みすぎることにより神経のはたらきが鈍くなる．これらにより感覚障害，自律神経障害が生じることを糖尿病性ニューロパチーという．

9 糖尿病性網膜症【とうにょうびょうせいもうまくしょう】 □□□ ★★
高血糖が続くと，網膜を取り巻く毛細血管が出血したり閉塞したりすることにより，視力低下が起こる．これを糖尿病性網膜症といい，進行すると失明する．

10 糖尿病性腎症【とうにょうびょうせいじんしょう】 □□□ ★
高血糖が続くと，腎臓の糸球体が壊され，尿をつくるはたらきが障害される．これを糖尿病性腎症という．初期は蛋白尿が出現し，進行すると腎不全を起こして血液透析が必要となる．

代謝性疾患 229

代謝性疾患

1 ウィルソン病 / 銅代謝障害【うぃるそんびょう / どうたいしゃしょうがい】
□□□（チェック欄） 神経・病理 ★★★
銅を体の外に出す機能の異常で起こる疾患．体内に銅がたまると，脳障害，肝障害，腎障害，眼疾患を起こす．

2 フェニルケトン尿症【ふぇにるけとんにょうしょう】 □□□ ★★
必要な酵素の1つが生まれつき壊れていることが原因で，アミノ酸の一種であるフェニルアラニンが代謝されずに，それが脳を攻撃して知能に障害が生じ，精神遅滞を起こす疾患．

3 テタニー / 低カルシウム血症【てたにー / ていかるしうむけっしょう】
□□□ 神経 ★★
体内のカルシウムの不足が原因で起こる．症状として，血中の遊離カルシウム濃度の低下により末梢神経が異常に興奮することで筋がけいれんする．ひどいときには意識がなくなることもある．(p.188 テタニー参照)

4 骨軟化症【こつなんかしょう】 □□□ ★
骨が硬くならない疾患の一種．骨がやわらかくなり体つきが変形する成人の疾患．(p.154 骨軟化症参照)

5 くる病【くるびょう】 □□□ 病理 ★
子どもの骨軟化症をくる病という．成長期に骨のカルシウムがつくられず，骨が曲がったり，やわらかくなったり，骨折しやすくなったりする．原因として日光浴不足や栄養失調が挙げられる．

6 痛風【つうふう】 □□□ ★★★
血中の尿酸が増加することで起こる疾患．症状として関節炎や腎臓の障害がみられる．男性，太っている人，プリン体の多い食事をたくさんとる人に多い．足の母指MP関節に痛風関節炎が起こる．(p.162 痛風参照)

7 高尿酸血症【こうにょうさんけっしょう】 □□□ 整形 ★
血中尿酸の値が異常に高い状態．生活習慣病として誰にでも起こり，ビール，レバー，白子などを多くとるとなりやすい．痛風，尿路結石，腎障害の原因となる．

8. 内科学

8 高脂血症【こうしけっしょう】 □□□ (チェック欄)　神経　★★
血液中の脂質が異常に多い状態(血中総コレステロール値が220 mg/dl以上). 狭心症, 心筋梗塞などの心臓病になる危険性が高くなる.

9 アミノ酸代謝障害【あみのさんたいしゃしょうがい】 □□□　★
必須アミノ酸の1つであるフェニルアラニンがチロシンに転換されるために必要なフェニルアラニン水酸化酵素の異常により, 知能障害やけいれん, 色素欠乏が起こる疾患. (☞ p.229 フェニルケトン尿症)

10 ピロリン酸カルシウム結晶【ぴろりんさんかるしうむけっしょう】 □□□　★
偽痛風のときに形成される結晶で, 関節の滑膜や関節腔にできやすい(p.130 ピロリン酸カルシウム参照). 参考までに, 痛風は尿酸塩の結晶が関節炎を引き起こして発生する.

11 核酸代謝障害【かくさんたいしゃしょうがい】 □□□　★
核酸は細胞内の核にある酸性物質のことで, 核酸を分解する酵素の一種が壊れたために体内に尿酸がたまっていく疾患を核酸代謝障害という. 症状は生後2～3ヵ月頃に現れ, その後, 唇や指を嚙みちぎるなど, 知能の障害などがみられる.

12 代謝性アシドーシス【たいしゃせいあしどーしす】 □□□　★
アシドーシスとは血液の酸性度が高くなった状態のことで, 腎疾患が原因で血液中の酸性度が高くなることを代謝性アシドーシスという. また, 血液中のアルカリイオンである重炭酸イオンがなくなることでも起こる.

13 ペラグラ(脳症)【ぺらぐら(のうしょう)】 □□□　神経・病理　★★★
ニコチン酸(ナイアシン)の欠乏により起こる疾患. 手足や顔, 頸に皮膚炎が起こり, 頭痛, 下痢, めまい, 神経障害も合併する. アルコール依存者に多い. (p.190 ペラグラ(脳症)参照)

14 ポルフィリン症【ぽるふぃりんしょう】 □□□　病理　★★
ヘモグロビンのもとになるヘムという物質の合成経路に異常があり, ポルフィリン代謝経路の産生物質が皮膚に沈着し, 光毒性反応による日光誘発性皮膚障害を生じる疾患.

消化器障害

15 脚気 / ビタミンB₁欠乏症【かっけ / びたみんびーわんけつぼうしょう】
□□□（チェック欄） 病理　★★
ビタミンB₁（チアミン）の不足によって起こる疾患．症状は心不全と末梢神経障害である．心不全では下肢のむくみ，神経障害では下肢のしびれが起こる．この疾患の研究を通して，ビタミンの存在が明らかとなった．

消化器障害

1 潰瘍，消化性潰瘍【かいよう，しょうかせいかいよう】 □□□　★
潰瘍とは皮膚や粘膜をおおう上皮組織が欠損した部分をいう．消化性潰瘍は胃酸が多く出過ぎたり，胃を守る粘膜のはたらきが弱くなったりすることで起こる潰瘍のこと．胃潰瘍，十二指腸潰瘍など．（p.133 潰瘍参照）

2 消化管出血（上部消化管出血，下部消化管出血）【しょうかかんしゅっけつ（じょうぶしょうかかんしゅっけつ，かぶしょうかかんしゅっけつ）】 □□□　★

消化管出血とは食道から肛門までの間の消化管内で起こる出血をいう．上部消化管出血は食道，胃，十二指腸からの出血で，原因は胃潰瘍，十二指腸潰瘍，食道静脈瘤など．下部消化管出血は空腸，回腸，結腸，直腸からの出血で，原因は痔核出血，結腸直腸（大腸）癌・ポリープ，憩室出血など．

3 吐血【とけつ】 □□□　★
食道，胃，十二指腸などの消化管からの出血を口から吐き出すこと．原因疾患は食道静脈瘤，急性胃粘膜病変，胃潰瘍，十二指腸潰瘍，胃癌，Mallory-Weiss症候群など．

4 嘔吐【おうと】 □□□　★
胃の内容物が急激に強制的に口から吐き出されること．

5 コーヒー残渣様吐物【こーひーざんさようとぶつ】 □□□　★
胃や十二指腸での出血が胃内にたまると血中ヘモグロビンが胃酸によって黒色となり，まるでコーヒーの滓のような状態で吐き出されるため，それをコーヒー残渣様吐物という．胃潰瘍や十二指腸潰瘍になる前触れである．

8. 内科学

6 **蠕動不穏【ぜんどうふおん】** □□□ (チェック欄) ★

腸管の蠕動運動を腹の上から目で見ることができる状態．腸閉塞により腸内が狭くなることで消化物が通りにくくなり，狭くなっている部分から口側の腸管が拡張して腹壁を押し上げ蠕動運動が強くなるので見ることができる．

消化器疾患

1 **マロリー・ワイス Mallory-Weiss 症候群【まろりー・わいすしょうこうぐん】**
□□□ 病理 ★

何度も繰り返し嘔吐することで，胃の噴門部に縦走する裂創の潰瘍ができ，そこからの出血により大量に吐血する症候群．

2 **食道静脈瘤【しょくどうじょうみゃくりゅう】** □□□ 病理 ★

食道粘膜下層の静脈が拡張して蛇行し，こぶ状に隆起して静脈瘤を形成したもの．肝硬変や肝静脈の狭窄により門脈圧が亢進するため，静脈血は食道静脈を通って心臓に戻ろうとする．その結果大量の静脈血が流入することで静脈がこぶ状に隆起する．

3 **（食道）アカラシア【（しょくどう）あからしあ】** □□□ ★

食道の機能障害．食道噴門部の開閉障害や食道蠕動運動の障害により，飲食物の食道通過が困難となり食道が拡張すること．

4 **ヘリコバクター・ピロリ【へりこばくたー・ぴろり】** □□□ ★

ヒトの胃粘液内で生きるらせん型の細菌のこと．感染後，胃の中に長期間存在する．ヘリコバクター・ピロリの感染は，慢性胃炎，胃潰瘍，十二指腸潰瘍，胃癌などの発病に関係しているといわれている．

5 **胃潰瘍【いかいよう】** □□□ ★

胃で起こる潰瘍．胃酸の出過ぎや胃粘膜の弱化が原因で胃壁の一部が欠けてしまう疾患．上腹部痛，吐血，下血などがみられる．

6 **十二指腸潰瘍【じゅうにしちょうかいよう】** □□□ ★

十二指腸で起こる潰瘍．十二指腸壁の一部が欠けてしまう疾患．上腹部痛，吐血，下血などがみられる．

消化器疾患 233

7 萎縮性胃炎【いしゅくせいいえん】 □□□（チェック欄） ★
慢性胃炎により胃粘膜が萎縮してしまう状態．ヘリコバクター・ピロリの感染が原因である場合が多い．胃粘膜が萎縮することでビタミン B_{12} の吸収が不足し，悪性貧血を起こす．

8 逆流性食道炎【ぎゃくりゅうせいしょくどうえん】 □□□ ★★
下部食道括約筋のはたらきが不十分なため，塩酸を帯びた胃内容物が食道に逆流し，食道粘膜に炎症やびらんを起こす疾患．

9 腸閉塞／イレウス【ちょうへいそく／いれうす】 □□□ ★
消化液や食物が小腸や大腸で滞り，腸に詰まった状態．肛門方向へ進めなくなった腸の内容物が口方向に逆流して嘔吐する．腸が狭くなったり閉塞したりすることや，腸の血管や神経の異常により起こる．

10 クローン病【くろーんびょう】 □□□ 病理 ★
原因不明であり，口から肛門までの全消化管に非連続性の慢性肉芽腫性の炎症を起こす疾患．好発部位は小腸後半部（回腸末端部）で，数多くの縦長の潰瘍が生じる．症状として慢性の下痢，発熱，腹痛などがみられる．

11 潰瘍性大腸炎【かいようせいだいちょうえん】 □□□ ★★
潰瘍が大腸（とくに直腸）で起こる原因不明の慢性炎症性疾患．長期間にわたり，よくなったり悪くなったりを繰り返し，10年以上になると大腸癌になる可能性もある．症状は腹痛や血性下痢など．

12 虚血性大腸炎【きょけつせいだいちょうえん】 □□□ ★
大腸への血液循環障害により炎症や潰瘍を起こす疾患．とくに下行結腸やS状結腸で起こる．症状は突然起こる腹痛，下血など．不整脈や動脈硬化のある者，高齢者に多い．

13 内痔核【ないじかく】 □□□ ★
いぼ痔ともいう．直腸から肛門にかけての静脈が1つのところに集まった場所（＝静脈叢）にできるこぶ状の塊（＝静脈瘤）である．

14 胆石，胆石症【たんせき，たんせきしょう】 □□□ ★
胆石は肝臓でつくられた胆汁が固まって胆嚢や胆道で石になったもの．胆石ができている状態を胆石症という．

8. 内科学

15 胆嚢炎【たんのうえん】 □□□（チェック欄） ★
胆嚢で起こる炎症．症状は悪寒を伴う高熱，右側の肋骨下部の痛み，胆嚢腫，胆嚢部の圧痛など．

16 急性膵炎【きゅうせいすいえん】 □□□ ★
膵臓に起こる急性の炎症性疾患．通常，膵臓でつくられた消化液（＝膵液）は十二指腸に流れ出るが，アルコール多飲や胆石症などにより十二指腸に流出することができず，膵臓内にたまったまま膵臓を消化して壊してしまうことによる．症状は上腹部痛，悪心，嘔吐，発熱など．

肝障害

1 アルコール性肝障害【あるこーるせいかんしょうがい】 □□□ ★
大量の飲酒により発症し，発熱，黄疸，右上腹部痛，肝臓の圧痛，食欲不振，嘔吐，下痢などの自覚症状が出現する．

2 A型肝炎【えーがたかんえん】 □□□ 病理 ★
A型肝炎ウイルスの感染による疾患．食べ物や飲み物を介して感染（＝経口感染）する．症状は高熱，全身のだるさ，下痢，食欲不振など．自然に治るものが大部分である．

3 B型肝炎【びーがたかんえん】 □□□ 病理 ★
B型肝炎ウイルスの感染による疾患．出産時の母子感染や性行為による感染がある．発熱，黄疸などの症状があるが，70～80％は症状が出ない．そのため慢性肝炎になりやすく，肝硬変に移行しやすい．

4 C型肝炎【しーがたかんえん】 □□□ 病理 ★
C型肝炎ウイルスの感染による疾患．注射器の回し打ち，入れ墨，輸血など血液を介して感染（＝血液感染）する．発熱，頭痛，食欲不振，関節痛などの症状があるが軽度である．慢性肝炎，肝硬変へ移行する確率が高い．

5 肝硬変【かんこうへん】 □□□ 病理 ★★
肝炎ウイルス，大量アルコール摂取，低栄養などが原因で肝臓が硬くなる疾患．肝細胞癌ができやすい．疲労感，無気力，食欲不振，貧血，黄疸，腹水などの症状がある．

肝障害

6 高アンモニア血症【こうあんもにあけっしょう】 □□□ (チェック欄)　病理

肝疾患などで尿素回路が障害されると血液中のアンモニア濃度が異常に高い状態(=高アンモニア血症)になる．アンモニアには神経毒性があり，脳血液関門を容易に移行して脳障害，脳浮腫を起こす．

---

7 脾腫【ひしゅ】 □□□　病理　★

脾臓が大きくなった状態．原因として，肝硬変，造血器疾患，感染症，脂質代謝障害などがある．

---

8 先天性胆道閉塞症【せんてんせいたんどうへいそくしょう】 □□□　病理

★

先天的に(生まれつき)胆汁を肝臓→胆嚢→十二指腸に送る管(=胆管)が閉じている状態．生まれて間もなく黄疸が現れる．

---

9 肝不全【かんふぜん】 □□□　★

肝機能を正常に維持できなくなった状態．原因としてウイルス性肝炎，肝硬変，アルコールや薬物による肝障害などがある．黄疸，腹水，意識障害，出血傾向などの症状がある．

---

10 門脈圧亢進【もんみゃくあつこうしん】 □□□　★

消化管からの血液が肝臓へと流れ込む血管(静脈)を門脈と呼ぶが，その門脈から肝臓内で枝分かれした血管内での圧が高くなった状態．

---

11 腹部静脈怒張【ふくぶじょうみゃくどちょう】 □□□　★

門脈圧亢進により腹壁のへそ周辺の腹部皮静脈内に血液がたまり，蛇がのたうつように静脈が浮き上がってみえる状態．

---

12 腹水【ふくすい】 □□□　★

腹腔内に異常に多量の液体がたまった状態，ないしはその液体そのものをいう．

---

13 腹部膨満【ふくぶぼうまん】 □□□　★

腸内にガスがたまって腹部が張っている状態．原因として消化器機能の変調，心理的要因などが挙げられる．

血液疾患

1 **血友病【けつゆうびょう】** □□□ (チェック欄) 病理 ★★
　血液凝固因子のうちⅧ因子またはⅨ因子の欠損ないし活性低下による遺伝性血液凝固異常症(伴性劣性遺伝). 血液の凝固異常により深部出血が起こる. とくに関節内や筋内で内出血が起こりやすく, 進行すると変形や拘縮をきたす.

---

2 **多血症【たけつしょう】** □□□ ★
　血液中の赤血球数が増加する疾患. 脱水などで体の水分が失われたときや, 骨髄疾患により赤血球が異常に増加したときに発症する. 頭痛, めまい, 高血圧などの症状を呈する.

---

3 **低蛋白血症／低アルブミン血症【ていたんぱくけっしょう／ていあるぶみんけっしょう】** □□□ 整形 ★★
　血液中の蛋白質質量が異常に低い状態. かたよった食生活などにより蛋白質が不足することで起こる. 原因となる疾患としては, 肝硬変などが代表的である.

---

4 **不均衡症候群【ふきんこうしょうこうぐん】** □□□ ★
　透析中や透析後に生じる頭痛, 血圧低下, 筋のけいれん(こむら返り)などの一連の症状. 透析により体内のナトリウムとカリウムのバランスが崩れて引き起こされる. 他に, だるさ, 不安定な血圧(高くなったり低くなったりする)などがみられる.

---

5 **遺伝性球状赤血球症【いでんせいきゅうじょうせっけっきゅうしょう】** □□□ 病理 ★
　赤血球膜の異常により, 赤血球が円盤状にならず球状に変形してしまい, 本来の機能が低下し壊れやすくなってしまう状態(＝溶血). 症状は貧血, 黄疸, 脾臓の腫れなど.

---

6 **血小板増多症【けっしょうばんぞうたしょう】** □□□ 病理 ★
　末梢血血小板数の正常上限は 40 万個/μl 以下であるが, それが 40 万個/μl 以上になる疾患. 血管運動症状と呼ばれる症状(頭痛, 湿疹, めまい, 耳鳴り, 視覚異常)がみられる.

内分泌疾患

7 血小板減少症【けっしょうばんげんしょうしょう】
□□□（チェック欄） 病理　　★

ウイルス感染，薬物中毒，白血病，自己免疫などにより血液中の血小板が減少する疾患．血小板が少なくなると血が止まらなくなり失血死する場合がある．

8 壊血病【かいけつびょう】 □□□ 病理　　★

ビタミンCが不足することで，体内の各器官より出血する疾患．症状は全身の臓器からの出血であり，他に全身のだるさ，疲れ，体重の減少などがある．

内分泌疾患

1 内分泌疾患【ないぶんぴつしっかん】 □□□ 整形　　★

血中を流れて身体のいろいろな器官に作用する化学物質をホルモンといい，ホルモンを分泌する器官を内分泌器官という．内分泌量が正常量より多量だったり少量だったりすると身体に特徴的な症状が現れるが，それに基づく疾患を内分泌疾患という．

2 先端巨大症／末端肥大症【せんたんきょだいしょう／まったんひだいしょう】 □□□　　★★

脳の下垂体前葉にある成長ホルモン分泌細胞が腫瘍化し，成長ホルモンが多量に分泌されることにより，四肢末端や内臓，顔の一部が巨大化する疾患．

3 下垂体小人症【かすいたいこびとしょう】 □□□ 病理　　★

脳の下垂体前葉から分泌される成長ホルモンの量が異常に減少し，成長が遅れる疾患．低身長となり，知能は正常．男児に多い．

4 甲状腺機能低下症【こうじょうせんきのうていかしょう】 □□□ ★

全身のエネルギー利用を促す甲状腺ホルモンの分泌量が不足することで，全身の代謝や各臓器のはたらきが低下する疾患．主症状は無力感，低体温，皮膚の乾燥，発汗減少，便秘，体重増加，浮腫など．

5 甲状腺機能亢進症【こうじょうせんきのうこうしんしょう】 □□□ 整形　　★★

一般的にBasedow病（p.238参照）という．甲状腺ホルモンが多量に分泌され，全身の代謝や各臓器のはたらきが過剰に亢進する疾患．主症状は動悸，頻脈，息切れ，体重減少，多飲多尿，発汗，高血糖など．

8. 内科学

6 アジソン Addison 病【あじそんびょう】 □□□ (チェック欄) 病理 ★★

慢性副腎皮質機能低下症ともいう．副腎皮質ホルモンの低下により① 色黒，② 倦怠感・脱力感，③ 体重減少，④ 胃腸症状（食欲不振，便秘，下痢），⑤ 低血圧，⑥ 低血糖などが出現する．

7 クレチン病【くれちんびょう】 □□□ 病理 ★★

先天性の甲状腺ホルモン不足による甲状腺機能低下症．症状は発育障害による手足の短いアンバランスな体型，知能の発育の遅れ，臍ヘルニア，巨舌，浮腫，声が低くて聞き取りにくい，など．

8 粘液水腫【ねんえきすいしゅ】 □□□ ★

成人期以降に発症した甲状腺機能低下により，心臓や腎臓など全身の臓器のはたらきが鈍くなる結果として起こる．症状は全身（とくに顔と手足）のむくみで，押してもへこまない．口唇と鼻の肥厚を特徴とした表情を示す．

9 クッシング Cushing 症候群【くっしんぐしょうこうぐん】 □□□ 整形 ★★

慢性の副腎皮質ホルモン（糖質コルチコイド）過剰による症候群．顔は満月様（ムーンフェイス：月のようにまんまるな顔）となり，ニキビが多発する．多毛，肥満体型，大幅な筋力低下，精神症状が特徴．

10 バセドウ Basedow 病【ばせどうびょう】 □□□ ★★

甲状腺が腫脹して大きくなり，甲状腺ホルモンが多量に分泌される自己免疫疾患．女性に多く，びまん性（広範囲な）甲状腺腫，頻脈，眼球突出の合併症のほか，動悸，息切れ，発汗増加などの症状がある．

11 尿崩症【にょうほうしょう】 □□□ ★★

下垂体後葉の抗利尿ホルモンが分泌されなくなる疾患．本来は体内にある水分量に応じてホルモンが分泌され尿量が調整されるが，抗利尿ホルモンの分泌低下により大量の尿が放出される．

12 脳性ナトリウム利尿ペプチド（BNP）【のうせいなとりうむりにょうぺぷちど（びーえぬぴー）】 □□□ ★

心臓，血管，体液量が一定に調整維持されるために重要な役割を果たすホルモンで，主に心室から分泌される．このホルモンそのものに利尿作用がある．

13　原発性アルドステロン症【げんぱつせいあるどすてろんしょう】
□□□（チェック欄）　★
　副腎皮質の腫瘍または過形成（全体が腫れて大きくなること）など，副腎皮質そのものの病変により，血中のアルドステロンの濃度が高値を示す疾患．主症状は高血圧と低カリウム血症．

14　女性化乳房【じょせいかにゅうぼう】　□□□　★
　男性の乳腺が女性の乳房のように発育し大きくなったもの．乳頭直下のしこりと疼痛（とうつう）を伴うことが多い．原因として，男性ホルモン（アンドロゲン）が女性ホルモン（エストロゲン）に比べ少ないことが関与しているといわれている．

泌尿器疾患

1　腎機能低下【じんきのうていか】　□□□　★
　腎臓の機能が低下した状態．免疫系の異常や薬に対するアレルギー，高血圧，糖尿病などを原因とする慢性腎不全と，出血や急激な血圧低下，感染症，熱傷に伴う脱水などを原因とする急性腎不全に分類される．

2　ネフローゼ症候群【ねふろーぜしょうこうぐん】　□□□　★
　種々の原因により尿中に大量の蛋白質が出てしまい，それに伴い血液中の蛋白質が減少することで，顔や手足に浮腫（むくみ）が出現すること．全身浮腫が著しくなり，胸水や腹水がたまることもある．

3　慢性糸球体腎炎【まんせいしきゅうたいじんえん】　□□□　★
　症状が長く続く腎臓疾患．原因は多様であり，病気の性質や特徴によって腎炎型，ネフローゼ型，混合型の3つに分類される．主な症状は腎臓の機能が低下したときに出る蛋白尿（たんぱくにょう）や血尿（けつにょう）．

4　尿路結石（腎結石，尿管結石，膀胱結石）【にょうろけっせき（じんけっせき，にょうかんけっせき，ぼうこうけっせき）】　□□□　整形　★
　人体内に生じた異常な石（=結石（けっせき））によって引き起こされる疾患で，尿路結石は腎臓でつくられた尿を運ぶ路（=尿路（にょうろ））に発生する．発生する部位によってそれぞれの名称（=腎結石，尿管結石，膀胱結石など）がある．主な症状は背中から脇腹あるいは下腹部にかけての痛みである．

8. 内科学

5 悪性腎硬化症【あくせいじんこうかしょう】 □□□ (チェック欄) 病理 ★

高血圧が長期間続くことにより腎臓の血管が硬くなり，腎臓へ流れる血液量が減少することで急速に腎臓の機能が低下する疾患．30〜40歳の比較的若い層に多く，激しい頭痛を初発症状とすることが多い．

6 腎梗塞症【じんこうそくしょう】 □□□ 病理 ★

腎臓に入る血管やその先の血管で血流障害が起こり，腎臓に栄養や酸素が届かず腎組織が壊死してしまう疾患．激しい腹痛，悪心，熱などがみられる．

自己免疫疾患

1 シェーグレン症候群【しぇーぐれんしょうこうぐん】 □□□ 整形 ★

自己免疫疾患の一種で，涙腺の涙分泌や，唾液腺の唾液分泌などを障害する．40〜60歳の中年女性に好発する．男女比は1：14で圧倒的に女性に多い．

2 顔面紅斑【がんめんこうはん】 □□□ 整形 ★

蝶形紅斑ともいう．自己免疫疾患の一種で，顔面の両頬に赤く盛り上がったかゆみのないブツブツができる．鼻の上の方で左右がつながっているため，蝶の形にみえることがある．

3 全身性エリテマトーデス【ぜんしんせいえりてまとーです】 □□□ 整形 ★★

自己免疫疾患の一種で，全身の臓器に原因不明の炎症が起こる．体中どこにでも症状が現れる．エリテマトーデスは紅斑（エリテマ）症のことであり，特徴的な皮膚疹である．顔面の蝶形紅斑を起こす．

4 ベーチェット病【べーちぇっとびょう】 □□□ 病理 ★

自己免疫疾患の一種で，特徴は口内炎（口の中の白いブツブツ），足にできる赤い斑点などの皮膚症状，眼症状，外陰部潰瘍など．よくなったり悪くなったりを繰り返す原因不明の疾患．

薬物療法

5 虹彩毛様体炎 / 前部ぶどう膜炎【こうさいもうようたいえん / ぜんぶぶどうまくえん】 □□□ (チェック欄) 整形 ★
自己免疫疾患の一種で，目が腫れて赤くなる疾患．主な症状は，かすみ目，視力低下，目の痛み，しばしばまぶしくて虫が飛んでいるようにみえるなど．

症候（症状）

1 発熱 / 熱発【はつねつ / ねっぱつ】 □□□ 整形 ★
病気や疾患に伴う症状の1つで，体温が正常体温（一般に36.5℃）より高くなった状態（37.5℃以上）をいう．

2 皮下出血【ひかしゅっけつ】 □□□ ★
体をどこかに打ちつけたりすることによって，皮下組織にある血管が切れて出血すること．出血は体の外には出ずに皮下にとどまり，皮膚の色が青紫になった後，日が経つと徐々に黄色，元の肌の色へと戻る．血管や血液の異常によって起こる場合もある．

治療法

再灌流療法【さいかんりゅうりょうほう】 □□□ 病理 ★
ふさがった血管を再び開通させる治療法．詰まった血管を溶かす方法（＝血栓溶解療法）や，急性心筋梗塞に対しては詰まった血管の中で風船を膨らませる方法（＝冠動脈形成術）がある．

薬物療法

1 インスリン【いんすりん】 □□□ 病理 ★
膵臓のランゲルハンス島のβ細胞から分泌されるホルモン．主に血糖値を下げる役割がある．膵臓に障害が起こり体内のインスリンが不足すると，正常に血糖値を下げることができなくなり糖尿病の危険性が高まる．(p.37 インスリン，インスリン感受性参照)

2 β遮断薬【べーたしゃだんやく】 □□□ 整形 ★
交感神経の活動を抑えたり，血圧を抑えたりする役割がある薬．また，脈拍数を減らして心臓に対する負担を軽くする．

3 カルシウム拮抗薬【かるしうむきっこうやく】 □□□（チェック欄） 整形 ★

筋細胞内へカルシウムイオンが流れ込むのを阻害するはたらきをもつ薬．この薬によって血管が拡張し血圧が下がるため，高血圧や狭心症の治療に用いられる．

4 副腎皮質ステロイド薬【ふくじんひしつすてろいどやく】 □□□ 整形 ★

副腎から分泌される副腎皮質ホルモンの中の糖質ステロイドと同じ作用をもつ薬．抗炎症作用と免疫抑制作用をもち，また鎮痛効果ももつ．大量摂取や長期服用などで重い副作用が生じる．

5 ニトログリセリン【にとろぐりせりん】 □□□ ★★

心臓発作の1つである狭心発作を止める薬．心臓の冠動脈のほか，全身の血管を拡張する作用がある．ただし効果は一時的であり，狭心症そのものを治すことはできない．

6 利尿薬【りにょうやく】 □□□ 整形 ★

排尿調節機構がうまく働かない症状などに対して，水分を体外に排出するために用いられる薬．

7 金製剤【きんせいざい】 □□□ 整形 ★

リウマチ患者に使われる抗リウマチ薬の1つ．注射薬と経口薬（口から飲む薬）がある．注射薬は効果が高いが，副作用の可能性も高くなる．

8 抗菌薬【こうきんやく】 □□□ リハ ★

病気の原因となる細菌に対抗する薬．細菌が増えるのを抑えたり，細菌を殺す作用があるが，ウイルスには効果がない．微生物によってつくられたものを抗生物質といい，化学合成物質によりつくられたものを合成抗菌薬という．

9 精神医学

統合失調症

1 統合失調症【とうごうしっちょうしょう】 □□□（チェック欄） 心理 ★★★

自分の考えがまとまりづらくなってしまう病気．突然発症することもあれば，数日から数週間，また何年にもわたって徐々に発症していくこともある．急性期には，幻覚や妄想が著明にみられ，感覚と思考と行動が歪み，他者とともに社会生活を行うことができなくなる．慢性期には意欲が低下し活動性が乏しくなる．

2 破瓜型統合失調症【はかがたとうごうしちょうしょう】 □□□ ★

統合失調症の一病型．思春期・青年期に好発する（破瓜とは16歳のこと）．連合弛緩などの連合障害が主要な症状である．解体した思考や行動が目立つ．幻覚妄想はあっても体系的ではない．感情の表出，自発的行動が徐々に失われ，人格荒廃にいたるケースもある．予後は不良で再発を繰り返すことが多い．

3 妄想型統合失調症【もうそうがたとうごうしっちょうしょう】 □□□ ★

統合失調症の一病型．30歳代（青年期～中年期）の遅い時期の発病が多い．妄想（誇大妄想や被害妄想，嫉妬妄想）が目立ち，幻覚もみられるのが特徴である．急激に発症するが人格は保たれていることが多く，比較的に予後はよい．

4 陰性症状，陽性症状【いんせいしょうじょう，ようせいしょうじょう】 □□□ ★

陰性症状とは，通常あるべき機能が失われていること．意欲の低下が著明で，感情がなくなり無表情である．身のまわりのことに関心がなく，家族など人とかかわることを避け閉じこもる．陽性症状とは，通常ではない状態が出てくること．幻覚と妄想が典型的で，幻覚の中では幻聴が多く，独語（ひとりごと）や一人笑い（空笑）といった症状がある．

9. 精神医学

5 思考化声 / 考想化声【しこうかせい / こうそうかせい】 □□□ (チェック欄) ★★

思考反響ともいう．統合失調症における自我障害の症状．幻聴・幻声の一種．自分の思っていること，考えていることが声となって聞こえてくる（＝幻聴）症状．自分の頭の中で声が聞こえることもあれば，外からの声として聞こえることもある．

6 思考奪取 / 考想奪取【しこうだっしゅ / こうそうだっしゅ】 □□□ ★

統合失調症の代表的な自我障害の症状の1つ．自分の考えが他人によって操作されるという体験（させられ体験，作為体験）の一種（させられ思考）で，「他人によって自分の考えが奪われる」という体験として訴えられる．

7 考想吹入【こうそうすいにゅう】 □□□ ★

統合失調症の代表的な自我障害の症状の1つ．「自分の考えが他人によって操作される」という体験（させられ体験，作為体験）の一種（させられ思考）で，「他人から考えを入れられる」という体験として訴えられる．

8 思考伝播 / 考想伝播【しこうでんぱ / こうそうでんぱ】 □□□ ★

統合失調症の代表的な自我障害の症状の1つ．頭の中だけで考えたことが，「声や態度に表していないにもかかわらず直接他人に知られている」と感じること．

9 思考干渉 / 考想干渉【しこうかんしょう / こうそうかんしょう】 □□□ 心理 ★

統合失調症の代表的な自我障害の症状の1つ．自分の思考や行為が他の意志に操られていると考える作為思考（させられ思考）の一種で，「自分の考えが他者から干渉を受けている」と感じること．自我の能動性を失っている自我意識の障害でもある．

10 思考途絶 / 考想途絶【しこうとぜつ / こうそうとぜつ】 □□□ ★★

統合失調症の自我障害の症状の1つ．自分の意志に関係なく，「考えが突然止まってしまう」状態．それとともに会話も突然中断される．

統合失調症

11 **滅裂思考【めつれつしこう】** □□□ (チェック欄) ★
意識が清明であるにもかかわらず，考えの進み方に統一がなくなり，話す内容のつじつまが合わず，全体として何を言おうとしているのかわからない状態．話の筋道が支離滅裂である．特殊な意味をもつ漢字や記号を使うことが多い(他者にはその意味はわからない)．

12 **思考錯乱／考想錯乱【しこうさくらん／こうそうさくらん】** □□□ ★★
思考のまとまりがなくなった状態(＝滅裂思考)に意識混濁を伴う．思考がとめどなく沸き起こり，それを自分の意志で抑えることができない状態．精神運動興奮や幻覚を伴うこともある．

13 **自生思考【じせいしこう】** □□□ ★
思考促迫ともいい，統合失調症の自我障害の症状の1つ．意識して考えようとしているわけではないのに，そのときしている行動や考えごととは無関係に，勝手に考えが次から次へと浮かんでくる状態．次々ととりとめもなく考えが浮かび，生活を邪魔されていると感じる．

14 **体感幻覚【たいかんげんかく】** □□□ ★
統合失調症の自我障害の症状の1つで，体性感覚の幻覚のこと．「内臓が飛び出す」，「血管の中に虫が入って動いている」など，自分自身の体に起こるさまざまな幻覚．

15 **作為体験【さくいたいけん】** □□□ ★★
させられ体験ともいい，統合失調症の陽性症状であり自我障害の1つ．自分の考えや行動(行為)が他人によって操られている(指示または強制されている)と感じる体験．自我障害の1つ．

16 **(思考の)貧困化【(しこうの)ひんこんか】** □□□ ★
統合失調症の陰性症状の1つ．自分の考えの広がりが乏しいため，会話の内容も広がらず発展性に欠ける状態．

17 （感情の）平板化【（かんじょうの）へいばんか】 □□□（チェック欄） ★

統合失調症の陰性症状の1つ．感情の起伏(喜怒哀楽)が乏しく，周囲に無関心となる傾向を示す．表情の変化も乏しくなり，周囲の出来事や自分自身に対し豊かに感情(喜怒哀楽)を表出することができなくなる．感情的な反応も鈍くなる症状．

18 世界没落体験【せかいぼつらくたいけん】 □□□ ★

急性に発病する統合失調症に出現する妄想体験の1つ．はじめはあらゆるものが不気味で何か意味ありげにみえ，「恐ろしい災いが切迫している」，「無類の大災害がやってくる」，「世界戦争が起きる」などという世界の破滅が強い不安や絶望を伴って体験される．

19 妄想気分【もうそうきぶん】 □□□ ★

統合失調症の初期の妄想．「周囲の世界がなんとなく変わった」，「無意味だ」，「すべての出来事が意味ありげだ」，「なにか起こりそうだ」などと感じる．患者は外界からの圧力を感じて常に切迫した緊張感をもち，孤立感を強く感じるようになる．やがて「大事件が起こりそうだ」，「大きな天変地異が起こる」，「地球が破裂する」，「世界の終末がくる(＝世界没落感)」という妄想にいたる．

20 妄想知覚【もうそうちかく】 □□□ ★

統合失調症の妄想．意味ありげに感じられた事象に特別の意味があると直感的に明瞭に確信すること．「いま隣の犬が吠えたのは私の家庭に不幸が起こるのを教えているのだ」，「町ですれ違った老人が黒い帽子をかぶっていたのはおまえを殺すぞということを示している」など．

21 妄想着想【もうそうちゃくそう】 □□□ ★

統合失調症の最終的な妄想．現実にそぐわない思考が頭の中を支配し（＝着想），それがそのまま直感的に確信されること．「自分が社会を改革する使命を与えられた特別な人間だということが突然わかった」など．

22 離人状態【りじんじょうたい】 □□□ ★

通常当たり前に感じていたことがまったく感じられなくなった状態．「自分の手足が自分の物と感じられない」，「自分が存在する感覚がない」，「自分が生きている感じがしない」，「自分が見知らぬ人のように感じる」など．

統合失調症 247

23 連合弛緩【れんごうしかん】 □□□ (チェック欄) ★★
統合失調症の主要な症状．思考の内容が次々と飛躍して，話にまとまりがなくなる．思考の流れの障害．本人はそのことにまったく自覚がなく，指摘されても気づかない．連合弛緩が進行すると思考が支離滅裂（滅裂思考）になり，話す内容は他者にはまったく意味不明となる．その結果，「言葉のサラダ」と呼ばれる状態になる．

24 無為【むい】 □□□ ★
何かをしたいという意欲や願望が減退し，何かをしようと行動に移すエネルギーも低下し無気力となる症状．生活は不活発になり，1日中何をすることもなく過ごす．

25 自閉【じへい】 □□□ ★
他の人たちとの情緒的な交流が乏しくなり，自己の殻にこもって白日夢や「妄想」にふけり，自己に集中して他者の干渉を拒否し，現実との関係を失うこと．自分の世界に閉じこもり，他者と交流をもとうとする意欲や会話をしようとする意欲が乏しくなり，無口で閉じこもった生活となる．

26 感情鈍麻【かんじょうどんま】 □□□ ★
慢性期の統合失調症の症状．外界に対して無関心で，本来であれば情動変化を引き起こすような刺激を受けても，感情がわかなくなった状態のこと．

27 精神運動興奮【せいしんうんどうこうふん】 □□□ ★★
行動や認知的活動が過剰になりすぎて，非生産的で，しばしば内的緊張が高まるために足で床を叩いたり，手を揉んだり，不穏（穏やかでない）になったり，落ち着きがなくなったりする状態．

28 カタレプシー【かたれぷしー】 □□□ ★★
統合失調症における緊張病症候群の症状の1つ．意識は清明であるが，他者から身体を一定の姿勢にされると，その姿勢を自らの意志で変えようとせず，長い間そのままの状態を保ち続けること．

29 感情疎通性減退【かんじょうそつうせいげんたい】 □□□ ★
統合失調症の症状の1つ．他人への感情的な配慮や共感性が失われて，自然な感情の交流が失われた状態のこと．

30 両価性【りょうかせい】 □□□ (チェック欄) ★

アンビバレンスともいう．正反対の2つの感情，同一の対象に相反する感情を同時にもつこと．たとえば親に対して「愛と憎しみ」を同時に感じるなど．

31 昏迷(状態)【こんめい(じょうたい)】 □□□ ★★★

緊張型統合失調症の症状の1つ．意識障害がないにもかかわらず，意志の表出が失われ外界の刺激に対してもまったく反応しない．精神活動があたかも停止しているかのようにみえる状態のこと．

32 拒絶症【きょぜつしょう】 □□□ ★

緊張型統合失調症の症状の1つ．意欲障害の症状である．あらゆることを拒否し，反対の行動を示す．たとえば，手をとろうとすればひっこめ，口を開けるように命令すると閉じる．

気分障害(感情障害)

1 情意の障害【じょういのしょうがい】 □□□ 神経 ★

情意とは感情，気分，意志などのこと．情意の障害とは気分や感情の障害のこと．躁病やうつ病などにより，気分や感情・感動が正常範囲から逸脱して多大になったり減少したりしてしまう状態．

2 うつ病【うつびょう】 □□□ ★★

気分障害の一種．抑うつ気分や不安，焦燥感，精神活動の低下，気分の落ち込み，晴れない嫌な気分，空虚感，悲しみ，食欲低下，不眠症などが起こる．主要な症状は「抑うつ気分」と「興味・喜びの喪失」であり，これらの精神症状とともに身体的な症状(痛みや倦怠感など)を生じる．

3 仮面うつ病【かめんうつびょう】 □□□ ★

疲労，倦怠，不眠，めまい，肩こり，食欲不振などの身体症状が主に現れて，抑うつ気分などの精神症状が目立たないうつ病．

4 抑うつ／うつ状態【よくうつ／うつじょうたい】 □□□ 神経・内科 ★★

気分が沈んで憂うつになり，意欲の低下した状態で気分がはればれとしないこと．必ずしもうつ病やその他の精神病だけの症状ではない．(p.278 抑うつ参照)

気分障害（感情障害）

5 激越症状【げきえつしょうじょう】 □□□ (チェック欄) ★
うつ病の症状のうち，不安・焦燥が強く現れること．思考力・判断力の低下，身体症状などはほとんどない．焦燥感のせいでじっとしていることができず，歩き回ったり，同じ動作を繰り返したりするので，周囲の人からは「うつ病」に罹患しているようにはみえない．

6 希死念慮【きしねんりょ】 □□□ ★
「死にたい」と思うこと．客観的には他人には理解できない理由で「死にたい」と願う．うつ病で顕著にみられる．

7 行動制止【こうどうせいし】 □□□ ★
うつ病の代表的症状の1つ．日常の当たり前に行っている行動（通勤，ちょっとした作業，掃除，家事，人づきあい（挨拶など））を行うことがつらくなり，活動性が低下し，動作がゆっくりになって行動をすることができなくなること．

8 思考制止【しこうせいし】 □□□ 心理 ★
うつ病の代表的症状の1つ．考える速度が遅くなり，考えが浮かばなくなること．判断力や決断力，理解力も低下する．

9 焦燥(感)【しょうそう(かん)】 □□□ ★★
「これではいけない，何とかしたい」と思う気持ちがあるが，それに反して何もできず，いらいらして激しく焦る心理状態．

10 躁病【そうびょう】 □□□ 心理 ★★
気分障害の一種．気分が異常に高ぶり，自分に対する評価が異常に高くなる．多弁になり落ち着きがなくなって活動性が亢進する．また，支離滅裂な言動を発したり行動をしたりする．睡眠時間が短くなり，性的関心も強くなって問題行動を起こすこともある．

11 観念奔逸【かんねんほんいつ】 □□□ ★★
躁病の代表的症状の1つ．考えが次から次へと浮かぶが，まとまりがない状態．

12 行為心迫／作為心迫【こういしんぱく／さくいしんぱく】 □□□ ★★
躁状態の症状の1つ．心迫とは自分で抑制することができなくなる衝動のこと．多弁・多行為になり，気分が爽快で意欲的な状態．書く，話す，買うなどの行為を疲れることなくやり続ける．

13 爽快気分【そうかいきぶん】 □□□ (チェック欄) ★

躁状態のときにみられる症状．陽気で機嫌がよく，気分のよい状態．

14 多弁【たべん】 □□□ ★

休むことなくしゃべり続けること．

15 (修正型)電気けいれん療法【(しゅうせいがた)でんきけいれんりょうほう】 □□□ ★

電気ショック療法ともいう．頭部に通電することで人為的にけいれん発作を誘発する治療法．うつ病，躁うつ病，統合失調症などの治療に用いられている．

認知症

1 脳血管性認知症【のうけっかんせいにんちしょう】 □□□ 神経 ★★

三大認知症の1つ．脳血管障害(脳出血や脳梗塞)によって神経組織が障害され，その結果として認知症が生じる．物忘れなどの記憶障害が中心症状で，判断力や理解力は比較的保たれていることが多い．まだら認知症が特徴．

2 まだら認知症【まだらにんちしょう】 □□□ ★

部分的な脳機能の障害により正常な部分と認知症の部分ができ，その結果，「低下する機能」と「しない機能」が混在する状態．認知症状にむらがあり，脳血管性認知症にみられやすい症状である．記憶障害は著しいが，人柄や判断力・理解力が比較的よく保たれている．

3 アルツハイマーAlzheimer型認知症 / Alzheimer病【あるつはいまーがたにんちしょう / あるつはいまーびょう】 □□□ 神経・内科・病理 ★★★

「認知機能低下」と「人格変化」を主症状とする認知症．日本では認知症のうちでもっとも多い．びまん性の脳萎縮と大脳皮質における「老人斑(βアミロイドの沈着)」，「Alzheimer神経原線維変化」の広範囲出現が特徴で，老年期(60歳以上)に発症する．

4 ピック Pick 病【ぴっくびょう】 □□□ (チェック欄) 神経・病理 ★★

若年性認知症の一種．大脳の前頭葉と側頭葉がとくに萎縮する．また神経細胞内に「Pick 球」が現れる．初期症状として人格変化があり，道徳に外れた行為を行う．進行すると意欲低下，徘徊，言語数の減少が起こり，末期には精神機能が高度に障害され，無言・無動状態になる．

5 レビー Lewy 小体型認知症／汎発性 Lewy 小体病【れびーしょうたいがたにんちしょう／はんぱつせいれびーしょうたいびょう】 □□□ 神経 ★★

三大認知症の１つ．幻覚・妄想と認知障害に加えてパーキンソン病様の運動障害が症状として現れる．徐々に進行し，最終的には寝たきりになる．脳の神経細胞内に Lewy 小体と呼ばれる構造物が出現する．

6 仮性認知症【かせいにんちしょう】 □□□ ★

認知症のような症状を呈する．記憶障害や物忘れはないが，精神状態が不安定であったり言動がまとまらなかったりする状態．原因は精神的ショック，ストレス，老年期のうつ病，せん妄，薬の副作用，脱水症状，栄養不足など．

7 老人斑【ろうじんはん】 □□□ 神経 ★

Alzheimer 病患者の脳内でもっとも早期にみられる現象．主成分はβアミロイド（蛋白質）で，脳内に大量に沈着して神経細胞死を引き起こす．

認知症検査

1 認知症スクリーニング検査【にんちしょうすくりーにんぐけんさ】 □□□ ★

スクリーニングとはふるいわけ・選別をすることであり，精神科のスクリーニングでは病気の疑いがあるか，疑いがないかを選別する．認知症スクリーニング検査は認知症の疑いがあるかないかを調べる検査で，「(改訂)長谷川式簡易知能評価スケール」，「ミニメンタルステート検査」，「1分間簡易スクリーニング」などがある．

9. 精神医学

2 三宅式記銘力検査【みやけしききめいりょくけんさ】 □□□ (チェック欄)

神経 ★★

短時間に簡易に行うことのできる言語性記憶検査．短期記憶障害，対連合記憶・注意障害を検査することができる．有関係対語 10 対と無関係対語 10 対の語を読み，記憶させた後に対語の一方を言い，もう一方の語を答えてもらう．正答数，誤答数，かかった時間などから評価する．

3 ミニメンタルステート検査(MMSE)【みにめんたるすてーとけんさ(えむえむえすいー)】 □□□ 　神経・リハ ★★★

認知症検査の一種．見当識（けんとうしき），記憶力，計算力，言語的能力，図形的能力を評価する．11 の質問からなり 30 点満点．24 点以上で正常，20 点未満で中等度の知能低下，10 点未満で高度な知能低下となる．

4 (改訂)長谷川式簡易知能評価スケール(HDS-R)【(かいてい)はせがわしきかんいちのうひょうかすけーる(えいちでぃーえす・あーる)】 □□□

神経・心理 ★★★

認知症検査の一種．「記憶力・記銘力，見当識，計算問題，言語」の流暢性（りゅうちょう）を評価する．9 の質問からなり 30 点満点．20 点以下で認知症，21 点以上で非認知症となる．

知能検査

1 ウェクスラー成人知能検査(WAIS-Ⅲ)【うぇくすらーせいじんちのうけんさ(うぇいす・すりー)】 □□□ 　神経 ★★

16 歳以上の成人用の標準化された知能(IQ)を測る検査．言語性検査と動作性検査からなる．言語性 IQ と動作性 IQ，全検査 IQ を得ることができる．IQ の平均は 100 で，全体の 3 分の 2 程度の成人の IQ は 85〜115 の範囲に含まれる．(p.283 ウェクスラー成人知能検査(WIAS，WAIS-Ⅲ，WAIS-R)参照)

2 コース Kohs 立方体組み合わせテスト【こーすりっぽうたいくみあわせてすと】 □□□ 　神経・心理 ★★

高齢者の知能測定，視空間失認（しつにん），構成失行，脳損傷などを評価するための作業動作性テスト．立方体にそれぞれ色のついた面があり，この立方体を組み合わせて課題図と同じ模様をつくる．完成までの所要時間などから IQ を算出する．

意識障害

記憶障害

1 コルサコフ Korsakoff 症候群【こるさこふしょうこうぐん】 □□□（チェック欄）
★★
脳の機能障害によって発生する健忘症状で，記銘力障害，見当識障害，作話，健忘を主徴とする．ビタミン B_1（チアミン）の欠乏などにより乳頭体〜視床系に障害が生じて起こる．アルコール性の場合，振戦せん妄から移行していくことが多い．

2 ウェルニッケ Wernicke 脳症【うぇるにっけのうしょう】 □□□ ★
ビタミン B_1（チアミン）の欠乏によって起こる脳症で，ビタミン B_1 の欠乏以外にアルコール多飲者に多く起こる．眼球運動障害，小脳失調，意識障害を主徴とし，重症の場合死亡することもある．その多くは Korsakoff 症候群に移行する．（p.193 ウェルニッケ脳症参照）

3 健忘，逆向健忘【けんぼう，ぎゃっこうけんぼう】 □□□ 神経
★★★
健忘は記憶障害のうち，とくに宣言的記憶の障害のこと（宣言的記憶（陳述記憶）とは記憶のうち言語で表現できるもの（＝エピソード記憶や意味記憶））．
逆向健忘はある時点から過去・昔の記憶がなくなってしまう健忘のこと．

4 作話【さくわ】 □□□ ★★★
記憶障害の一種．過去の出来事・事情・現在の状況についての「誤った記憶に基づく発言や行動」が特徴．本人は騙すつもりはまったくなく，自分の情報が誤りであるとは気づいていない．認知症や Korsakoff 症候群などでみられる．

5 エピソード記憶【えぴそーどきおく】 □□□ ★
個人的に体験した出来事についての記憶．過去に体験した思い出や，そこから連想される具体的な経験による記憶．（p.276 エピソード記憶参照）

意識障害

1 せん妄【せんもう】 □□□ ★
意識障害（軽度から中等度）の一種．意識障害の程度が著しく変化し，不安が強まったり，錯覚や幻覚を伴い，不穏，精神運動興奮，徘徊，状況の誤った認識，異常な行動や言動などがみられる．

2 もうろう状態【もうろうじょうたい】 □□□ (チェック欄) ★

意識障害の一種．軽い意識の混濁がある．外界を認知できるが，意識する範囲が狭くなっていて全体の把握ができない．異常行動を伴い，回復後にその間のことを十分に追想できない．ヒステリー，てんかん，アルコール中毒などでみられる．

行動および情緒の障害

1 チック【ちっく】 □□□ ★

突発的で不規則な体の一部のすばやい動きや，発声を繰り返す状態が一定期間継続する障害．運動チックと音声チックがあり，両方またはいずれか一方が4週間〜12ヵ月間持続する．

2 トゥレット Tourette 障害【とぅれっとしょうがい】 □□□ ★

音声や行動の症状を主体とし，慢性の経過をたどる重症のチックの一種．小児期に発症し，軽快・増悪を繰り返しながら慢性に経過する．顔面の素早い動き（まばたき，顔をしかめるなど），短い叫び声，汚言症（罵りや卑猥な内容）など．

3 単純音声チック，複雑音声チック，特異的複雑音声チック【たんじゅんおんせいちっく，ふくざつおんせいちっく，とくいてきふくざつおんせいちっく】 □□□ ★

単純音声チックはカチカチ，キャン，ドン，フンフン，咳払いなど．複雑音声チックはその場面に合わない単語や句の繰り返し．特異的複雑音声チックは汚言症（コプロラリア＝社会的に受け入れられない卑猥な言語），反響言語（エコラリア＝他の人の言った言葉の繰り返し），反復言語（パリラリア＝患者自身の音声や単語の繰り返し）など．

4 一過性チック障害【いっかせいちっくしょうがい】 □□□ ★

18歳以下の青年期に起こるチックで，1種類〜多彩な運動・音声チックが頻繁（一日中頻回）に起こる．症状は4週以上続くが，およそ1年以内に消失する．

5 吃音【きつおん】 □□□ ★★

どもり，吃音症ともいう．言語障害の一種で，発話・発語時に言葉が連続して発せられたり，瞬間的あるいは一時的に無音状態が続いたりと言葉がスムーズに話せない状態．幼児期のみ一過性に起こる軽度のものもある．青年期〜成人期に持続的なものもある．

6 遺尿症, 非器質性遺尿症【いにょうしょう, ひきしつせいいにょうしょう】
□□□（チェック欄） ★

遺尿症は意志とは関係なく, 寝具内や衣服の中へ反復的に排尿する行動のこと. 5歳以上の発達水準で起こる. 非器質性遺尿症は精神年齢からみて異常とされる昼間または夜間に起こる遺尿症. 何らかの神経性障害やてんかん発作, 尿路の構造異常での排尿の調節障害によるものではない.

7 常同症【じょうどうしょう】 □□□ ★

同じ動作・姿勢・言葉などが持続的に繰り返される現象. 最初は意味をもっていたものでも, 次第にその意味が薄れて外見だけが繰り返し自動化してしまったもの. 目的がなく, 有効でもなく, 周囲の状況とはまったく適合しない. 統合失調症の緊張症状群の1症状.

8 選択性緘黙【せんたくせいかんもく】 □□□ ★★

言語の理解や発語などの言語能力は正常であるにもかかわらず, 一部の生活場面(学校や見知らぬ人など特定の人物や場面)では沈黙を続けること.

9 保続【ほぞく】 □□□ ★★

ある言葉やフレーズや行為に固執して, 不適切な場面で頻繁に繰り返す現象のこと. たとえば, 一度「鉛筆」と答えると,「消しゴム」を見せても「鉛筆」と答え続ける. 認知症, 失語症, 広範な前頭葉損傷時にみられる.

身体表現性障害

1 身体表現性障害 / 身体化障害【しんたいひょうげんせいしょうがい / しんたいかしょうがい】 □□□ ★★

痛みや悪心, しびれなどの自覚的な身体症状があり日常生活を妨げられているが, それを説明するような特別な身体的病の所見や, 何らかの薬物の影響, 他の精神疾患などが認められない状態. 医師に医学的検索をしつこく要求し, 身体症状を訴え続ける.

2 心気症状 / 心気状態【しんきしょうじょう / しんきじょうたい】
□□□（チェック欄） ★★

ささいな身体的不調に過度にとらわれて，病気ではないかという強い不安に襲われた状態．周囲に不調をしきりに訴え，病院を繰り返し受診する．診察・検査で病気ではないと診断されても「自分は病気である」という確信が強固で不安は消えない．

---

3 神経症【しんけいしょう】 □□□ ★

病因が器質的なものによらない精神疾患．軽度のパニック障害や強迫性障害，不安神経症，強迫神経症など．ただしDSM-Ⅲ以降，「神経症」という診断名は採用されなくなった．

---

4 精神的緊張【せいしんてききんちょう】 □□□ 内科 ★

精神的ストレス・緊張・不安が非常に強い状態．ストレスを感じたり，緊張したり，不安があると，自律神経のうち交感神経が優位になりコントロールすることができなくなる．

---

5 ヒステリー【ひすてりー】 □□□ 心理 ★

解離性ヒステリー，転換性ヒステリーの2つに分類される心因症状．医学用語のヒステリーは一般に使われているヒステリー（短気・激情）とは異なる．無意識の欲求不満や葛藤，不安など抑圧されたストレスによって起こる．ただし，DSM-Ⅲ以降，「ヒステリー」という語は使われなくなった．

---

6 心身症【しんしんしょう】 □□□ 心理 ★

症状の発生や症状の増悪に心因が影響している疾患．精神的・心理的な緊張やストレスによって発生したり，症状の程度が増減したりする．身体的な検査で実際に異常を認めることが多い．

---

7 脱力発作【だつりょくほっさ】 □□□ ★

睡眠障害の一種であるナルコレプシーの主症状の1つ．突然全身または身体の一部に筋力低下が起こる発作．喜怒哀楽や驚きなど感情の変化に伴って発生する．突然床にくずれ落ちたり，手に持っているものを取り落としたりする．

不安障害

8 苦悶感【くもんかん】 □□□(チェック欄) ★
胸部内に起こる疼痛に近いもので，絞扼感，圧迫感，押し潰す感じ，窒息感，重量物をのせられた感じ，伸展感，突き刺される感じ，鈍くくりぬかれる感じ，焼けるような感じなど．また，呼吸ができない，めまいがする，悪心，胃部の重い感じ，膨満感，腹部の伸展感なども含まれる．

9 適応障害【てきおうしょうがい】 □□□ ★
ある特定の状況や出来事が本人にとって非常につらく耐えがたいものであったために，気分や行動面に現われる障害のこと．憂うつな気分や不安感が強くなる，涙もろくなる，過剰に心配する，神経が過敏になるなど．原因から離れれば症状は改善するが，取り除けない状況では慢性化する．

不安障害

1 分離不安障害【ぶんりふあんしょうがい】 □□□ ★
幼児期・小児期にみられる．痛を感じたり，心配したりするなど，発達的に不適切で過剰な不安を抱く．

2 不安症状【ふあんしょうじょう】 □□□ ★
不安を主症状とする障害．常に過度の不安と心配がつきまとい，それが慢性的に（6ヵ月以上）続く．不安はさまざまな精神・身体症状を伴う．とくに身体症状を強く自覚し，体に異常があるのではないかと考えて病院で診察や検査を受けるが，原因になるような身体疾患はみられない．

3 恐怖症【きょうふしょう】 □□□ ★★★
ある特定の1つの対象物に対して，他人には理解不能な理由で心理的に異常な（不安な）反応を起こす症状．例：閉所，高所，広場，先端など．

4 社会恐怖, 広場恐怖, 閉所恐怖, 高所恐怖【しゃかいきょうふ, ひろばきょうふ, へいしょきょうふ, こうしょきょうふ】 □□□ ★★★
社会恐怖は，人前で話をしたり文字を書いたりするときに，他人から注目されていると思うと不安になったり戸惑ったりする恐怖．広場恐怖は，不安発作を起こしたときにすぐに助けを求めたり，逃げ出したりできないような場所にいることへの恐怖．閉所恐怖は，閉ざされた狭い場所・空間にいることへの恐怖．高所恐怖は，高所にのぼるとそれが安全な場所であっても下に落ちてしまうのではないかと感じる恐怖．

9. 精神医学

5 外傷後ストレス障害(PTSD)【がいしょうごすとれすしょうがい(ぴーてぃーえすでぃー)】 □□□ (チェック欄)
心に受けた耐えがたい衝撃(地震, 洪水, 火事, 事故, 戦争, 人災, テロ, 監禁, 虐待, 強姦, 体罰など)により, さまざまなストレス障害を引き起こすこと.

6 フラッシュバック【ふらっしゅばっく】 □□□ ★
外傷後ストレス障害(PTSD)の症状の1つ. 強い心的外傷を受け, 後になってその記憶が突然非常に鮮明に思い出されたり, 夢をみたりする現象.

7 パニック発作【ぱにっくほっさ】 □□□ 心理 ★★
予期できない強烈な恐怖や不安が突然に起こること. 症状として突然の強いストレスとともに動悸, 頻脈, 発汗, 息切れ, 窒息感, 悪心, めまいに襲われ, 圧迫感や動悸, 呼吸困難でパニックに陥り,「倒れて死ぬのではないか」といった死の恐怖感を覚える.

8 驚愕反応【きょうがくはんのう】 □□□ ★
突発的に起こった事故や災害などにより生じた身体的・精神的な反応. 身体症状(顔面蒼白, 冷汗, 動悸, 息切れ, 体のふるえ, 脱力, 大便・尿失禁, 不眠, 食欲消失)や, 精神症状(うろたえ, 興奮, 無感動, 無欲, 茫然)などが起こる.

9 自己臭【じこしゅう】 □□□ ★
実際には発せられていない自分の身体からの口臭・体臭・おならなどによって周囲に嫌がられているのではないかという妄想を生じ, 人に会うことに恐怖を感じる障害.

10 不安階層表【ふあんかいそうひょう】 □□□ ★
不安や恐怖反応を引き起こす刺激や状況を突き止め, その不安の強さを軽度〜重度まで段階的(10段階)に配列した表. 不安治療のための系統的脱感作療法のときに使用する. (p.289 不安階層表/イメージ暴露階層表参照)

強迫性障害

1 強迫観念【きょうはくかんねん】 □□□ 心理 ★★
自分の意志に反して, 自分でもばかばかしい不合理な考えが絶えず頭に浮かんできて, いくら考えまいとしても頭から離れないこと.

2 支配観念【しはいかんねん】 □□□(チェック欄) 心理 ★★
強い感情に結びついて意識の中心にある観念で，その考えにとりつかれて強い信念となり，その人の生活を支配する．

3 強迫症状【きょうはくしょうじょう】 □□□ ★★
強迫性障害の症状のことで，強迫観念(本人の意思と無関係に頭に浮かぶ不快な観念)と強迫行為(不快な存在である強迫観念を打ち消したり，振り払うための行為)の両方が表出する．強迫症状はストレスにより悪化する．

4 強迫性格【きょうはくせいかく】 □□□ ★★
まじめ，頑固，けち，形式にとらわれやすい，完全主義的，ストレスをためやすいなどの性格のこと．

5 抜毛症【ばつもうしょう】 □□□ ★
ストレスや不安が主な原因で，手の届きやすい前頭部の毛髪を利き腕側にかたよって抜毛し，その結果，脱毛斑ができる．眉毛やまつ毛を抜くこともある．学童期から思春期の女子に多い．

解離性障害，転換性障害

1 解離性障害【かいりせいしょうがい】 □□□ ★
何らかの精神的苦痛により自己統制ができなくなった状態．「現実感がない」，「ある期間の記憶が突然なくなる」，「自分の知らない場所に突然いる」，などの現象が起こり，生活面でのさまざまな支障をきたす．

2 (解離性)遁走【(かいりせい)とんそう】 □□□ ★
あるとき突然に，不意に自分が生活している現場から離れて遠くへ旅立ってしまい，過去を思い出すことができなくなったもの．情動的に苦痛を味わった体験から逃れたいという感情から起こる．遁走期間中のことはまったく思い出せない．

3 転換性障害【てんかんせいしょうがい】 □□□ ★
身体表現性障害の1つ．強いストレスや不安により，身体症状(運動機能や感覚機能)を示すが，その症状を証明するような身体的疾患はない．

9. 精神医学

4 転換症状【てんかんしょうじょう】 □□□（チェック欄） ★★
転換性障害でみられる．精神的なストレスや葛藤が原因となって，身体の病気がないにもかかわらず起こる身体の病気のような症状．

5 失立，失歩【しつりつ，しっぽ】 □□□ ★★
転換性運動障害の症状の1つ．中枢神経・末梢神経・筋の障害がないにもかかわらず，突然立てなくなることを失立，歩けなくなることを失歩という．

虚偽性障害

1 ミュンヒハウゼン症候群【みゅんひはうぜんしょうこうぐん】 □□□ ★
虚偽性障害の1つ．周囲の人々の関心や同情を引くために自分自身で病気を装ったり，自分の体を傷つけたりするといった行動を起こすこと．

2 代理ミュンヒハウゼン症候群【だいりみゅんひはうぜんしょうこうぐん】 □□□ ★
虚偽性障害の1つ．周囲の人々の関心や同情を引くために自分の近親者（代理）を病気に仕立てたり，傷つけたりするといった行動を起こすこと．

3 詐病【さびょう】 □□□ ★
虚偽性障害の1つ．人をだまして経済的または社会的な利益を得ることを目的として，病気ではないのに病気であるかのように偽る詐偽行為のこと．

人格（パーソナリティ）障害

1 境界型人格障害【きょうかいがたじんかくしょうがい】 □□□ ★
ボーダーラインともいう．感情の起伏が激しく，衝動性，コミュニケーション障害が目立つ．自分自身の自己像や目的が不明瞭で混乱することがあり，絶えず空虚感がある．見捨てられ不安から，自暴自棄を避けるための過度な努力，自殺の脅しや自殺行為を伴うことがある．

2 強迫性人格障害【きょうはくせいじんかくしょうがい】 □□□ ★
強すぎる完璧主義的傾向があり，思考や行動のパターンは，自分が心地よく思うパターンにしばられてしまう．細かいことにこだわりすぎ，完璧を求めるあまり，まったく融通がきかなくなってしまう．

3 コーネル・メディカル・インデックス Cornell medical index(CMI)【こーねる・めでぃかる・いんでっくす(しーえむあい)】　□□□（チェック欄）　★

神経症を判別するための質問紙法による人格検査．身体的自覚症状（呼吸器系・心臓脈管系・神経系・疲労度・疾病頻度・既往症・習慣）と精神的自覚症状（不適応・抑うつ・不安・怒り）両面から，神経症の程度を伴定する．
(p.280 コーネル・メディカル・インデックス(CMI)参照)

てんかん

1 てんかん【てんかん】　□□□　★

大脳の神経細胞で起こる電気信号の調和が乱れて意識を失ったり（＝意識障害），けいれん発作を起こしたり，急に動きが止まったり（＝無動）といった症状発作を繰り返し起こす疾患．脳波検査で波形の乱れが出現する．

2 側頭葉てんかん【そくとうようてんかん】　□□□　★

大脳側頭葉の障害で起こるてんかん．1～2分間の自動症（衣服をまさぐる，うろうろ歩きまわる，口をペチャペチャ動かすなど）の後に，5～6分間のぽーっとした状態（意識障害）が生じる複雑部分発作を起こす．発作中の記憶はない．

3 精神運動発作【せいしんうんどうほっさ】　□□□　★

複雑部分発作のうちの自動症に相当する．または自動症と精神発作をあわせたものともいわれている．さらに広義には側頭葉てんかんとほぼ同義であり，認知発作，感情発作，精神－知覚発作，意識障害発作と自動症とを合わせたものをいう．

4 特発性てんかん【とくはつせいてんかん】　□□□　★

原因不明のてんかんのこと．5～10歳から20歳ごろまで続く．主症状は欠神発作（非けいれん性の意識消失）である．症状は「前ぶれなく，突然の意識消失，姿勢は崩れず転倒もない．行動・会話が止まり，1点を凝視し1秒に3回ほどのまたたきをして数秒あるいは1分間で元の状態にもどる．

5 全般発作【ぜんぱんほっさ】　□□□　★

大脳深部での過剰興奮から，脳全体が一気に過剰興奮状態となって引き起こされる発作のこと．発作開始から意識消失を伴う．けいれんは通常左右対称に起こる．

6 部分発作(単純部分発作,複雑部分発作)【ぶぶんほっさ(たんじゅんぶぶんほっさ,ふくざつぶぶんほっさ)】 □□□ (チェック欄) ★

大脳皮質のすぐ下の1部分から発生した過剰興奮により引き起こされる発作を部分発作という．過剰興奮がその1部分だけにとどまれば，その部分の脳のはたらきに一致した症状が出現する．発作時に意識のあるものを単純部分発作，意識のないものを複雑部分発作という．

7 点頭発作【てんとうほっさ】 □□□ ★

1～3秒の短時間に四肢と頭部が強直する発作．四肢を硬く伸ばし頭と一緒に前にガクンと体を折れ曲げるような動きがみられる(点頭＝イスラム教徒の礼拝動作であるうなずきのこと)．乳児期に起こる発作である．

8 ウエストWest症候群【うえすとしょうこうぐん】 □□□ ★

生後6ヵ月～1歳ごろまでの乳児期にみられるてんかん．点頭発作の繰り返しをして収束する．脳波は特徴的な異常を示す．精神発達遅滞などを伴うことが多く，予後は不良である．

9 レンノックス・ガストーLennox-Gastaut症候群【れんのっくす・がすとーしょうこうぐん】 □□□ ★

3～6歳の幼児に起こるてんかん．欠神発作，ミオクロニー発作など，いろいろなかたちのけいれん発作がみられるのが特徴．重い知的障害を起こすことが多く，予後もあまりよくない．West症候群から移行することも多い．

10 強直間代発作【きょうちょくかんだいほっさ】 □□□ ★

大発作ともいう．突然，強直発作(意識消失して倒れ強直する)が起こり，続いて間代発作(手足の屈伸を繰り返す)がみられるもの．ほとんどは数分で治まり，その後は昏睡状態またはもうろう状態(30分～1時間)を経て回復する．

11 ジャクソン発作【じゃくそんほっさ】 □□□ ★

単純部分発作の1つ．体の一部で起きたけいれん発作が体の他の部分へ広がる発作．脳の電気活動範囲が拡大するにしたがって，手足に起きた異常な動きが次第に四肢へと広がる(＝ジャクソン行進)．

依存症　263

12　ミオクロニー発作 / ミオクロニーてんかん【みおくろにーほっさ / みおくろにーてんかん】　□□□（チェック欄）　★
　　瞬間的に全身の筋が強い収縮を引き起こし，手足にピクッと力が入る一瞬の発作．何度も繰り返すことがある．意識障害は生じない．

13　欠神発作 / 欠神てんかん【けっしんほっさ / けっしんてんかん】　□□□　★
　　突然に意識消失が起こり，数秒〜数十秒後に突然意識がもとに戻る発作で，けいれんは生じない．日中ぼーっとしたり，突然ピタリと動きが止まったりするなどの症状がみられる．小児期に多いてんかん発作で，成人すると自然に消失することが多い．

14　迂遠 / 迂遠思考【うえん / うえんしこう】　□□□　★★
　　物事の考え方がまわりくどく，結論を導き出すまでに脱線し時間がかかる，また答えがまとまらない状態．知的障害やてんかん性の人格変化でしばしばみられる．

15　レット Rett 症候群【れっとしょうこうぐん】　□□□　★
　　女児にのみ出現する遺伝性の進行性脳障害．2歳ごろまでは正常に発達するが，その後，知能や言語・運動能力が遅れ，常に手をもむような動作や，手をたたいたり口に入れたりするなどの動作（＝常同行為）を繰り返す．てんかん発作もよく起こす．

依存症

1　アルコール依存症【あるこーるいぞんしょう】　□□□　心理　★★
　　アルコールを毎日継続して大量に飲むことにより，健康被害が生じる，働かなくなるなど日常生活に支障が出る．自分の意志では飲酒のコントロールができなくなり，やめようと思ってもやめられない．

2　身体依存【しんたいいぞん】　□□□　★
　　アルコールや薬物を長期間摂取することにより，それらの物質を必要とする身体的変化が生じること．摂取を中断することにより身体のふるえ，けいれん，幻覚などの離脱症状が起こる．

3　共依存【きょうぞん】　□□□（チェック欄）　★

アルコールや薬物の依存状態になった人に家族などが「この人には自分が必要だ」として世話をして支えるようになること．この関係は，依存者の自立を妨げることにもなる．

4　脱抑制【だつよくせい】　□□□　★

人は本来，理性によって感情や興奮をコントロールしている．しかしアルコールや薬物などの依存状態にある人は，感情や興奮のコントロールがきかなくなっている．この状態を脱抑制という．

5　離脱期【りだつき】　□□□　★

依存している物質（アルコールや薬物など）の摂取を減らしたり止めたりする（離脱）ことにより，不快感情やふるえ，けいれんなどの症状が出る時期のこと．

6　離脱症状【りだつしょうじょう】　□□□　★

離脱期にみられるさまざまな症状．ふるえ，けいれん，悪寒，頻脈などを生じ，依存者に苦痛を与えるものとなる．細かい手指の振戦，発汗，不安感，いらいら，不眠傾向，こむら返り，しゃっくり，物音や光への過敏，幻聴，けいれん発作などが起こる．

7　カフェイン【かふぇいん】　□□□　★

コーヒーやお茶などに含まれる成分で，中枢神経を刺激して，覚醒作用や興奮作用，利尿作用などがある．

8　トルエン【とるえん】　□□□　★

揮発性有機溶剤（大気中で気体になる化合物）の1つ．吸入すると陶酔感のほか，頭痛，悪心などを起こす．シンナー遊びに用いられる．

9　リープマン Liepmann 現象【りーぷまんげんしょう】　□□□　★

振戦せん妄の初期にみられる症状で，人工的な幻覚である．両眼を閉眼させて，まぶたの上から眼球を圧迫して暗示をかけると幻視を誘発できること．

発達障害

睡眠障害

1 **睡眠時遊行症 / 夢中遊行症【すいみんじゆうこうしょう / むちゅうゆうこうしょう】** □□□ (チェック欄) ★
睡眠中に突然起き上がり，無意識の状態で家の中を歩いたり行動を起こしたりすること．その後再び就寝するが，遊行症の間の行動は覚えていない．

2 **睡眠麻痺【すいみんまひ】** □□□ ★
入眠時に身体は眠っているのに脳が活動している状態．全身の脱力があり，実際には存在しない映像や声がきわめて鮮明な幻覚として見えたり聞こえたりする（金縛りのようなもの）．

摂食障害

1 **神経性大食症 / 過食症【しんけいせいたいしょくしょう / かしょくしょう】** □□□ ★
摂食障害の1つ．激しく多量に飲食（むちゃ食い）した後に，嘔吐，下剤・利尿剤・薬物の使用，過度の運動，絶食による代償行為を行う．心理的根底には，やせ願望を伴うことが多い．

2 **神経性食思不振症【しんけいせいしょくしふしんしょう】** □□□ ★
摂食障害の1つ．拒食症，神経性食欲不振症，思春期やせ症ともいう．思春期の女性に好発し，ボディ・イメージのゆがみ（「自分は太っている」と思う）や食物摂取の不良または拒否，また体重減少を特徴とする障害である．

発達障害

1 **アスペルガー症候群【あすぺるがーしょうこうぐん】** □□□ ★★
広汎性発達障害の1つで，社会性やコミュニケーションについての障害があるもの．他者の気持ち・心の推測力に欠けるため，対人関係障害を起こす．言語発達・知的障害はない．特定分野への強いこだわりを示すことが多い．

2 高機能広汎性発達障害【こうきのうこうはんせいはったつしょうがい】
□□□（チェック欄） ★

知的障害がない広汎性発達障害のことで，高機能自閉症とアスペルガー症候群をあわせた総称名．社会的な対人関係における障害によりコミュニケーションがうまくとれず，またその場に応じた行動や発言ができない．

3 (小児)自閉症【(しょうに)じへいしょう】 □□□ 心理 ★★

先天性の脳機能障害で，社会性や他者とのコミュニケーションが困難な発達障害．3歳までに発症し，男児に多い．言葉の遅れがあり，脳機能の異常から知的障害も出現する．表情やしぐさで気持ちを伝えることや，言葉で伝えることが困難．興味関心の対象が限られ，それに執着し，遊びのパターンも同じである．

4 学習障害(LD)【がくしゅうしょうがい(えるでぃー)】 □□□ ★★

知能は正常範囲内であるが，「聞く，話す，読む，書く，計算する，運動する」という能力のうち特定のものに発達の遅れがあること．

5 多動性障害 / 注意欠陥多動性障害(ADHD)【たどうせいしょうがい / ちゅういけっかんたどうせいしょうがい(えーでぃーえいちでぃー)】 □□□ ★★★

多動性，不注意，衝動性などの症状を特徴とする発達障害の1つ．知能は正常範囲内であるが，注意力や集中力が続かない，落ち着きがない，何も考えずに発作的に動く，などの症状を示す．

6 全般性注意障害【ぜんぱんせいちゅういしょうがい】 □□□ ★

注意機能が全般的に鈍くなるもの．すぐ気が散る，注意散漫，人と話をしていてもころころ話題が変わる，話にまとまりがない，記憶力が低下する，何かを思い出すことができない，あたらしいことを覚えられない，などの特徴がある．

7 注意転導【ちゅういてんどう】 □□□ ★

いわゆる「不注意」のこと．ある特定の物事に注意を向けながらも，他の刺激が入ってきたことにより，今までの注意に対して注意を向けられなくなること．

妄　想

反響症状

1 **反響症状【はんきょうしょうじょう】** □□□ (チェック欄)　★
　他人の言葉・動作・表情を無意識に真似して繰り返す病的な状態.

2 **滞続言語【たいぞくげんご】** □□□　★★
　会話や日常生活の中で，常に同じ内容，同じ言葉を反復して繰り返すこと，また，繰り返される言語のこと.

3 **反響言語／エコラリア【はんきょうげんご／えこらりあ】** □□□　★
　どこかで覚えた言葉(テレビのコマーシャルのフレーズなど)を突然しゃべったり，相手が話した言葉をすぐに繰り返したりすること(＝オウム返し)，また，繰り返される言語のこと.

4 **反響動作【はんきょうどうさ】** □□□　★
　自発的な意志がなくなっているようにみえ，他人の行動・動作を真似して繰り返すこと，また，繰り返される動作のこと.

妄　想

1 **罪業妄想／罪責【ざいごうもうそう／ざいせき】** □□□　★
　自分自身を過小評価する微小妄想の一種.「自分は非常に悪い人間である」,「罰せられるべき人間である」,「まわりの人に迷惑をかけている」などと思い込む妄想. うつ病に出現する病状.

2 **貧困妄想【ひんこんもうそう】** □□□　★
　自分自身を過小評価する微小妄想の一種. 現実には貧困ではないのに,「自分は非常に貧乏だ」,「借金を抱えてしまった」,「自分がもっているすべてのものを失ってしまった」などと思い込む妄想. うつ病に多い.

3 **虚無妄想【きょむもうそう】** □□□　心理　★
　自分自身を過小評価する微小妄想の一種.「自分には何の価値もなく，この世に生きる価値はない」と，一切の存在や価値を否定してしまう妄想. うつ病に多い.

4 つきもの妄想 / 憑依妄想【つきものもうそう / ひょういもうそう】
□□□（チェック欄） ★

被害妄想の一種．キツネなどの動物や悪魔などにとりつかれ，自分はそれらに操られていると感じる妄想．統合失調症に多い．

---

5 誇大妄想【こだいもうそう】 □□□ ★★

自己を過大評価し，実際には存在しない地位・財産・能力・名誉などがあるように思い込む妄想（⇔微小妄想）．躁病に多い．

---

6 血統妄想【けっとうもうそう】 □□□ ★

誇大妄想の一種．自分は高貴な血統であると思い込む妄想．「自分は天皇陛下の隠し子だ」，「自分は立派な人間の生まれ変わりだ」など．統合失調症や躁病に多い．

---

7 宗教妄想【しゅうきょうもうそう】 □□□ ★

誇大妄想の一種．「自分は神である」，「自分は神の生まれ変わりである」と信じ，「あらゆる病気を治すことができる」，「世界平和を達成できる」などと思い込む妄想．統合失調症や躁病に多い．

---

8 被害妄想【ひがいもうそう】 □□□ ★

他者から「危害を加えられている」，「不利益（損，悪影響，不利）をこうむっている」などと思い込む妄想．統合失調症に多い．

---

9 嫉妬妄想【しっともうそう】 □□□ ★

被害妄想の一種．配偶者（恋人）に対する具体的でなく根拠のない強い嫉妬心をもち，浮気をしていると思い込む病的な妄想．統合失調症に多い．

---

10 被毒妄想【ひどくもうそう】 □□□ ★

被害妄想の一種．他者が食物などに毒を入れていると思い込む妄想．統合失調症に多い．

---

11 注察妄想【ちゅうさつもうそう】 □□□ ★

被害妄想の一種．「他人が自分のことをじろじろ見ている」，「隠しカメラで監視されいつも見られている」などと思い込む妄想．統合失調症に多い．

気 質　269

12　**関係妄想【かんけいもうそう】**　□□□（チェック欄）　★
　　被害妄想の一種．自分とは直接関係ないにもかかわらず，今現在，周囲に起こっていることすべてが自分に関係があると思い込む妄想．「他者の会話はすべて自分の悪口を言っている」など．統合失調症に多い．

幻 覚

1　**幻視【げんし】**　□□□　★
　　実際にないもの（実在しないもの）が自分の目の前にあるように見える幻覚．

2　**対話性幻聴【たいわせいげんちょう】**　□□□　★
　　「複数の他人の声が（自分のことについて）話し合っている」のが聞こえる体験のこと．自分もその声に対して返答すると，またその声が話しかけてくる．周囲からはぶつぶつと独り言を言っているようにみえる．

虐 待

1　**ネグレクト【ねぐれくと】**　□□□　★
　　児童虐待，障害者虐待，高齢者虐待の1つで，自立していない子供や障害者や高齢者などに対して，保護者などが必要な世話（食事，衣服，排泄物，清潔の世話など）をしないこと．

2　**反応性愛着障害【はんのうせいあいちゃくしょうがい】**　□□□　★
　　長い間，虐待やネグレクトを受けてきた子供が，うまく愛情表現ができなくなること．視線をそらす，近づいても逃げたり逆らったりするなど極端な行動をとる．

気 質

1　**杓子定規【しゃくしじょうぎ】**　□□□　★
　　社会生活上での状況の変化に応じた柔軟な対応や，問題解決を必要とするような場面で，臨機応変な対応ができない．融通（ゆうづう）のきかない態度や様子のこと（曲がっている杓子（しゃくし）の柄を無理に定規の代用とする意味から）．

2 執着気質【しゅうちゃくきしつ】 □□□ (チェック欄) ★

生真面目,几帳面,責任感が強い,凝り性,仕事熱心,徹底的,熱中する,正直などを特徴とする性格.一度起こった感情が冷めることなく長くその強さを保つため,周囲からは模範的な人,確実な人,頑張る人,努力する人とみられ,評価は高いことが多い.

精神分析

コンプレックス【こんぷれっくす】 □□□ ★

怒りや悲しみなどの強い感情や体験,思考が無意識的に結びついている状態.たとえばマザーコンプレックスとは,母親に対して子供が強い愛着・執着をもち続ける状態をいう.一般的には劣等感と同じ意味で使われる場合もある.

精神科治療システム

リエゾン精神医学【りえぞんせいしんいがく】 □□□ ★

一般の身体医療の中で起こるさまざまな精神医学的問題に対して,医師を含む医療スタッフと精神科医が共同して治療にあたるシステムのこと.

精神科治療

1 内観療法【ないかんりょうほう】 □□□ ★

吉本伊信の内観法を応用した精神療法.身近な人に対して「してもらったこと」,「して返したこと」,「迷惑をかけたこと」の3つを思い出すことにより,他者への理解と信頼,および感謝が深まり,自己の存在価値をみつけて社会生活の改善を目指す方法.

2 認知行動療法【にんちこうどうりょうほう】 □□□ ★

学習理論に基づき行動を変化させる行動療法と,認知や感情に焦点を当てる認知療法を統合させた療法.たとえばうつ病やパニック障害などの患者のわるい思考パターンを,客観的でよりよい方向へと修正する治療法.(p.286 認知行動療法参照)

精神科治療

3 箱庭療法【はこにわりょうほう】 □□□ (チェック欄) ★
言葉で表現することが苦手な子供などに利用される遊戯療法の1つ(表現療法)．部屋にあるおもちゃなどを箱の中に入れ，箱の中でおもちゃを自由に使って患者に1つの世界をつくらせる．(p.286 箱庭療法参照)

4 森田療法，絶対臥褥【もりたりょうほう，ぜったいがじょく】 □□□ ★★
森田療法とは，森田正馬により考えられた神経質(神経衰弱・神経症・不安障害など)に対して行う精神療法．絶対臥褥期，軽作業期，作業期，社会生活準備期の段階を40日〜3ヵ月程度で行う．絶対臥褥は森田療法の第1段階で，患者を個室に隔離し，食事・洗面・トイレ以外の活動をさせずに布団で寝ているようにすること．(p.285 森田療法参照)

5 自律訓練法【じりつくんれんほう】 □□□ ★
シュルツにより考えられた自己催眠法．具体的には「気持ちが落ち着いている」，「手足が重い」，「手足が温かい」などの6段階の公式を順に心の中で繰り返し唱え，自己催眠状態になっていく．疲労回復，ストレス緩和や不安の軽減などの効果がある．

6 系統的脱感作(療法)【けいとうてきだつかんさ】 □□□ ★
ウォルピにより考えられた，古典的条件づけ(梅干しを見ると唾液が出るといった反射)を基礎とする行動療法．広場恐怖症などの患者に対して，不安度の低い場面から不安の対象となる特定の場所や場面に暴露させて徐々に不安度を上げていき，リラックスした状態を維持できるようにトレーニングする．(p.285 系統的脱感作(療法)参照)

7 四肢重感練習【ししじゅうかんれんしゅう】 □□□ ★
シュルツにより考えられた自律訓練法の第1公式の練習．方法としては「気持ちが落ち着いている」，「右腕が重い」と唱え，その結果として力が抜けて，リラックスしているときのダラーッとした重さを感じるようになったら反対の腕，足という順に進む．

9. 精神医学

8 ヤコブソン Jakobson 法 / 筋弛緩訓練【やこぶそんほう / きんしかんくんれん】 □□□ (チェック欄) 内科 ★

ヤコブソンにより考えられたリラクゼーション法．不安や恐怖を感じる場面で体の緊張を解くことにより，心身ともにリラックスする．骨格筋を強く緊張させた後，一気に脱力させる手順を繰り返すことによって筋がゆるむ感覚を味わう訓練．

向精神薬

1 抗精神病薬【こうせいしんびょうやく】 □□□ ★

統合失調症，躁状態の治療に用いられる薬．妄想・幻覚といった精神症状を軽減させる．副作用には薬剤性パーキンソニズムなどがある．

2 抗認知症薬【こうにんちしょうやく】 □□□ ★★

認知症に使用される薬の総称．アルツハイマー型認知症薬には，神経伝達物質のアセチルコリンを分解する酵素のはたらきを抑える作用のある塩酸ドネペジル(商品名：アリセプト)がある．

3 抗不安薬【こうふあんやく】 □□□ ★★

不安障害，パニック障害，不快，緊張，いらいらなどの不安定な精神状態を改善する薬．耐性や依存性が出にくく副作用が比較的少ないことを理由に，ベンゾジアゼピン系薬物のジアゼパムが使用されることが多い．

4 抗うつ薬【こううつやく】 □□□ ★

うつ病などの気分障害に使用される薬．効果が出るまで根気よく服用し続ける必要がある．

5 抗てんかん薬【こうてんかんやく】 □□□ ★

てんかんに使用される薬．脳内の異常な電気刺激興奮が他の正常な神経細胞に伝わらないようにして，けいれん発作や意識消失などの症状を改善・予防する．副作用として眠気やふらつきなどがある．

6 気分安定薬【きぶんあんていやく】 □□□ ★★

躁うつ病などにみられる気分の波を抑え，躁状態もうつ状態も安定化させていく作用をもつ薬．

向精神薬 273

7　三環系薬物【さんかんけいやくぶつ】　□□□ (チェック欄)　★

第1世代抗うつ薬．よく使われる薬としてアミトリプチリンなどがある．多くの副作用があるが，うつ病の改善率が非常に高いことから現在も使用されている．

8　非定型抗精神病薬【ひていけいこうせいしんびょうやく】　□□□　★

ドーパミン以外のいくつかの神経伝達物質に対して選択的に働き，幻覚・妄想だけでなく，陰性症状や認知機能面にも効果がある．また主たる副作用の中の錐体外路症状の出現が少ないといわれている．

9　クロルプロマジン【くろるぷろまじん】　□□□　★★

フェノチアジン系の定型抗精神病薬で，抗精神病薬として最初に使用された代表的な薬．ドーパミン受容体の選択性が低いので比較的緩やかな薬理作用が特徴．そのため錐体外路系の副作用が出にくい．

10　ハロペリドール【はろぺりどーる】　□□□　★★

代表的なブチロフェノン系の定型抗精神病薬．強力な薬理作用をもつ．副作用として錐体外路症状，アカシジア（そわそわしてじっとしていられない症状）などがあり，また重篤な副作用である悪性症候群に対しては注意が必要である．

11　アミトリプチリン【あみとりぷちりん】　□□□　★

三環系抗うつ薬の一種．抗うつ作用を示すが，副作用として口渇，便秘，めまいなどが強く現れやすい．薬理効果が高いのでよく使用される．

12　ジアゼパム【じあぜぱむ】　□□□　★★

ベンゾジアゼピン系の代表的な抗不安薬．抗けいれん，鎮静の薬理作用があるので睡眠薬にもなる．副作用としては健忘，鎮静，興奮，怒りなどがあり，長期的影響として耐性・依存症の形成などの問題がある．

13　炭酸リチウム【たんさんりちうむ】　□□□　★

躁うつ病などにもっとも使用される気分安定薬．血中濃度が高くなると腹部症状，粗大な振戦，構音障害や歩行障害などの中毒症状が出る．

14 ベンゾジアゼピン【べんぞじあぜぴん】 □□□ (チェック欄) ★

不安や興奮などを抑制するはたらきをもつ化学物質．睡眠薬，抗不安薬，抗うつ薬，抗てんかん薬に利用されている．長期の使用やアルコールとの同時摂取で薬理作用が増加する可能性があるので，注意が必要である．

15 フェノバルビタール【ふぇのばるびたーる】 □□□ ★

脳の中枢を抑制するための比較的強い催眠剤．同時に鎮静作用もあり，精神興奮・不安にも用いる．けいれんを抑える作用が強いので，てんかんやその他の筋のけいれん発作を鎮める目的にも使用される．

16 薬物性歯肉過形成【やくぶつせいしにくかけいせい】 □□□ ★

抗てんかん薬フェニトインを長期に服用したときの副作用によって起こる歯肉増殖症（歯ぐきの増殖）．歯肉に現れる最初の変化は歯肉炎で，歯垢が歯肉増殖の誘因として考えられている．

10 臨床心理学

学 習

1 **学習理論【がくしゅうりろん】** □□□（チェック欄） ★★
人間がいろいろなことを経験したり体験したりすることで，その後の行動が変化するしくみを心理学的に研究したもの．または，それを全体的にまとめた考え方の1つ．

2 **認知【にんち】** □□□ ★★★
人間がそこにある物を認識して，それが何であるかを理解して判断する過程．単に目で見ただけでは認知したとはいえない．

3 **古典的条件付け【こてんてきじょうけんづけ】** □□□ 精神 ★★
レモンや梅干しなど酸っぱいものを見たり考えたりすると唾液が出てくるといった，反射的な行動や感情が学習されるときの原理．代表的な古典的条件付けはイワン・パブロフの「イヌの唾液分泌条件付け」である．

4 **オペラント学習／オペラント条件付け【おぺらんとがくしゅう／おぺらんとじょうけんづけ】** □□□ ★★★
道具的条件付けともいう．スキナーによって唱えられた学習理論．オペラント行動（行動した直後に起こる環境変化によりその後の行動が変わること）で学習が進むこと．例：ネズミのスキナー箱（飴（強化）により行動が強化され，ムチ（弱化）により行動が弱まる）．

5 **モデリング／観察学習【もでりんぐ／かんさつがくしゅう】** □□□ 精神 ★
見本（モデル）となる動作や行動を見て真似ることでいろいろな事柄を学んでいく方法．人間（とくに子供）の成長過程では，真似ることにより学習・成長していく．

記憶

1. **記憶【きおく】** □□□（チェック欄） ★
   過去の経験や事柄を情報として覚え込み，必要に応じて思い出す（引き出す）機能．符号化・貯蔵・検索の3段階からなる．

2. **感覚記憶【かんかくきおく】** □□□ ★
   目や耳などの感覚器が受け取るすべての情報を数秒間だけ保持する記憶．視覚的記憶はアイコニック・メモリー，聴覚的記憶はエコイック・メモリーという．

3. **作動記憶／ワーキングメモリー【さどうきおく／わーきんぐめもりー】** □□□ ★★
   短期的な情報を一時的に保持しながら，その場の必要に応じて保持している情報の処理を行うメカニズム．たとえば，ある報告書を書くためにつくったたくさんのメモが書かれている「メモ帳」のようなもの．

4. **手続き記憶【てつづききおく】** □□□ ★★★
   「自転車の乗り方」，「楽器の演奏」，「箸の持ち方」など，「身体が覚えている」記憶のこと．技能や物事を行うときの手続きについての記憶．

5. **即時記憶【そくじきおく】** □□□ ★
   数秒～数分前の事柄に対する記憶．数字の順唱などで調べることができる．

6. **近時記憶【きんじきおく】** □□□ ★
   数時間前～1日単位やひと月単位で覚えている記憶．学習能力に相当する．

7. **陳述記憶【ちんじゅつきおく】** □□□ ★
   宣言的記憶ともいう．言葉で表現できる記憶である．エピソード記憶と意味記憶に分けられる．（p.198 陳述記憶参照）

8. **エピソード記憶【えぴそーどきおく】** □□□ ★★★
   個人的な出来事や思い出に関する記憶など，日々の生活についての記憶であり，「いつ，どこで，誰と，何を，どのように，どうしたか」についての記憶．（p.253 エピソード記憶参照）

9　**意味記憶**【いみきおく】　□□□（チェック欄）　★★★
　　言葉の意味についての記憶や物事の共通認識や事実に関する記憶のこと．たとえば「リンゴは果物だ」，「日本の首都は東京だ」など．知識の記憶のこと．

10　**展望記憶**【てんぼうきおく】　□□□　★
　　人との約束や予定など将来行う行動についての記憶．たとえば「買い物に行く途中，葉書を出そう」といった記憶が当てはまる．

11　**プライミング**【ぷらいみんぐ】　□□□　★★
　　先行する刺激が次の行動に影響を及ぼすこと．効果は無意識であり，長期間持続する．たとえば，連想ゲームをする前に果物の話をしておくと，赤という言葉からはリンゴやイチゴが連想されやすい．

12　**想起**【そうき】　□□□　★
　　記憶していた情報を思い出すこと．想起には以前の経験を再現する「再生」，同じ経験をすでに知っているものと確認できる「再認」，要素を組み合わせて再現する「再構成」がある．

感　情

1　**悲嘆，悲哀**【ひたん，ひあい】　□□□　★★
　　死別など重大な喪失に伴う反応や体験を悲嘆といい，対象喪失後に生じる心理的過程を悲哀という．悲嘆・悲哀には，悲しみをはじめ，不安，怒り，罪悪感などさまざまな情動が含まれる．

2　**怒り**【いかり】　□□□　★
　　「いらいらする」，「腹が立つ」といった不快な感情のこと．欲求が満たされない場合に気持ちが苛立ち荒れる．

3　**無感動**【むかんどう】　□□□　★
　　感情の変化がなくなり，興奮したり楽しかったりという心の変化がまったくなくなってしまうこと．

10. 臨床心理学

4 抑うつ【よくうつ】 □□□（チェック欄） ★
すべてが面白くなくなること．憂うつ（気持ちがふさいで，晴れないこと）や気分の落ち込み．何をしても晴れない嫌な気分，空虚感，悲しさなど．うつ病の典型的な主要症状の1つ．（p.248 抑うつ / うつ状態参照）

5 転移，逆転移【てんい，ぎゃくてんい】 □□□ ★★★
転移は患者が過去に出会った人物に対する感情や態度を治療者に向けること．逆転移は治療者が患者に無意識的な感情や態度などを向けること．

6 陽性転移，陰性転移【ようせいてんい，いんせいてんい】 □□□ ★★★
陽性転移は患者が治療者に「信頼，尊敬，感謝，情愛，親密感」などの感情をもつこと．陰性転移は患者が治療者に「敵意，不信感，攻撃性，猜疑心，恨み」などをもつこと．

7 ラポール / 感情交流【らぽーる / かんじょうこうりゅう】 □□□ 精神
★
治療者と患者との間の心的状態・信頼関係を示す．双方の感情交流がうまく行えており，良好な関係づくりができている状態．

クレッチマーの体型

筋骨型，肥満型，細長型【きんこつがた，ひまんがた，ほそなががた】
□□□ 解生(植) ★★
クレッチマーの病前性格と体型の関係．筋骨型（マッチョマン）は粘着性（几帳面・律儀）と爆発性（激怒・闘争）が共存する「てんかん気質」．肥満型（プヨプヨ）は躁性（温厚・社交的）ととうつ性（気弱・寡黙）が共存する「躁うつ気質」．細長型（ヒョロ）は過敏性（神経質・臆病）と鈍感性（従順・正直）が共存する「分裂気質」．

人 格

1 人格，社会的人格【じんかく，しゃかいてきじんかく】 □□□ ★★
人格は「気質」と「性格」からなる．「気質」は遺伝的要素が強く，「性格」は発達過程において周囲の環境に影響を受け獲得する．社会的人格は人格の上に社会的なキャラクターなどが上乗せされたもの（どこの誰，誰の子供，誰の妻，どこの会社，どこの学校の卒業生，など）．

性格検査

2 **人格検査**【じんかくけんさ】 □□□ (チェック欄) 　精神　★★
　人の性格特性や人格上の偏り(かたよ)を検査するもの．態度や適性，心理的葛藤(しんりてきかっとう)などを測定する．

性格検査

性格検査【せいかくけんさ】 □□□ 　★
　意思，気質，情緒，適応性などの性格に関する側面を把握し，患者の精神的成長や治療過程の検討を行うもの．質問紙法・投影法・作業検査法がある．

作業検査法

1 **精神作業力検査**【せいしんさぎょうりょくけんさ】 □□□ 　★
　被検者に一定の作業をさせて，その経過や量，できばえなどにより性格・適性を診断する検査．長所は実施が容易で反応に言語を必要としないことで，短所はやる気が大きく結果に影響すること．

2 **内田・クレペリンテスト／精神作業検査**【うちだ・くれぺりんてすと／せいしんさぎょうけんさ】 □□□ 　精神　★★
　クレペリンにより発案され，内田勇三郎が発展させた．ひと桁の隣り合った数字を次々に足し算するテスト．作業効率の安定性・変化・誤答率・休憩の影響を評価する．

3 **連続加算／クレペリンの連続加算法**【れんぞくかさん／くれぺりんのれんぞくかさんほう】 □□□ 　★
　内田・クレペリンテストの際の計算方法．ひと桁の隣り合った数字を次々に連続して足し算する方法．

質問紙法

1 **質問紙法**【しつもんしほう】 □□□ 　★
　提示されたある一定量の質問に対し「はい」，「いいえ」で回答させる検査．自己報告に基づいた方法．マニュアル化されており簡単に実施できる．

2 コーネル・メディカル・インデックス Cornel medical index(CMI)【こーねる・めでぃかる・いんでっくす(しーえむあい)】 □□□ (チェック欄) ★

ブロードマンが作成した質問紙法による人格検査．精神的自覚症状(精神的項目6尺度)と身体的自覚症状(身体的項目12尺度)からなる．身体的自覚症状を縦軸に，精神的自覚症状を横軸にした「神経症判定図」を用いてグラフを作成し，神経症の程度(Ⅰ～Ⅳ)を判定する．(p.261 コーネル・メディカル・インデックス(CMI)参照)

3 モーズレイ性格検査(MPI)【もーずれいせいかくけんさ(えむぴーあい)】 □□□ ★

「外向性-内向性」と「神経症的傾向」の2つの性格特性を同時に測ることを目的とした国際的な性格検査．それぞれ24項目の質問がある．

4 ミネソタ多面人格目録(MMPI)【みねそたためんじんかくもくろく(えむえむぴーあい)】 □□□ ★★

心気症・ヒステリーなどの10個の臨床尺度と4個の妥当性尺度から構成された550の質問項目からなる質問紙法の性格検査．精神科から心理相談まであらゆる場面で用いられる．検査に時間がかかる．

5 YG性格検査【わいじーせいかくけんさ】 □□□ 精神 ★★

ギルフォードの性格理論に基づき矢田部達郎によって作成された検査．12の性格因子に各10の質問項目から構成され，5種のプロフィールに分類される．性格傾向をみることができる．

投影法

1 投影法(検査)【とうえいほう(けんさ)】 □□□ ★★★

被検者にわざと曖昧な質問をすることで，自分では気づかない心の奥の感情・欲求・情緒などを知ることができる検査法．例：ロールシャッハテスト．

2 ロールシャッハテスト【ろーるしゃっはてすと】 □□□ ★★★

被検者にインクをたらしてできた左右対称の絵を見せて，しみが何に見えるかを自由に述べさせる検査法．感情や知性，人間関係，情緒や欲求など多くの情報を得ることができる．

性格検査

3 HTPテスト / 家屋・樹木・人物検査【はうす・つりー・ぱーそんてすと / かおく・じゅもく・じんぶつけんさ】 □□□(チェック欄) ★

1948年にJ. N.バックにより考案された検査方法．被検者に家屋(House)・樹木(Tree)・人物(Person)を描かせる．その絵に対して64項目の質問することで，被検者の複雑な感情や自分では気づかない願望などを知ることができる．

4 P-Fスタディ / 絵画欲求不満テスト【ぴー・えふすたでぃ / かいがよっきゅうふまんてすと】 □□□ ★★

ローゼンツァイクによって作成された，日常生活での24枚の欲求不満場面の絵画を見せ，それに対する反応をみる投影法性格検査．例：(絵の中で)親が子供に対して「また寝坊したのね」といやみを言う．被検者はそれに対して自分が言われた気持ちになって吹き出しに言葉を入れる．

5 SCT / 文章完成法テスト【えすしーてぃー / ぶんしょうかんせいほうてすと】 □□□ ★★★

この検査は「私は幼いころ…」といった文章の前半部分を示して，残りの未完成部分の文章を被検者に完成させる．知能や欲求といったある一面を評価するのではなく，個人の性格や人間像を全体的に把握することを目的とする．

6 TAT / 主題解釈テスト【てぃーえーてぃー / しゅだいかいしゃくてすと】 □□□ ★★★

被検者に絵を見せて，感じたことを自由に述べさせる検査．絵には日常的な生活場面(食事風景など)が描かれており，被検者は登場人物の性格や心理など自由に空想して述べる．この検査により，被検者の問題点が明確となる．

7 バウムテスト / ツリーテスト【ばうむてすと / つりーてすと】 □□□ 精神 ★★

コッホ(心理学者)により考案された性格検査．被検者に「実のなる樹」を1本描かせて，その絵の実や葉の有無，枝や根の形などを評価する(絵の上手・下手は関係ない)．精神障害や知能障害の早期発見ができる．

8 スクイッグル法 / 相互なぐり描き法【すくいっぐるほう / そうごなぐりがきほう】 □□□ ★

ウィニコットが開発した描画法．まず検査者がサインペンで用紙になぐり描きし，被検者がそのなぐり描きから連想されたものをクレヨンで描き加えることで完成させる．これを順序を変えて数回繰り返し，互いに何に見えるかを話し合う．

9 描画法 / 人物描画法【びょうがほう / じんぶつびょうがほう】
□□□ (チェック欄) ★

被検者に自由に絵を描かせて，知能や性格・発達段階をみる検査．言語コミュニケーションのとりにくい患者の心理状態を把握するのにも適している．

10 ベンダー・ゲシュタルト・テスト / 視覚・運動形態機能検査【べんだー・げしゅたると・てすと / しかく・うんどうけいたいきのうけんさ】 □□□
★★

被検者にあらかじめ決められた9つの図形カードを見せて，それを白紙に写させる．これにより発達障害や脳・神経障害の有無をみる心理検査の方法．

11 絵画統覚検査【かいがとうかくけんさ】 □□□ ★★

人間的な営み・体験を示唆する絵を被検者に見せて，その絵から登場人物の欲求（要求），そして将来を含めた物語を空想させ，その内容から被検者の欲求を明らかにする投影法の性格検査．

12 自由画法【じゆうがほう】 □□□ 精神 ★★

被検者に「今，心に浮かぶこと，気になっていることなどを何でもいいから自由に絵にしてみてください」と指示し，自由に描かせることで言葉では表せない心の状態を読み取り，治療に役立てる．

知能検査

1 知能検査【ちのうけんさ】 □□□ 精神 ★

知能は認知・記憶・推理などさまざまな能力の総称で，知能検査はその能力を測定するための検査．結果は精神年齢，知能指数，知能偏差値などで表される．

2 田中・ビネー式知能検査【たなか・びねーしきちのうけんさ】 □□□
精神 ★

田中寛一（心理学者）によって出版された日本のビネー式知能検査．幼児から成人の知能を個別に検査し，知能水準，発達状態を知ることができる．

3 鈴木・ビネー式知能検査【すずき・びねーしきちのうけんさ】 □□□
精神 ★

鈴木治太郎（心理学者）が発表したビネー式知能検査．幼児から成人までの知能の全体像を個別的にとらえることができる．

知能検査

4 ウェクスラー成人知能検査(WAIS，WAIS-Ⅲ，WAIS-R)【うぇくすらーせいじんちのうけんさ(うぇいす，うぇいす・すりー，うぇいす・あーる)】
□□□（チェック欄）　精神　★★

16歳以上の成人を対象とした知能検査．言語性検査と動作性検査で構成されており，言語性，動作性，全検査(言語性＋動作性)の3種類の知能指数を求めることができる．(p.252 ウェクスラー成人知能検査(WAIS-Ⅲ)参照)

5 ウェクスラー児童用知能検査改訂版／WISC-R，WISC-Ⅲ，WISC-Ⅳ【うぇくすらーじどうようちのうけんさかいていばん／うぃすく・あーる，うぃすく・すりー，うぃすく・ふぉー】　□□□　精神　★★

5〜16歳までを対象とした知能検査．言語理解，知覚統合，注意記憶，処理速度の得点が得られ，分析的に発達の特徴を得ることができる．

6 ウェクスラー未就学児童知能検査／WPPSI【うぇくすらーみしゅうがくじどうちのうけんさ／うぃぷしい】　□□□　精神　★★

3〜7歳までの幼児と知的障害児を対象とした知能検査．WISC-Rと同様，言語性，動作性，全検査の3種類の知能指数を求めることができる．

7 グッドイナフ人物画知能検査【ぐっどいなふじんぶつがちのうけんさ】　□□□　★

描画法による知能検査．子供が描画した人物像の内容をマニュアル的に採点することによって知能の発達水準を推測することができる．

8 言語性テスト／言語性検査【げんごせいてすと／げんごせいけんさ】　□□□　★

WAIS-Ⅲの下位検査．知識，類似，算数，単語，理解，数唱，語音整列の7分野からなり，主に意識的な学習行動や記憶能力の成果を測定する．学歴や教育水準など後天的な影響を受けやすい．

9 動作性テスト／動作性検査【どうさせいてすと／どうさせいけんさ】　□□□　★

WAIS-Ⅲの下位検査．絵画完成，符号，絵画配列，積木模様，組み合わせ，記号探し，迷路の7分野からなり，その場の状況に応じて臨機応変に対応できるかを測定する．後天的な学習活動や教育環境の影響を受けにくい．

精神分析（心理分析）

1 （ユングの）性格類型【（ゆんぐの）せいかくるいけい】 □□□ ★

4つの心理機能（思考・感情・感覚・直感）と2つの心的方向（内向的・外交的）を掛け合わせた8タイプの類型．内向的思考タイプ，内向的感情タイプ，内向的感覚タイプ，内向的直感タイプ，外交的思考タイプ，外交的感情タイプ，外交的感覚タイプ，外交的直感タイプがある．

2 無意識, 無意識的過程【むいしき，むいしきてきかてい】 □□□ ★★

無意識とは，ある時点において意識されていない行動や事象のこと．精神分析学においては，人間の思考過程に無意識的過程があると述べている．

3 集合無意識 / 普遍的無意識【しゅうごうむいしき / ふへんてきむいしき】 □□□ ★★

人間の知性や感情といった精神活動と，喜怒哀楽といった感情の源のこと．

4 交流分析【こうりゅうぶんせき】 □□□ 精神 ★★

エリック・バーンが開発した心理療法．フロイトの精神分析を原理に人格構造や対人関係の分析をする技法で，人間行動を理解するためにいくつかの方法（分析や考え方）を組み合わせている．（p.286 相互分析, 交流分析参照）

5 自由連想法【じゆうれんそうほう】 □□□ ★★

ある言葉（刺激語）に対して心に浮かぶままの自由な考えを連想していく発想法．例：検査者が「赤いもの」と提示すると，被験者は「赤いもの→リンゴ→丸い→ボール…」と頭に浮かぶまま述べる．

精神療法（心理療法）

1 カタルシス / 浄化【かたるしす / じょうか】 □□□ 精神 ★

精神医療においては「抑圧されていた心理を意識化させ，うっ積した感情を除去することで症状を改善しようとする精神療法」のこと．一般的には「心の中にあるわだかまりが何かのきっかけで一気に解消する」こと．

精神療法（心理療法）　285

2 ロールプレイ / 役割演技【ろーるぷれい / やくわりえんぎ】　□□□（チェック欄）
★

あらかじめ決められた場面を設定してシナリオどおりに演じて練習することで，実際にその場面に遭遇したときでもすぐに対応できるようにするための訓練法．臨床実習前の学内で行う模擬実習と同じようなもの．

3 絵画療法 / 芸術療法【かいがりょうほう / げいじゅつりょうほう】　□□□
★

患者が自由に描いた絵をもとに，言語では表現できない内面的な問題を読み取り，治療に役立てる方法．絵を描くことに集中することで患者自身が不安やストレスから解放されたり，作品を通して自分を見つめ直すこともできる．

4 自律訓練法【じりつくんれんほう】　□□□　★★★
患者がリラックスした姿勢（仰向けに寝る，椅子に腰掛けるなど）で，自分自身に「右手が重い」，「両足が温かい」などの自己暗示をかけることで，心身の緊張をほぐして自己の免疫力や治癒力を向上させる訓練方法．（p.271 自律訓練法参照）

5 系統的脱感作（療法）【けいとうてきだつかんさ（りょうほう）】　□□□
★

不安や緊張を感じる度合いが「弱い(1)〜強い(10)」まであると仮定し，不安・緊張の刺激がもっとも弱い(1)から慣れてもらい，徐々に1段階ずつ強い不安・緊張刺激にステップアップしていき，不安を克服する方向へと導く手法．（p.271 系統的脱感作（療法）参照）

6 行動療法【こうどうりょうほう】　□□□　★★★
「望ましくない行動の減少」や「望ましい行動の増大」といった「行動の制御」を行う訓練方法．目標となる行動を決めて段階的に解決していく．

7 森田療法【もりたりょうほう】　□□□　★★★
森田正馬が考案した入院を基本（通院もある）とする精神療法．不安や恐怖をあるがままに受け入れることが大原則である．治療は4期に分かれており，第1期：絶対臥褥，第2期：軽作業，第3期：重作業，第4期：社会復帰準備である．以上の4期を40日間程度で行う．（p.271 森田療法，絶対臥褥参照）

10. 臨床心理学

8 絶対臥褥【ぜったいがじょく】 □□□ (チェック欄) ★★★
森田療法の第1期．1週間ほど個室のベッドにいて，食事・洗面・トイレなどの基本的活動以外は何もしないで寝て過ごす．（p.271 森田療法，絶対臥褥参照）

9 精神分析療法【せいしんぶんせきりょうほう】 □□□ ★★★
フロイト（心理学者）によって考案された治療法．患者に心に思い浮かんだ一連の連想を自由に話してもらい，そこから患者の心の奥底にある本当の原因を考えて治療する精神療法．

10 相互交流，交流分析【そうごこうりゅう，こうりゅうぶんせき】 □□□ ★★
相互交流は互いに相手の立場を尊重しながら話し合いを行い，互いに理解し合うこと．交流分析はエリック・バーン（精神科医）による心理学の理論で，人と人とのつながりや関係を考える学問である．（p.284 交流分析参照）

11 認知行動療法【にんちこうどうりょうほう】 □□□ ★★★
誤った認識・陥りがちな思考パターンを，客観的でよりよい方向へと修正し，避けている問題とあえて向き合うことで徐々にトラウマに慣れる．また悲しみを外に出し心を癒すことで気持ちの安定を得る．以上の方法を組み合わせて，精神的な苦痛とそれに伴う身体的な症状を改善していく治療法．（p.270 認知行動療法参照）

12 箱庭療法【はこにわりょうほう】 □□□ ★
縦 57 cm，横 72 cm，高さ 7 cm の木箱（規格あり）の中に砂（規格なし）が入っており，被検者はこの木箱の中におもちゃや人形などを並べて1つの空間をつくり出す（検査者の見守る中で実施する）．これにより被検者の心の奥底にある心理を映し出す，表現療法の一種．

13 来談者中心療法【らいだんしゃちゅうしんりょうほう】 □□□ ★★★
カール・ロジャースが提唱した心理療法．治療者が患者に対して① 全面的に共感する，② 無条件に肯定する（患者を否定しない），③ 心と表情を同じにする（顔も心も笑う），など来談者（患者）を中心とする治療法である．

14　バイオフィードバック(法)【ばいおふぃーどばっく(ほう)】
□□□ (チェック欄)　　　　　　　　　　　　　　　　　　★★

自己では客観的に受け取れない生理学的な現象・反応を科学的にとらえて被検者に知覚できるようにフィードバックする(戻す)ことで，体内で起こる反応を自分自身でコントロールさせる治療法．

15　リラクセーション(法)【りらくせーしょん(ほう)】　□□□　★

単に全身の筋が緩んでいる(身体的)だけではなく，精神的・心理的にも安定(緊張していない)した状態に導く方法のこと．たとえば，お風呂に入って心身ともに心地よい状態のときの全身反応と同じ状態に導くこと．

16　音楽療法【おんがくりょうほう】　□□□　★

好きな音楽を聴いて心が穏やかになったり，お気に入りの歌を歌ってすっきりするように，音楽を聴いたり，歌ったりして起こる身体的・精神的な反応を利用した治療法．

17　暴露療法【ばくろりょうほう】　□□□　★

認知行動療法の一種．不安症状の引き金になる刺激のうち，もっとも軽い刺激に繰り返し触れさせる．それに対して不安を抱かなくなると，次にやや強い刺激に繰り返し触れさせる．このように徐々に不安刺激に慣れさせていくことにより，過剰な反応である恐怖感を生じにくくする治療法．

18　回想法 / 回想記憶療法【かいそうほう / かいそうきおくりょうほう】　□□□
★

心理療法の一種．治療者は患者の人生の歴史や思い出(エピソード)を受容的・共感的な態度で聞く．個人回想法(個人に対して1対1)とグループ回想法がある．対象者が若く華やかで心身ともに充実していた時期の内容を取り上げることで，今現在の日常生活能力の向上を図る治療方法．

19　催眠療法【さいみんりょうほう】　□□□　★

患者をリラックスさせて暗示をかける方法．患者が心身ともに深いリラックス状態のときによいイメージなどを受け入れることで，心の問題を解決する方法．

10. 臨床心理学

20 指示的精神療法【しじてきせいしんりょうほう】 □□□ (チェック欄) ★

治療者が患者に対して，問題を解決するために直接的な解決方法を指導・助言すること．ただし治療者側が一方的に指示しすぎて患者の自立がなされない可能性がある．

21 支持療法 / 支持的精神療法【しじりょうほう / しじてきせいしんりょうほう】 □□□ ★

精神療法の基本．患者の訴えを十分聞くが，良い悪い（賛否）の判断はしない．あくまでも患者を見守ることで，患者を精神的に安定させる心理療法．

22 自己暗示【じこあんじ】 □□□ ★★

暗示とは言葉や合図などにより思考，感覚，行動を操作・誘導（コントロール）すること．無意識（とくに睡眠）状態では暗示の効果が高まる．自己暗示は自分自身で自分にかける暗示のこと．

23 実存分析【じつぞんぶんせき】 □□□ ★

フランクルによって唱えられた学説．「その人自らが存在価値と生きる意味を見出すこと」を援助することで心の病を癒す心理療法．

24 集団精神療法 / 集団分析療法【しゅうだんせいしんりょうほう / しゅうだんぶんせきりょうほう】 □□□ ★★★

グループ療法．患者は数人のグループをつくり自由に討論をする．その中で同じ心理状態に共感したり他者を分析したりすることで，自分の精神をみつめ直すことができるようになる．

25 心理劇【しんりげき】 □□□ ★

モレノによって考案された集団精神療法の一種．患者に即興劇を演じさせることで内に秘めた葛藤や体験を表現させる．その結果，自発性を引き出し，あたらしい自分の生き方を発見させる．

26 内観療法【ないかんりょうほう】 □□□ ★★★

吉本伊信の内観法から開発された心理療法．過去の自分の行動や態度（身近な人へのかかわり：してもらったこと，して返したこと，迷惑をかけたこと）を振り返ることで，あらたな自分・存在価値・責任を発見する．その結果，社会生活の改善が得られる．

27 不安階層表 / イメージ暴露階層表【ふあんかいそうひょう / いめーじばくろかいそうひょう】 □□□（チェック欄） ★

場面によって生じる不安や恐怖感をリストアップし，それらを不安度の強いものから弱いものへと並べ替えて一覧表（＝不安階層表）を作成する．もっとも強い不安を感じる場面を100点〜まったく不安を感じない状態を0点として，すべての場面に対して点数（＝自覚的障害単位）をつける．（p.258 不安階層表参照）

28 風景構成法【ふうけいこうせいほう】 □□□ ★

患者の心理検査を兼ねた絵画療法（芸術療法）の1つ．言葉を必要とせず，風景画を描いてもらい，その結果から患者の性格や過去，人間関係などを理解する方法．

29 トークン（代用貨幣）エコノミー法【とーくん（だいようかへい）えこのみーほう】 □□□ ★

オペラント条件付け療法や行動療法の一種．望ましい行動をした患者に対し，褒美としてトークン（代用貨幣）を与える．トークンは一定量に達すると特定物品との交換や特定の活動が許される．その結果，患者の行動を変えていくという方法．

発達心理

1 認知発達【にんちはったつ】 □□□ ★

人間の認識・知能・知覚・記憶・学習などの起源（始まり）について探る領域．また乳幼児から青年，成人期にいたるまでの認知発達的メカニズムを探る領域のこと．

2 発達検査【はったつけんさ】 □□□ 精神 ★

乳幼児や小学生の心身の発達の度合いを調べ，養育などに役立てるための検査．

3 発達課題【はったつかだい】 □□□ ★

人が健全な発達を遂げるために，それぞれの発達段階で果たさなければならない心理的，社会的，対人的な課題．

4　ギャング・エイジ【ぎゃんぐ・えいじ】　□□□（チェック欄）　★★
遊びを中心として集団化しやすい年頃のこと（児童期：小学校3～6年生ごろ）．この時期には集団的な遊びに熱中し楽しむだけでなく，社会的なルール，人間関係のとり方，責任を果たす，協力する，思いやりの心，我慢する力なども身につける．

5　第一反抗期【だいいちはんこうき】　□□□　★★
一般的に2～3歳のころをさす．親や周囲の言うことを聞かなくなり，泣きわめいたりすることが多くなる．自我の目覚めとも考えられる．

6　移行対象【いこうたいしょう】　□□□　★
今まで頼りにしていた母親のもとから独立するとき，幼児は不安と孤独を感じる．それを和らげ，愛着を寄せるようになるものに，ぬいぐるみやおもちゃ，毛布などがある．この無生物の対象を移行対象という．

7　愛着 / アタッチメント【あいちゃく / あたっちめんと】　□□□　★
「くっついていたい，離れたくない」という人間の基本的欲求で，慣れ親しんだ物事に深く心を引かれ離れがたく感じること．

8　モラトリアム【もらとりあむ】　□□□　★★
青年が社会的に認められた期間を通過したにもかかわらず，社会的責任を求められない状態のこと．

9　自我同一性 / 自己同一性【じがどういつせい / じこどういつせい】　□□□　★★★
自分は何者であり，何をすべきなのか，将来何でありたいか，などを自覚すること．いろいろな体験を通して自分自身を考え直して，発見していくこと．主に青年期に獲得される．

10　洞察【どうさつ】　□□□　★★
ある困難な状況に直面したときや，解決手段を思考し見出したときに，その情景の目的にかなった行動をとるための心理的過程．

障害者心理

障害の受容【しょうがいのじゅよう】 □□□（チェック欄） ★★

先天的あるいは後天的に何らかの障害が残存するとわかったとき，人はいろいろな心の変化を伴いながら最後には障害とともに生きる前向きな気持ちになる（＝障害の受容）．この心の変化は，① 拒否，② 不認期，③ 怒りの時期，④ 抑うつ期，⑤ 努力期，⑥ 受容という6つのステージに分けられる．

行動心理

適応（外的適応，内的適応）【てきおう（がいてきてきおう，ないてきてきおう）】 □□□ ★

適応は，社会的環境の中で人がうまく生活していくために身体および精神を調整していくことである．外的適応は他者と協調し他者から認められ，社会的人間関係の中で安定を得ようとすること．内的適応は自分自身を理解し，自分自身の心身を環境に適合しようとすること．

防衛機制（心理機制）

1 投射 / 投影【とうしゃ / とうえい】 □□□ ★★

自分の中に生じた衝動や感情を他人に置き換えることで，自分の衝動や感情と同じものを他者ももっていると思い込むこと．

2 抑圧【よくあつ】 □□□ ★

現実に困難な欲求や苦い体験などを無意識に押さえ込んで忘れようとする心のはたらき．無意識的に忘れてしまうため，思い出すには努力が必要となる．一時的に忘れるだけで他人に指摘されるとそのことに気づく場合を抑制という．

3 昇華【しょうか】 □□□ ★

反社会的な欲求や感情を，社会に受け入れられる価値ある行動へと置き換えること（よい防衛機制）．

4 退行【たいこう】 □□□ ★

困難な状況に直面したとき，一度発達した精神がそれ以前の幼い時期の発達段階に戻ること．例：弟や妹が産まれると，母親の気を引くため実際の年齢にそぐわない赤ん坊のような振る舞いをする．

5 象徴化【しょうちょうか】 □□□（チェック欄） ★
特定の事柄が別のものに置き換わって夢の中に表れること．超自我（無意識的な良心）による置き換えであるため，本人の意識にはのぼってこない．

6 打消し【うちけし】 □□□ ★
不安や罪悪感を生じる行動をとったり考えをもったりした後で，それらとは反対の心理を生じる行動をやり直したり，反対の考えをもったりすること．その結果，最初に抱いた感情を打ち消そうとする無意識的な心理のはたらき．

7 合理化【ごうりか】 □□□ ★
自分の失敗や満たされなかった欲求に対して都合のいい理由をつけて理論化して考えることで，自分を正当化してしまう心のはたらき．

8 取り入れ【とりいれ】 □□□ ★
他者の行動や態度を自分自身の中に取り入れ（自分の中に対象を取り入れる）て，他者と同じ行動をとることで欲求の満足を図ろうとすること．例：有名人と同じ服を着ることで，自分も有名人と同じであるかのような満足感を得る．

9 反動形成【はんどうけいせい】 □□□ ★
自分の思っていることや心の内に抱いている感情と反対の言動をすること．例：好きな異性に対してばかり意地悪を行う．

10 分離【ぶんり】 □□□ ★
思考と感情が，または感情と行動が切り離されていること．おかしな行為だと自分では気づいているがその行為が止められないなど，思っていることと行動が矛盾すること．例：悲しいとき（葬式や離別など）に決して涙を流さない．

11 同一化【どういつか】 □□□ ★
自分にはない名声や優れた能力をもつ人に，自分を近づける（自分が対象に向かっていく）ことによって自分を高めようとすること．他者の状況などを自分のことのように思うこと．例：野球の日本代表選手の動きの真似をして練習して，日本代表になった気持ちになる．

防衛機制（心理機制） 293

12 代理【だいり】 ☐☐☐ (チェック欄) ★
欲求不満や困難な状況に直面したときに，無意識のうちに別の目標・目的に置き換えてしまう心のはたらき．例：いじめられた子どもが，自分の弟や妹をいじめる．

---

13 置き換え【おきかえ】 ☐☐☐ ★
対象に向けられた感情や欲求を，別の対象に移し変えることで満足しようとする心のはたらき．例：会社で上司に怒られた後，帰宅して母親に八つ当たりする．

---

14 知性化【ちせいか】 ☐☐☐ ★
自分を見つめることを避け，難しい言葉や専門用語を使うことで，自分自身でも何かを理解したような錯覚に陥ること．一見物事を理解しているようにみえるが，実はまったく理解していない．

---

15 補償【ほしょう】 ☐☐☐ ★
劣等感や不満・不快を別の方法で補おうとする心のはたらき．例：スポーツが苦手なので勉強でクラスのトップになろうと考える．

---

16 否認【ひにん】 ☐☐☐ ★
自分にとって耐えられない問題に対して，自分の中にそれが存在することを認めないこと．または問題があることを認めたくないという心のはたらき．

---

17 理想化【りそうか】 ☐☐☐ ★
対象を自分の感情や欲求を満たしてくれる存在だと感じて，対象のよい面のみを見つめ，悪い面を見ないようにする心のはたらき．そのため自分を満たしてくれなくなったときは理想化の対象から外れてしまう．例：一目ぼれ．

---

18 回避【かいひ】 ☐☐☐ ★
ある重大な問題を避けて無意識的に別のことを考えたり行動したりすることで，心理的に楽になろうとする心のはたらき．例：明日の小テストのことを考えなくてはならないはずなのに，いつのまにか来週のキャンプのことを考えている．

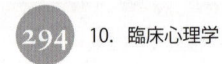

19 転換【てんかん】 □□□ (チェック欄) ★

不満や葛藤などを別のものに向ける心のはたらき．とくに身体症状へ転換することが多い．例：失立，失歩，視野狭窄など．

20 解離【かいり】 □□□ ★

耐えがたい状況に直面したときに，その状況に直面しているのは本来の自分ではないと思ってしまう心のはたらき．その状況から逃れようとしたために別の人格が形成されてしまうこともある．例：二重人格，解離性遁走．

11 リハビリテーション医学・その他の臨床医学

医学概論

罹患【りかん】 □□□（チェック欄）　心理　★
病気にかかること．

リハビリテーション医学

1 **廃用／廃用症候群【はいよう／はいようしょうこうぐん】** □□□ ★
生活不活発病ともいう．寝たきりなどで長い期間活動しなかったり，活動してもごくわずかだったりすることで起こる心身機能の低下状態．局所的には筋萎縮や関節の拘縮，全身的には立ちくらみや心肺機能の低下，精神面では意欲の低下などがある．

2 **学習障害児【がくしゅうしょうがいじ】** □□□ ★
明らかな知的レベルの発達の遅れはないが，読む，話す，聞く，書く，計算する，考えるといった能力のうち，特定の学習能力に困難がある子供をいう．中枢神経障害が原因と考えられている．

3 **感覚統合療法【かんかくとうごうりょうほう】** □□□ ★
米国の作業療法士であるエアーズによって提唱された発達障害児の治療法の1つ．重力に関する前庭感覚（体の傾き，加速度を感じ取る感覚），筋や関節に関する固有受容覚，触覚などの情報を，遊びの中で感覚統合させる（整理し正しくまとめる）療法．

4 **ボイタ法【ぼいたほう】** □□□ ★
チェコ共和国生まれの医師ボイタによって発見された「反射性移動運動」を利用した乳児の脳性麻痺の治療法の1つ．特定の姿勢で，誘発帯と呼ばれる体の部位を決まった方向へ刺激することで，筋の正しい動きを引き出す治療法．

眼科学

1 流行性角結膜炎 / 結膜炎【りゅうこうせいかくけつまくえん / けつまくえん】
□□□ (チェック欄) 　内科・病理　★

まぶたと眼球を結ぶ結膜と角膜部の炎症で，主にアデノウイルスへの感染で発症することが多い．症状は目の充血，かゆみ，目やに，まぶたの腫れなどで，2〜3週間で治る．通年でみられる（とくに夏が多い）．

2 緑内障【りょくないしょう】
□□□ 　内科・病理　★

何らかの原因で眼圧（眼球内の圧力）の調整がうまくいかず，眼圧が上昇し，視神経乳頭部（網膜と視神経がつながるところ）が障害される疾患．高齢者に多く，目のかすみ，視野狭窄などが起こり，進行すると失明することもある．瞳が青緑に見えることから緑内障という．

3 白内障【はくないしょう】
□□□ 　内科・病理　★★

本来は透明である目のレンズの水晶体が灰白色ににごり，視力が低下する疾患．目のかすみ，まぶしさを感じるなどの症状があるが，痛みや充血などはない．高齢者にもっとも多く，他に糖尿病性や先天性がある．

4 麦粒腫【ばくりゅうしゅ】
□□□ 　病理　★

一般にいう「ものもらい」のこと．まつ毛の毛根やまぶたの縁のマイボーム腺の細菌感染などで起こる．まぶたの腫れ，痛み，膿がたまるなどの症状がみられる．

5 近視，遠視【きんし，えんし】
□□□ 　病理　★

近視は遠くが，遠視は近くがぼやけて見えづらいこと．目のレンズ（水晶体）の厚みを調整できず，ピントが合わなくなる（光の焦点が網膜上に結ばれていない状態）．

6 夜盲症【やもうしょう】
□□□ 　病理　★★★

俗に「鳥目」ともいう．暗い場所で物がよく見えない疾患．先天性では網膜色素変性症など，後天性ではビタミンAの不足などで発症する．

小児科学

7 眼底部小動脈瘤【がんていぶしょうどうみゃくりゅう】
□□□（チェック欄） 内科 ★

糖尿病の合併症．血糖が異常に増加するとタンパク質と結び付き，動脈内に小さなこぶが形成されるが，それが眼底部の網膜に広がる動脈にできたもの．

小児科学

1 緊張性頸反射【きんちょうせいけいはんしゃ】 □□□ ★
頭頸部の向きによって姿勢が変化する反射で，非対称性と対称性に分けられる．脳幹が反射の中枢で，生後 4～6 ヵ月で消失する．非対称性では頭部の向いている側の手足が伸びる．対称性では頭頸部の伸展で手足が伸びる．

2 マルファン Marfan 症候群【まるふぁんしょうこうぐん】 □□□ ★
体の各組織をつなぎ止めている結合組織に異常をきたす生まれつきの疾患．外見は高身長でやせ型，手足が細長く指先がクモの脚のような形状を示す．内科的には大動脈が大きく弱い（解離性大動脈瘤など）といった特徴がある．(p.166 マルファン症候群参照)

3 ダウン Down 症候群【だうんしょうこうぐん】 □□□ 精神・病理 ★★
本来は 2 本であるべき第 21 番目の常染色体が 3 本ある，染色体の異常（= 21 トリソミー）による疾患．外見上の特徴として，顔が平たく目がつりあがっており，小太りの低身長である．他に精神発達遅滞，心奇形などの症状がある．平均寿命は 50 歳代．

4 骨形成不全症【こつけいせいふぜんしょう】 □□□ ★
骨をつくるタンパク質であるⅠ型コラーゲンの異常で起こる，骨の成長が不十分でかつ骨が弱い疾患．ちょっとした力や動きで簡単に骨折してしまう．胎生期に発症する先天性の型と小児期に発症する遅発型がある．(p.165 骨形成不全症参照)

5 色素性乾皮症【しきそせいかんぴしょう】 □□□ ★
日光の紫外線によって傷ついた DNA を修復する機構が障害される遺伝病．皮膚が乾燥したり赤い斑点が出現したりし，皮膚癌になりやすい．また，結膜炎や知能低下を伴いやすい．厳重に紫外線を遮断する必要がある．

脳性麻痺

1 脳性麻痺【のうせいまひ】 □□□ (チェック欄) ★

受胎(受精卵が胎盤に着床している状態)から生後4週までの間に生じた非進行性の脳の病変を原因とする,運動や姿勢に異常をきたす疾患.筋緊張や異常運動の型(痙直型とアテトーゼ型など),麻痺の型(四肢麻痺や片麻痺など)による分類がある.

2 痙直型,アテトーゼ型【けいちょくがた,あてとーぜがた】 □□□ ★

脳性麻痺を筋緊張や異常運動の型で分類すると,痙直型は筋緊張が亢進した状態であり,本人の意志による運動(=随意運動)時には手足が突っ張りながらぎこちなく動く.アテトーゼ型は本人の意志とは関係なく四肢および全身を比較的ゆっくりと持続的にしかもくねるように動かすため,正常な姿勢を保つことが難しい.睡眠中はリラックスしている.

3 四肢麻痺,両麻痺,対麻痺【ししまひ,りょうまひ,ついまひ】 □□□ ★

痙直型脳性麻痺は,麻痺の身体分布によって四肢麻痺(両側上下肢の麻痺),両麻痺(四肢麻痺の1つで,下肢より上肢の麻痺が軽い場合),対麻痺(両側下肢の麻痺)などに分けられる.

産科学

分娩(頭位分娩,骨盤位分娩)【ぶんべん(とういぶんべん,こつばんいぶんべん)】 □□□ 整形 ★★

母親の子宮の中から胎児が体外に排出されることを分娩という.産道から体外に出てくる部位の違いにより,頭部分娩(頭から先に出てくる)と骨盤位分娩(お尻から先に出てくる.この状態の胎児を逆子という)に分けられる.

老年医学

1 左室駆出率【さしつくしゅつりつ】 □□□ 解生(植) ★

心臓の左心室が拡張したときの容量から左心室が収縮したときの容量を差し引いた値を,拡張したときの容積の値で除した割合.成人の正常値は58〜70%である.

2 残気量，機能的残気量【ざんきりょう，きのうてきざんきりょう】

□□□ (チェック欄)　解生(植)　★★

息を吐けるだけ吐いたにもかかわらず肺内に残っているガスの量を残気量という．安静時に息を吐いたところ(＝安静呼気位)で肺内に残っているガスの量を機能的残気量という．残気量には血中の CO_2 濃度を一定に保つ役割がある．

3 最大酸素摂取量【さいだいさんそせっしゅりょう】

□□□　解生(植)　★★

単位時間当たりに呼吸により取り込まれる酸素の量が最大となったときの値．この値が大きいほど全身持久力が優れていると評価される．30歳男性の平均値は体重当たり 40 ml/kg/分程度である．

4 多発性骨髄腫【たはつせいこつずいしゅ】

□□□　★

血液癌の一種．骨髄で腫瘍性形質細胞が増殖した状態である．骨髄腫の主な徴候は，高カルシウム血症，腎障害(腎不全)，貧血，骨の損傷など．脊椎，肋骨に骨の痛みが出現することが多い．

5 線条体黒質変性症【せんじょうたいこくしつへんせいしょう】

□□□　神経　★

発症当初は Parkinson 病と同様の徴候を示すが，進行に伴い立ちくらみや排尿困難・便秘などの自律神経症状，ふらつきや話しにくさなどの小脳症状が認められる疾患．

6 記銘，記銘力低下【きめい，きめいりょくていか】

□□□　精神　★★

記銘とは「あたらしく体験したこと」を記憶に留めておくこと．記銘力低下とはあたらしく体験したことを記憶に留めておくことができないことで，著しい場合は数秒前の記憶でも残らない．

索引

(太字は見出し語を示す.)

欧文

A

Addison 病　**238**
ADHD　**266**
Adson テスト　176
Aδ 線維　**87**
Aγ 線維　**88**
AIDS　190, **225**
ALS　**188**
Alzheimer 型認知症（Alzheimer 病）　**250**
Apley テスト　178
Aschner 試験　18
ASIA（American Spinal Injury Association）機能障害尺度　171
AT　**5**
ATP　5, 49
axonotmesis　169
Aα 線維　**87**
Aβ 線維　**87**
A 型肝炎　**234**
A 群溶連菌　225
A 帯　53
α アドレナリン受容体　37
α 運動ニューロン　52, 57, 87
α 線維　87
α 波　71

B

Babinski 反射　126, 184, 210
Basedow 病　237, **238**
Becker 型筋ジストロフィー　**202**
Bennett 骨折　153
BMR　**5**
BNP　238
Bowman 囊　42
Brown-Sequard 症候群　**171**
Buerger-Allen 体操　218
Buerger 病　**218**
B 型肝炎　**234**
B 細胞　10
B 線維　**88**
B リンパ球　9, 10, 145
β アドレナリン受容体　37
β アミロイド　250, 251
β 遮断薬　241
β 線維　87

C

Charcot-Marie-Tooth 病　**200**
Chopart 関節　109
CK　8, 209, 217
CMI　**280**
Codman 体操　175
Colles 骨折　153
Cornell medical index（CMI）　261, 281
Cotton 骨折　153
CPK　8
Creutzfeldt-Jakob 病　**184**
CT 画像　209
Cushing 症候群　**238**
C 型肝炎　**234**
C 線維　**88**

D

DeLorme 法　174
DIT　**6**
DNA の断片化　133
Down 症候群　**297**

索引

D
drop arm サイン 177
DSM-Ⅲ 256
Duchenne 型筋ジストロフィー 202
Dupuytren 拘縮 163
Dupuytren 骨折 153
δ 線維 87
δ 波 72

E
Eden テスト 176
ESR 8

F
Freiberg 病 156

G
GABA 49
giant spike 185
Glasgow Coma Scale (GCS) 197
GOT 217
Guillain-Barré 症候群 199
Guyon 管 98
Guyon 管症候群 167
G 細胞 36
γ 運動ニューロン 52, 57, 88
γ-グルタミルトランスペプチダーゼ 7
γ 線維 88

H
HbA1c 227
HDS-R 252
Henle 係蹄 42
HIV 142, 225, 226
HLA 144
Hoehn-Yahr 重症度ステージ 182
Hoffmann 反射 210
HTP テスト 281
Hugh-Jones の分類 223
H 帯 53
H 波 52

I
IgA 11
IgD 11
IgE 11
IgG 11
IgM 11
IP 関節 109
I 帯 53

J
Jakobson 法 272

K
Kienbeck 病 155
knowledge of results (KR) 97
Kohs 立方体組み合わせテスト 252
Korsakoff 症候群 253

L
Lachman テスト 178
Lambert-Eaton 症候群 203
Langhans 巨細胞 134, 225
Lansbury 指数 162
Lasegue 徴候 177
LD 266
LDH 217
Lennox-Gastaut 症候群 262
Lewy 小体 251
Lewy 小体型認知症 251
LH 40
Lhermitte 徴候 188, 192
Liepmann 現象 264
Lisfranc 切断 173

M
Mallory-Weiss 症候群 232
Marfan 症候群 166, 297
McMurray テスト 178
METs 5

N

MMPI 280
MMSE 252
Monteggia 骨折 153
Morley テスト 176
MPI 280
MRI 画像 209

N

neurapraxia 169
neurotmesis 169
NYHA 分類 213

O

Osgood-Schlatter 病 155
Ossermann の分類 204
O 脚 164

P

$PaCO_2$ 27
PaO_2 27
Papez 回路 70
Parkinson 病 50, 61, 182
Perthes 病 155
P–F スタディ 281
pH 2, 224
Phalen 徴候 177
Pick 球 251
Pick 病 251
PIP 関節 109
Pott 骨折 153
PQ 間隔 23
PTB 義足 175
PTSD 258
P 波 23

Q

QRS 間隔 23
QRS 波 216

R

Rett 症候群 263
Rh 血液型不適合 144
RMR 5
Romberg 徴候 187
RQ 27

S

SARS 222
Scheuermann 病 156
Schwann 細胞 84, 85
SCT 281
SDA 6
Shaker 法 205
slow wave 72
Smith 骨折 153
SpO_2 28
Spurling テスト 177
Steinbrocker クラス分類 161
Steinbrocker ステージ分類 161
ST 低下 217
ST 部分 23
Sudeck 骨萎縮 167
Syme 切断 173
S 細胞 38
S 状結腸 31

T

TAT 281
$tcpCO_2$ 27
TIA 180
Tinel 徴候 168, 177
Torr 26
Tourette 障害 254
Trendelenburg 徴候 123, 178
T 管 54
T 細胞 10
T 波 23
T 波の逆転 217

Tリンパ球　9, 10, 36, 225
θ波　72

V

Valsalva試験　18
Volkmann拘縮　167

W

WAIS　252, 283
Wallenberg症候群　180
Waller変性　131, 169
Wernicke失語　195
Wernicke中枢　75
Wernicke脳症　193, 253
West症候群　262
WISC　283
WPPSI　283
WPW症候群　216
Wrightテスト　177

X

X脚　164

Y

YG性格検査　280
Y靱帯　111

Z

Z帯　53
Z変形　164
Z膜　53

和文

あ

アイコニック・メモリー 276
愛着 290
アカラシア 232
アキレス腱反射 58, 210
悪性黒色腫 139
悪性腫瘍 138
悪性症候群 273
悪性腎硬化症 240
アクソノトメーシス 169
アクチン 53, 54
アジソン病 238
アシドーシス 2
足のアーチ 121
アシュネル試験 18
アスベスト小体 223
アスペルガー症候群 265
アセチルコリン 49, 203, 272
亜脱臼 158
アタッチメント 290
アーチ 121
圧覚 88
圧受容体（圧受容器） 19
　　——反射 19
アテトーゼ（アテトーシス） 192
アテトーゼ型脳性麻痺 298
アデノウイルス 296
アデノシン三リン酸 5, 49
アテローム硬化 137, 179
アドソンテスト 176
アトピー性皮膚炎 146
アドレナリン 37, 40, 50
アナフィラキシーショック 147
アブミ骨 81
アプレーテスト 178
アポクリン腺 90
アポトーシス 133

アミトリプチリン 273
アミノ酸 4
アミノ酸代謝異常 150
アミノ酸代謝障害 230
アミラーゼ 35
アミロイド 130
アミロイドーシス 130
アリセプト 272
アルカローシス 2
アルコール依存症 263
アルコール性肝障害 234
アルツハイマー型認知症（アルツハイマー病） 250
アルドステロン 40, 239
αアドレナリン受容体 37
α運動ニューロン 52, 57, 87
α線維 87
α波 71
アルブミン 8
アレルギー 143
アレルギー性鼻炎 146
アレルギー反応 143
鞍関節 107
暗順応 81
暗所視 82
安静吸気位 26
安静呼気位 26
安静時振戦 182, 186
安定狭心症 214
アンドロゲン 40, 239
アンビバレンス 248
アンモニア 235

い

胃 30, 38
胃液 33, 35
胃潰瘍 232
怒り 277
息切れ 258
閾値 52

索引

異型 **138**
異形成 **138**
移行対象 **290**
胃酸 **38**
意識混濁 **197**
意識障害 **197, 253**
萎縮 **133**
萎縮性胃炎 **233**
異常歩行 **173, 207**
胃静脈 **16**
移植片 **147**
移植免疫 **147**
異所性化骨 **138**
異所性骨化 **138**
石綿小体 **223**
依存症 **263, 273**
胃体 **30**
Ⅰa（群）線維 **52, 87**
Ⅰb（群）線維 **87**
位置エネルギー **95**
位置覚 **89**
Ⅰ型アレルギー **146**
Ⅰ型コラーゲン **297**
1型糖尿病 **227**
一次運動野 **66**
一次終末 **86**
一次性骨粗鬆症 **155**
一次性変形性股関節症 **159**
1秒率 **26**
1回換気量 **26**
一過性 **180**
一過性チック障害 **254**
一過性脳虚血発作 **180**
一酸化炭素中毒 **198, 223**
1分間簡易スクリーニング **251**
胃底 **30**
遺伝性球状赤血球症 **236**
遺尿症 **255**
イヌの唾液分泌条件付け **275**
いぼ痔 **233**

意味記憶 **253, 276, 277**
意味性錯語 **196**
イメージ暴露階層表 **289**
イレウス **233**
イワン・パブロフ **275**
インスリン **37, 227, 241**
インスリン感受性 **37**
インスリン抵抗性 **228**
陰性T波 **217**
陰性症状 **243, 245, 273**
陰性転移 **278**
インターフェロン **145**
インターロイキン **145**
咽頭 **28**
咽頭麻痺 **206**
院内感染対策 **226**
インパルス **51**
陰部神経 **33, 45, 118**

う

ウィニコット **281**
ウィリス動脈輪 **12, 181**
ウイルス **143**
ウィルソン病 **229**
ウェクスラー未就学児童知能検査 **283**
ウェクスラー児童用知能検査改訂版 **283**
ウェクスラー成人知能検査 **252, 283**
ウエスト症候群 **262**
ウェルニッケ失語 **195**
ウェルニッケ脳症 **193, 253**
迂遠（思考）（うえん（しこう）） **263**
ウォルピ **271**
迂言（うげん） **195**
烏口肩峰靱帯（うこうけんぽうじんたい） **111**
烏口鎖骨靱帯（うこうさこつじんたい） **111**
烏口上腕靱帯（うこうじょうわんじんたい） **112**
右心耳 **19**

索 引

う

右心不全　213
打消し　292
内田・クレペリンテスト　279
内田勇三郎　279
うっ血　136
うっ血乳頭　191
うつ状態　248
うつ性　278
うつ病　248
うろたえ　258
運動　97
運動エネルギー　95
運動学習　97
運動時振戦　186
運動（性）失語　195
運動失調（症）　180, 187
運動終板　57
運動神経　57
運動神経終末　57
運動前野　66
運動単位　57
運動ニューロン　57, 72, 73, 188, 189
運動ニューロン障害　206
運動負荷試験　217
運動療法　174
運搬角　123

え

エイズ脳症　190, 226
栄養血管　12
腋窩神経　118
エクリン腺　90
エコイック・メモリー　276
エコノミークラス症候群　222
エコラリア　254, 267
壊死（えし）　132
S状結腸　31
エストロゲン　41, 239
壊疽（えそ）　133
エックス線画像　176

エデンテスト　176
エネルギー　95, 96
エネルギー代謝率　5
エピソード　287
エピソード記憶　253, 276
エピネフリン　37, 50
エリスロポエチン　37
エリック・バーン　284, 286
エルブ　169
遠位脛腓骨間膜　104
遠位尿細管　43
円回内筋症候群　168
鉛管現象　183
嚥下障害　180, 205
嚥下に働く筋　92
嚥下反射　33
塩酸ドネペジル　272
遠視　296
炎症　131
縁上回　69
遠城寺式乳幼児分析的発達検査　127
遠心性収縮　120
遠心性神経線維　87
延髄　60, 180
延髄外側症候群　180
円錐靱帯　111
円背　156

お

横隔膜ヘルニア　223
横行結腸　31
横行小管　54
横手根靱帯　168
黄色骨髄　100
黄色靱帯　112
凹足　123, 165
横足根関節　109
横足根関節離断　173
黄体化ホルモン　40
黄体ホルモン　40, 41

索引

黄疸 7, 149
嘔吐 231
横突起 103
黄斑 84
オウム返し 267
横紋筋 54
横紋構造 54
置き換え 293
オキシトシン 38
汚言症 254
悪心（おしん） 257, 258
オスグッド・シュラッター病 155
オッサーマンの分類 204
オトガイ筋 116
オペラント学習（オペラント条件付け）
　　　　　　　　　　　　275, 289
思い出 287
折りたたみナイフ現象 208
オリーブ核 60, 61
オリーブ橋小脳萎縮症 183
音楽療法 287
音節性錯語 196

か

下位運動ニューロン 206
下位運動ニューロン障害 207
絵画統覚検査 282
絵画欲求不満テスト 281
絵画療法 285, 289
外頸静脈 16
壊血病 237
外向性 280
外交的 284
外肛門括約筋 32
概日リズム 35, 38
外傷後ストレス障害 258
回旋腱板断裂 177
回旋枝 11
回想記憶療法 287
回想法 287

外側型野球肘 154
外側環軸関節 107
外側溝 75
外側骨折 152
外側膝状体 84
外側脊髄視床路 73
外側足底神経 119
外側側副靱帯 111
外側縦アーチ 121
外側皮質脊髄路 72
外側翼突筋 115
外側輪状披裂筋 113
階段状悪化 210
改訂日本版デンバー式発達スクリーニング
　検査 128
改訂長谷川式簡易知能評価スケール
　　　　　　　　　　　　251, 252
外的適応 291
外的動機づけ 97
回転加速度 79
外転神経 77
解糖活性 4
解糖系 4, 8
解糖系酵素活性 4
外尿道括約筋 45
海馬 70
外胚葉 48
灰白質 66
海馬傍回 71
外反股 102
外反膝 164
外反足 165
外反肘 152, 163
外反扁平足 165
外反母趾 165
回避 293
外分泌腺 35
開放骨折 151
海綿骨 100
海綿状変性症 184

潰瘍　133, 231
潰瘍性大腸炎　233
解離　294
解離性感覚障害　172
解離性障害　259
解離性大動脈瘤　219, 297
解離性遁走　259, 294
解離性ヒステリー　256
下横隔動脈　12
家屋・樹木・人物検査　281
過外転症候群　167
化学受容体　49
下顎反射　58, 211
過換気　26
過換気症候群　221
鉤爪変形　165, 170
下気道　24
蝸牛　81
蝸牛神経　77, 81
蝸牛神経核　77
核黄疸　189
角回　69
角化細胞　134
顎下腺　33
顎関節　107
核鎖線維　56
核酸　230
核酸代謝障害　230
角質　90
学習　275
学習障害　266
学習障害児　295
学習理論　270, 275
核小体　1
覚醒作用　264
覚醒水準　197
顎舌骨筋　115
核袋線維　56
喀痰　224
拡張期血圧　19

顎二腹筋　116
核分裂　48
角膜　82, 296
角膜反射　78
過形成　135
下行結腸　31
過呼吸　221, 225
化骨　155
仮骨　135
過収縮　188
顆状関節　107
過食　190
過食症　265
下垂手　170
下垂足　170
下垂体　35, 62
下垂体後葉　38, 39, 62
下垂体小人症　237
下垂体腫瘍　190
下垂体前葉　38, 40, 62, 237
ガストリン　38
化生　137
仮性球麻痺　180
仮性認知症　251
仮性肥大　203
画像検査　209
下側頭回　69
下腿三頭筋反　58
下大静脈　16
下腿静脈瘤　219
下腿切断　173
肩関節　108
　　――の外旋　116
　　――の外転　116
　　――の屈曲　116
　　――の伸展　116
　　――の内旋　116
肩関節周囲炎　159
肩手症候群　199
片麻痺　179

索引

肩離断　172
カタルシス　284
カタレプシー　247
下腸間膜静脈　17
脚気（かっけ）　231
喀血　224
滑車神経　76
褐色細胞腫　141
葛藤　260, 294
活動張力　121
活動電位　51
滑面小胞体　1
カテコラミン（カテコールアミン）　37
寡動（かどう）　183
下橈尺関節　109
過敏性　278
カフ　19
カフェイン　264
下腹神経　3, 44
下部消化管出血　231
下部食道括約筋　29
仮面うつ病　248
仮面様顔貌　182
寡黙（かもく）　278
硝子（ガラス）軟骨　99, 101, 105, 106
ガラント反射　125
カリウム　7
顆粒球　10
カルシウム　7
カルシウム拮抗薬　242
カルシトニン　36, 39
カール・ロジャース　286
癌　138
眼圧　296
肝炎　234
眼窩　103
寛解　188
眼窩回　70
眼科学　296
感覚記憶　276

感覚障害　206
感覚統合療法　295
感覚鈍麻　206
換気亢進　149
眼球運動　196
眼球外膜　82
関係妄想　269
間欠性跛行　173
冠血流量　11
眼瞼　83
眼瞼下垂　196
眼瞼挙筋　114
還元ヘモグロビン　9
肝硬変　234
喚語困難　198
寛骨臼骨折　152
観察学習　275
環軸関節　107
間質液　48
間質細胞　34
間質性肺炎　221
干渉　244
感情　277
肝障害　234
感情交流　278
感情失禁　182
感情障害　248
感情疎通性減退　247
杆状体　84
感情鈍麻　247
感情の平板化　246
肝静脈　16
眼振　196
乾性咳嗽　221
関節　106
関節位置覚　89
関節運動　97
関節円板　106
関節窩　106
関節角速度　97

間接型ビリルビン　7, 149
関節座標　97
関節障害　158
関節唇　106
関節唇損傷　158
間接接触感染　226
関節内運動　110
関節軟骨　106
関節の狭小化　158
関節包癒着　158
関節モーメント　97
関節リウマチ　161, 163
関節リウマチの診断基準　161
感染　142
完全右脚ブロック　216
感染症　225
完全房室ブロック　216
杆体細胞　84
環椎横靱帯　113
環椎後頭関節　107
眼底部小動脈瘤　297
冠（状）動脈　11
冠動脈　214
眼動脈　12
冠動脈圧　18
冠動脈起始部　11
冠動脈硬化　215
冠動脈造影　217
眼内圧　82
観念奔逸　249
間脳　62
カンピロバクター　200
肝不全　235
眼房水　82
感冒様症状　208
ガンマアミノ酪酸　49
γ運動ニューロン　52, 57, 88
γ-グルタミルトランスペプチダーゼ　7
γ線維　88
顔面肩甲上腕型筋ジストロフィー　202

顔面紅斑　240
顔面神経　77
顔面神経麻痺　197
顔面蒼白　217, 258
肝門　32
肝門脈　17
乾酪壊死（かんらくえし）　225
眼輪筋　114
眼輪筋反射　79

き

気圧　26
起炎体　131
記憶　276
記憶障害　190, 198, 250, 253
気管支拡張症　221
気管支喘息　147, 221
気管支動脈　12
偽関節　158
気管軟骨　25
気管分岐部　25
気胸　222
気質　269
器質的病変　129
希死念慮　249
義手　175
奇静脈系　16
キース・フラック結節　21
寄生　149
義足　175
基礎代謝率　5
基礎代謝量　5
偽痛風　130, 230
吃音（きつおん）　254
楔状足底板　175
基底核　62, 67
基底細胞層　90
基底膜　35
喜怒哀楽　246
企図振戦　183, 186

索引

キヌタ骨　81
機能血管　12
機能的残気量　299
揮発性有機溶剤　264
気分安定薬　272
気分障害　248
記銘　299
記銘力障害　253
記銘力低下　180, 299
虐待　269
逆転移　278
逆流性食道炎　233
逆向(性)健忘　198, 253
逆行性変性　132
キャッチング(現象)　161
ギャング・エイジ　290
球形嚢　80
球症状　180
嗅神経　76
求心性収縮　119
求心性神経　66
求心性神経線維　66, 87
急性炎　131
急性灰白髄炎　201
急性減圧症候群　219
急性散在性脳脊髄炎　201
急性膵炎　234
吸息中枢　27
9の法則　173
球麻痺　180
橋　61
共依存　264
強化　275
境界型人格障害　260
胸郭出口症候群　167, 176
驚愕反応　258
胸管　24
頬筋　114
頬骨　104
胸鎖関節　108

狭窄　137
狭心症　214
胸腺　36
胸大動脈　13
協調障害　187
強直間代発作　262
強直性脊椎炎　156
強直発作　262
胸痛　214
共通認識　277
共同運動　185
共同性眼球運動障害　184
胸背神経　117
強迫観念　258, 259
脅迫行為　259
強迫症状　259
強迫神経症　256
強迫性格　259
強迫性障害　256, 258, 259
強迫性人格障害　260
恐怖　258
恐怖症　257
胸部誘導　22
強膜　82
胸膜中皮腫　141
虚偽性障害　260
棘間靱帯(きょくかんじんたい)　112
棘孔(きょくこう)　105
棘上靱帯(きょくじょうじんたい)　112
虚血性心疾患　214
虚血性大腸炎　233
距骨下関節　109
距舟関節　110
距踵関節　109
拒食症　265
拒絶症　248
距腿関節　110
虚脱　221
虚無妄想　267
ギヨン管　98

ギヨン管症候群　167
キラーTリンパ球　10
ギラン・バレー症候群　199
　——の自律神経症状　200
　——の前駆症状　200
起立性低血圧　199, 220
ギルフォード　280
筋　113
近位指節間関節　109
筋萎縮　171
筋萎縮性側索硬化症　188
近位橈尺関節　108
近位尿細管　43
筋炎　171
筋強直性ジストロフィー　202
筋緊張症　193
筋緊張性ジストロフィー　202
筋形質膜　54
筋原性筋萎縮　204
筋原性変化　132
筋原線維　53, 54, 55
筋骨型　278
筋細胞　52
近視　296
近時記憶　276
筋ジストロフィー　201
筋疾患　203
筋質量　53
筋収縮　53, 119
筋周膜　54
筋鞘　55
筋障害　171
筋小胞体　54
金製剤　242
筋性斜頸　163
筋節　55
筋線維　53, 55
筋線維束単位　55
筋線維束(性)攣縮　207
緊張症状群　255

緊張性頸反射　297
筋張力　121
筋電図　52
筋トーヌス　53
筋内神経線維　52
筋内膜　54
筋の反作用　121
筋皮神経　118
筋フィラメント　54
キーンベック病　155
筋紡錘　55
筋力増強訓練　174

く

区域気管支　25
空回腸静脈　17
空気感染　226
空気塞栓　129
空虚感　248
空笑　243
空腸　38
空洞形成　225
口　28
屈曲反射　58
屈筋共同運動　185
クッシング症候群　238
グッドイナフ人物画知能検査　283
クモ膜　65, 181
クモ膜下腔　65
苦悶感　257
クラウゼ小体　91
グラスゴー・コーマ・スケール　197
クラッチフィールド牽引　174
グリア細胞　84, 85, 86
クリアランス　42
グリコーゲン　3, 4, 47, 90
グリコーゲンの合成　4
グリコーゲンの分解　4
グリコヘモグロビン　227
グルカゴン　37

索 引

グルココルチコイド 39
グルコース 3, 47, 90
グルタミン酸 50
グルタミン酸オキサロ酢酸トランスアミナーゼ 7
クルッケンベルグ切断 172
くる病 229
グループ回想法 287
グループ療法 288
クルンプケ 169
クレアチンキナーゼ 209, 217
クレアチンホスホキナーゼ 8
クレチン病 238
クレッチマーの体型 278
クレペリン 279
クレペリンの連続加算法 279
クロイツフェルト・ヤコブ病 184
クロルプロマジン 273
クローン病 233

け

経口感染 142, 234
経口ブドウ糖負荷試験 228
脛骨 101
脛骨顆間窩 101
脛骨大腿関節 109
脛骨動脈 13
軽作業 285
形質細胞 145
痙縮 184
芸術療法 285, 289
鶏状歩行（鶏歩） 208
頸静脈 16
形成異常 137
痙性対麻痺 172
痙性膀胱 171
痙性麻痺 172
痙直型脳性麻痺 298
頸椎椎間板症 177
頸椎椎間板ヘルニア 177

ケイデンス 124
系統的脱感作 258
系統的脱感作（療法） 271, 285
頸動脈洞 15, 218
頸動脈洞症候群 218
経皮的動脈血酸素飽和度 28
経皮的二酸化炭素分圧 27
頸部脊椎症 163
鶏歩 208
頸膨大 60
けいれん発作 261
頸肋（症候群） 167
激越症状 249
下血 232
血液凝固因子 9
血液凝固障害 137
血液疾患 236
血液成分 6
血液透析 228
結核菌 160
結核性膝関節炎 160
結果の知識 97
血管 11
血管運動中枢 60
血管抵抗 18
血管透過性亢進 137
血管内皮細胞 145
月経不順 190
結合 105
結合組織 91
血漿 6, 9, 48
血漿アルブミン 8
月状骨 102
月状骨軟化症 155
血漿浸透圧 9
楔状束（けつじょうそく） 74
楔状足底板（けつじょうそくていばん） 175
血小板減少症 237
血小板増多症 236

欠神てんかん 263
欠神発作 261, 263
血清 6
血清 CK 値 209
血清 CRP（値） 6
血清 C 反応性蛋白質 6
血清 γ-GTP（値） 7
血清 GOT（値） 7
血清アルカリフォスファターゼ 7
血清アルブミン 8
血清カリウム 7
血清カルシウム 7
血清ビリルビン 7
血清リウマトイド因子 144, 161
血清リン 7
結石 239
結節性多発動脈炎 219
血栓 129, 179, 222
血栓性静脈炎 220
血栓性脳梗塞 179
血栓溶解療法 241
血中 2,3-DPG 8
血中 CK（値） 8
血中ケトン体 8
血中酸素（O_2）分圧 27
血中二酸化炭素（CO_2）分圧 27
血中遊離脂肪酸 8
結腸 31
血沈（値） 8
血糖値 32, 63, 241
血統妄想 268
結膜 296
結膜炎 296
血友病 236
ケモカイン 145
ケラチン 90
ゲル状 99
ゲルストマン症候群 193
ケルニッヒ徴候 191
嫌気性代謝閾値 5

肩甲下神経 117
肩甲胸郭間切断 175
肩甲骨離断 172
肩甲上神経 117
肩甲上腕関節 108
言語記憶 198
言語障害 205
言語性 IQ 252
言語性記憶検査 252
言語性テスト（言語性検査） 283
言語表出 205
肩鎖関節 108
肩鎖靱帯 112
幻肢 172
幻視 269
原疾患 129
原始反射 125
倦怠（けんたい） 248
幻聴 243
見当識 194, 252
見当識障害 194, 253
ケント束 216
原発性 129
原発性アルドステロン症 239
原発性脳腫瘍 190
原発性肺癌 141
原発性肺高血圧症 222
腱反射 58
腱反射亢進 185
腱板損傷 177
健忘 253
健忘失語 195
腱紡錘 88

こ

孔（頭蓋骨） 105
高アンモニア血症 235
行為心迫 249
抗うつ薬 272, 273
好塩基球 10

索 引

構音障害 180, 205
口蓋 28
口蓋帆 28
口蓋扁桃 28
後角 59
膠芽細胞腫（こうがさいぼうしゅ） 141
膠芽腫（こうがしゅ） 140
後下小脳動脈 13, 180
交感神経 3
交感神経線維 88
高機能広汎性発達障害 266
高機能自閉症 266
高吸収域 209
口峡 28
咬筋 29, 115
咬筋反射 58
抗菌薬 242
口腔前庭 28
広頸筋 116
後脛骨動脈 13
高血圧（症） 218
高血糖 228
高血糖（症） 227
抗原 143
抗原抗体反応 144
膠原線維 34
抗原暴露 143
硬口蓋 28
後交通動脈 13
後根 59
虹彩 83
虹彩毛様体炎 241
後索 59
交叉性伸展反射 127
好酸球 10
後枝 11
高脂血症 230
合指症 166
後室間枝 11
高次脳機能障害 193

後十字靱帯損傷 160, 178
後十字靱帯断裂 178
後縦靱帯 112, 156
後縦靱帯骨化症 156
拘縮 134
甲状舌骨筋 29
甲状腺 36
甲状腺機能亢進症 237
甲状腺機能低下症 237
甲状腺刺激ホルモン 39
甲状腺ホルモン 39
高所恐怖 257
口唇 28
亢進 149
後神経束 90
項靱帯 112, 113
口唇反射 125
構成失行 252
抗精神病薬 272
向精神薬 272
較正波 22
後脊髄小脳路 73
酵素 47
考想化声 244
考想干渉 244
考想錯乱 245
考想吹入 244
考想奪取 244
考想伝播 244
考想途絶 244
梗塞 130
拘束性換気障害 221
拘束性肺疾患 221
抗体 10, 11, 144
後大脳動脈 14
巧緻性 187
好中球 10
交通動脈 13
抗てんかん薬 272
後天性切断 172

後天性免疫不全症候群　190, 225
喉頭　24
行動および情緒の障害　254
喉頭蓋　24, 28
行動心理　291
行動制止　249
後頭葉　70
行動療法　270, 285, 289
高尿酸血症　41, 229
抗認知症薬　272
広汎性発達障害　265, 266
抗不安薬　272
項部硬直　191
興奮　258
興奮作用　264
興奮伝導系　21
後方引き出し徴候　178
硬膜　65, 181
硬膜外血腫　181
肛門括約筋　32, 33
絞扼感　257
絞扼性神経障害　166
後葉　35
合理化　292
抗利尿ホルモン　39, 238
交流分析　284, 286
口輪筋　115
後輪状披裂筋　92
高齢者虐待　269
交連線維　68
誤嚥　206
コース立方体組み合わせテスト　252
語間代　205
小刻み歩行　180
呼吸器疾患　220
呼吸機能　26
呼吸器の構造　24
呼吸細気管支　221
呼吸商　27
呼吸性アシドーシス　2, 224

呼吸性アルカローシス　2, 26, 224
呼吸中枢　27, 60
呼吸比　27
黒質　61
五十肩　159
固縮　182, 183
個人回想法　287
語想起困難　198
孤束核　60
呼息中枢　27
誇大妄想　243, 268
骨　99, 105
骨萎縮　154
骨壊死　132
骨塩量　100
骨改変　135
骨芽細胞　100, 135
骨化性筋炎　171
骨関節障害　163
骨間膜　104
骨棘　155
骨形成異常症　165
骨形成不全症　165, 297
骨障害　154
骨性強直　134
骨性神経管　75
骨折　151
骨造形　135
骨粗鬆症　151, 155
骨端炎　154
骨端症　155, 156
骨端軟骨（板）　101
コッドマン体操　175
コットン骨折　153
骨軟化症　154, 229
骨軟骨異形成症　165
骨肉腫　139
骨嚢胞　154
骨のモデリング　135
骨のリモデリング　135

索引

骨盤位分娩 298
骨盤下口 122
骨盤骨折 152
骨盤神経 3, 33, 41
骨盤底筋群 117
骨盤内臓神経 3, 33, 41, 44
骨盤輪骨折 152
コッホ 281
骨膜 99
骨密度 100
骨癒合 158
骨梁 100
骨量 100
古典的条件付け 275
言葉のサラダ 247
ゴナドトロピン 40
コーネル・メディカル・インデックス 261, 280
5の法則 173
コーヒー残渣様吐物 231
コプロラリア 254
鼓膜 81
コミュニケーション 266
ゴム腫 225
固有肝動脈 12
固有受容覚 295
コラーゲン線維 34
コルサコフ症候群 253
ゴルジ腱器官 58, 74, 88
ゴルジ腱器官反射 58
ゴルジ終末 92
ゴルジ装置 1
コルチ器（コルチ器官） 80
コーレス骨折 153
ころがり運動 110
混合感染 142
昏睡 197
混濁腫脹 148
コンパートメント症候群 167
コンプレックス 270

昏迷（状態） 248

さ

罪悪感 292
再灌流療法 241
細菌 143
細菌感染 151
再構成 277
罪業妄想 267
臍静脈 15
再生 135, 277
罪責 267
最大吸気位 26
最大呼気位 26
最大酸素摂取量 299
臍動脈（さいどうみゃく） 14
サイトカイン 10, 145
再認 277
再分極 22
細胞 1, 48
細胞外液 48
細胞分裂 48
細胞膜 1
催眠剤 274
催眠療法 287
サイム切断 173
細網組織 34
細網内皮系 34
サイロキシン 36, 39
逆子 298
サーカディアンリズム 35
詐欺行為 260
作業検査法 279
作為思考 244
作為心迫 249
作為体験 244, 245
錯語 196
錯書 195
作話 198, 253
鎖骨下静脈 17

索引

鎖骨下動脈 15
鎖骨骨折 152
坐骨大腿靱帯 111
左室駆出率 298
左心耳 19
左心不全 213
させられ思考 244
させられ体験 244
作動記憶 276
詐病(さびょう) 260
猿手 170
III(群)線維 87
酸塩基平衡 2
産科学 298
三角骨 102
三角靱帯 111
三果骨折 153
酸化ヘモグロビン 9
三環系薬物 273
残気量 299
散形終末 86
三叉神経 77
三尖弁 20
酸素分圧 27
三半規管 79, 80

し

ジアゼパム 272, 273
シェーグレン症候群 240
自家移植 147
視覚 81
視覚・運動形態機能検査 282
視覚器の構造 82
視覚的記憶 276
自覚の障害単位 289
視覚伝導路 84
耳下腺 33
自我同一性 290
自我の目覚め 290
耳管 81

色素上皮 136
色素性乾皮症 297
色素沈着 136
子宮筋腫 141
四丘体 61, 62
糸球体 42, 43
糸球体嚢 42
視空間失認 252
軸索 85, 169
軸索(変性)型ギラン・バレー症候群 200
軸索輸送 85
軸椎歯突起 103
刺激伝導系 21, 214
刺激と興奮 49
自己暗示 285, 288
歯垢 274
視紅 83
思考化声 244
思考干渉 244
思考錯乱 245
思考制止 249
思考促迫 245
思考奪取 244
思考伝播 244
思考途絶 244
思考の貧困化 245
思考反響 244
自己催眠法 271
自己臭 258
仕事 95, 96
自己同一性 290
仕事率 96
自己免疫疾患 240
自己免疫性溶血性黄疸 146
視索前野 3
四肢重感練習 271
脂質 230
指示的精神療法 288
支持的精神療法 288

索 引

四肢麻痺 298
四十肩 159
視床 62
歯状回 69
視床下核 62, 67
歯状核 64
視床下部 3, 35, 38, 40, 63
視床系 253
耳小骨 81
視床症候群 182
視床痛 182
支持療法 288
視神経 76
視神経乳頭部 83, 296
ジストニア（ジストニー）192
ジストロフィン蛋白 130
自生思考 245
姿勢反射 89, 126
姿勢反射障害 182
姿勢反応 210
耳石 80
指節間関節 109
自然気胸 222
肢帯型筋ジストロフィー 202
θ波 72
膝蓋腱支持 175
膝蓋腱反射 59
膝蓋骨 160
膝外反変形 164
膝窩動脈 14
膝関節ロッキング（現象）161
失見当識 194
失行 194
失語症 255
失算 194
湿性咳嗽 223
湿性生体物質 227
実存分析 288
失調症 186
失調（性）歩行 187, 208

失読 194
嫉妬妄想（しっともうそう）243, 268
膝内反変形 164
失認 194
失文法 195
失歩 260, 294
質問紙法 261, 279
失立 260, 294
自転車エルゴメーター法 217
児童期 290
児童虐待 269
自動症 261
自動膀胱 171
自動歩行 125
シナプス 86
歯肉増殖症 274
支配観念 259
自発話困難 205
シーバー病 155
ジフォスフォグリセリン酸 8
自閉 247
自閉症 266
脂肪細胞 38
脂肪酸 4
視放線 84
脂肪塞栓 129
脂肪分解酵素 33, 35
シャイ・ドレーガー症候群 184
社会恐怖 257
社会的人格 278
社会復帰準備 285
斜角筋 116, 167
シャキア法 205
視野狭窄 294, 296
尺骨神経 118
尺骨神経炎 177
尺骨神経管 98
尺骨神経麻痺 168
杓子定規 269
ジャクソン発作 262

若年性一側性上肢筋萎縮症 201
若年性認知症 251
ジャーゴン 195, 205
車軸関節 106
斜走筋 30
弱化 275
シャーピー線維 99
シャルコー関節 158
シャルコー・マリー・トゥース病 200
自由画法 282
周期性四肢麻痺 204
宗教妄想 268
充血 136
集合管 43
集合無意識 284
重作業 285
自由（神経）終末 92
収縮期血圧 19
終宿主 149
重症急性呼吸器症候群 222
重症筋無力症 204
舟状骨 102
修正型電気けいれん療法 250
縦走筋 30
重層扁平上皮 29
集団精神療法 288
集団分析療法 288
執着気質 270
肢誘導 22
十二指腸 30, 38
十二指腸潰瘍 232
重複歩 123
自由連想法 284
宿主 149
粥腫（じゅくしゅ） 179
粥状硬化（じゅくじょうこうか） 137, 179
手根管 98
手根管症候群 168, 177
手根骨 102
手根中手関節 109

種子骨 101
手指失認 194
手指尺側偏位 164
手術法 174
手掌腱膜 163
樹状突起 86
受胎 298
主題解釈テスト 281
出血性素因 136
手内在筋 116
手内在筋マイナスポジション 164
腫瘍 138
腫瘍壊死因子 145
受容体 49
ジュール 96
シュルツ 271
シュワン細胞 84
循環器疾患 217
循環機能 18
循環障害 136
順行性変性 131
純粋失読 194
瞬目反射 79
ショイエルマン病 156
上位運動ニューロン 184, 206
上位運動ニューロン障害 207
上衣腫 140
情意の障害 248
漿液 9
漿液腺 33
昇華 291
浄化 284
障害者虐待 269
障害者心理 291
障害の受容 291
消化管出血 231
消化器 28
消化器疾患 232
消化器障害 231
消化機能 33

消化器付属器 32
上顎骨 103
消化酵素 33
消化性潰瘍 231
松果体 35, 38, 62
上気道 24
小頬骨筋 104
笑筋 115
上行結腸 31
上行大動脈 13
踵骨骨端症 155
小細胞癌 139
小字症 183
硝子体 83
上室性期外収縮 216
硝子軟骨 99, 105
小循環 18
上唇挙筋 115
上神経幹 90
常染色体優性遺伝 129
上前腸骨棘剝離骨折 152
焦燥（感） 249
焦燥感 248
上側頭回 69
上大静脈 16
象徴化 292
上腸間膜静脈 17
常同行為 263
情動失禁 182
上橈尺関節 108
常同症 255
小児科学 297
小児自閉症 266
小脳 63
小脳脚 64
小脳失調症状 183
小脳症状 299
小脳虫部 64
小脳テント 64, 189
小脳天幕 64

小脳半球 63
上皮小体 36
上部消化管出血 231
小胞体 1
静脈 15
静脈角 16
静脈還流 15
静脈血 15
静脈血栓 130
静脈血栓症 220
静脈叢 233
静脈壁限局性拡張 220
静脈瘤 137, 220
小葉間動脈 43
小菱形骨 102
小弯 30
上腕骨外顆骨折 152
上腕骨外側上顆炎 154
上腕骨顆上骨折 153
上腕骨（骨幹部）骨折 152
上腕動脈 13
上腕二頭筋反射 59
食細胞 145
食事誘発性熱産生 6
褥瘡 133
食道アカラシア 232
食道静脈瘤 219, 232
食物繊維 4
食欲消失 258
女性化乳房 239
女性ホルモン 41
ショック 217
徐波 72
ショパール関節 109
ショパール（関節）離断 173
徐脈 214
自律訓練法 271, 285
自律神経機能 3
自律神経系 35
自律神経障害 198

索 引

自律神経症状 198
支離滅裂（しりめつれつ） 249
歯列 28
仁 1
腎盂 44
侵害受容器 91
人格 278
人格検査 261, 279
人格荒廃 243
人格障害 260
人格変化 189
心奇形 297
心気症状（心気状態） 256
心機能 18
腎機能低下 239
心筋逸脱酵素 217
心筋炎 214
伸筋共同運動 185
心筋梗塞 214
心筋酸素消費量 19
神経芽腫 140
神経筋接合部 57, 86
神経原性ギラン・バレー症候群 200
神経原性筋電図所見 185
神経膠細胞 84, 86
神経細胞 84
神経細胞以外の脳細胞 86
神経支配比 57
神経終板 57
神経終末 86
神経症 256, 271
神経鞘腫 140
神経衰弱 271
神経性食思不振症 265
神経性大食症 265
神経線維腫症 140
神経叢 89
神経走行管 98
神経伝導の3原則 50
神経伝達物質 49, 148, 272

神経病性関節症 158
神経変性疾患 183
腎結石 239
人工骨頭置換術 174
進行性核上性麻痺 184
進行性筋ジストロフィー 201
進行性変化 134
腎梗塞症 240
進行麻痺 189
心耳 19
心疾患 213
心室細動 216
心室性期外収縮 216
心室中隔 20, 21
滲出（しんしゅつ） 131
浸潤 138
腎小体 42
腎静脈 15, 42
心身症 256
腎髄質 43
新生児 128
心尖 20
振戦 186
心臓 11
腎臓 37
心房中隔 21
心臓中隔 21
心臓の構造 19
心臓壁 20
心臓予備力 19
靱帯 110
身体依存 263
身体化障害 255
靱帯結合 110
身体的自覚症状 280
身体表現性障害 255
腎単位 42
心タンポナーデ 213
伸張位で等尺性収縮 120
伸張反射 58

心停止 190
心的外傷 258
心的方向 284
心電図 22, 23
浸透圧 9, 41
浸透圧利尿 41
振動覚 89
深頭筋 113
心内血栓 130
心内膜 20
信念 259
心囊 20
心囊液 213
腎杯 44
塵肺症 223
心迫 249
真皮（層） 91
深腓骨神経 119
腎皮質 43
深部感覚 88, 187, 199
深部感覚中継核 74
振幅 72
深部腱反射 58
深部静脈血栓症 220, 222
心不全 213
人物描画法 282
心弁膜 20
心弁膜症 215
心房細動 216
心房性期外収縮 216
心理機制 291
心理劇 288
心理的葛藤 279
心理分析 284
心理療法 284

す

膵アミラーゼ 35
随意運動 298
膵液 32, 33, 35, 38

髄液 65, 154
髄液所見 209
錘外筋線維（錘外線維） 55
髄核 156
髄鞘 52, 84, 85, 132, 169
水晶体 83, 296
錐状体 84
水素イオン 2
膵臓 32, 37
膵体 32
錐体外路 60, 72
錐体外路症状 186
錐体外路徴候 186
錐体交叉 61
錐体細胞 85
錐体部 103
錐体路 72, 73
錐体路症状 184
錐体路徴候 184
垂直感染 142
膵頭 32
水頭症 180
錘内筋線維（錘内線維） 56
髄内釘法 174
膵尾 32
水分調節中枢 63
水平感染 142
髄膜炎 191
髄膜刺激症状（髄膜刺激症候） 191
髄膜腫 140
睡眠時無呼吸症候群 223
睡眠時遊行症 265
睡眠障害 256, 265
睡眠麻痺 265
睡眠薬 274
皺眉筋（すうびきん） 114
頭蓋直達牽引 174
頭蓋底陥入症 189
頭蓋内圧 19, 180
頭蓋内圧亢進 191

スカルパ三角　122
スキナー　275
スキナー箱　275
スクイッグル法　281
すくみ足歩行　207
スクリーニング　251
鈴木・ビネー式知能検査　282
鈴木治太郎　282
スタインブロッカークラス分類　161
スタインブロッカーステージ分類　161
ズデック骨萎縮　167
ストレス障害　258
スパーリングテスト　177
スピロヘータ　142
すべり運動　110
滑り説　53
スミス骨折　153
スリッパ式足指義足　175
スワンネック変形　164

せ

正円孔　105
性格　278
性格検査　279
整形外科検査　176
整形外科治療　174
整形外科テスト法　176
星(状)膠細胞腫　140
静止性収縮　119
静止長で求心性収縮　120
静止長で等尺性収縮　120
静止張力　121
正常圧水頭症　180
星状膠細胞　86
正常洞調律　22
精神運動興奮　247, 253
精神運動発作　261
精神科治療　270
精神科治療システム　270
精神作業検査　279

精神作業力検査　279
神経症的傾向　280
精神的緊張　256
精神的自覚症状　280
精神年齢　282
精神発達遅滞　297
精神分析　270, 284
精神分析療法　286
精神療法　284
性腺刺激ホルモン　40
性腺刺激ホルモン放出ホルモン　40
精巣動脈　15
正中環軸関節　107
正中臍索　44
正中矢状断像　209
正中神経　118
正中神経高位麻痺　170
正中神経低位麻痺　170
成長軟骨板　101
成長ホルモン　38
静的二点識別覚　89
正の電位　51
青斑核　61
喘鳴　221
性欲低下　190
性欲亢進　190
生理的黄疸　149
世界没落感　246
世界没落体験　246
咳　220, 221, 223
赤核　60, 61
脊髄延髄路　74
脊髄灰白質　189
脊髄空洞症　189
脊髄後角　59
脊髄後索　59, 192
脊髄視床路　74
脊髄小脳変性症　186, 187
脊髄性進行性筋萎縮症　189
脊髄前角　59

索 引

脊髄前索 59
脊髄側索 188
脊髄損傷 171
脊髄中心管 59
脊髄の構造 59
脊髄反射 127
脊髄半側切断症候群 171
脊髄膨大部 60
脊柱管 98, 157, 176
脊柱管狭窄症 157
赤色骨髄 100
赤沈 8
脊椎圧迫骨折 151
脊椎後縦靱帯 112
脊椎疾患 156
脊椎前縦靱帯 112
セクレチン 38
舌咽神経 33, 60, 78, 180
絶縁作用 85
絶縁(性)伝導 50
舌下神経 78
舌下腺 33
赤筋(線維) 56
舌筋 115
赤血球沈降速度 8
筋後線維 88
摂食障害 265
摂食中枢 63
節前線維 88
絶対臥褥 271, 285, 286
絶対不応期 51
切断 172
舌乳頭 29
セバー病 155
セルロース 4
セルロプラスミン 145
セロトニン 49, 148
線維芽細胞 134
線維素 9
線維束性攣縮 185

線維素性壊死 133
線維軟骨 99
線維輪 156
前角 59
前角細胞 59
全か無(か)の法則 51
腺癌 139
潜函病(せんかんびょう) 219
前駆症状 180, 200
前脛骨区画症候群 167
前脛骨動脈 13
全検査 IQ 252
宣言的記憶 253, 276
前向(性)健忘 198
前交通動脈 13
仙骨岬角 122
前根 59
前索 59
前枝 11
前室間枝 11
前十字靱帯損傷 159, 178
前十字靱帯断裂 178
前縦靱帯 112
前障 67
線条体 67
線条体黒質変性症 299
全身性エリテマトーデス 240
全身性炎症反応症候群 226
仙髄神経 41
前脊髄視床路 74
前脊髄小脳路 74
漸増抵抗運動 174
尖足 165
喘息 147, 221
浅側頭動脈 13
前大脳動脈 14
全体法 98
選択性緘黙(せんたくてきかんもく) 255
剪断型骨端症(せんだんがたこったんしょう) 156

先端巨大症 237
前庭感覚 79
前庭神経 77
前庭神経核 77
前庭脊髄路 72
先天性股関節脱臼 166
先天性切断 166, 172
先天性多発性関節拘縮症 166
先天性胆道閉塞症 235
蠕動運動（ぜんどううんどう） 33, 199
前頭筋 113
前頭骨 103
蠕動不穏（ぜんどうふおん） 232
前頭葉眼窩面 70
前頭葉損傷 255
全般性注意障害 196, 266
全般発作 261
浅腓骨神経 119
前皮質脊髄路 73
前方引き出し徴候 178
せん妄 253
前葉 35
前腕骨間膜 104

そ

増悪 188
躁うつ気質 278
爽快気分 250
想起 277
装具 175
総頸動脈 15
相互交流 286
造骨 135
相互なぐり描き法 281
巣症状 208
増殖 134
躁性 278
相対不応期 51
総胆管 32
総腸骨静脈 17

相動性収縮 119
総腓骨神経 119
躁病 249
相貌失認 195
僧帽弁 20
僧房弁狭窄症 215
足圧中心 124
足根中足関節 110
足根中足関節離断 173
即時型アレルギー 146
即時記憶 276
塞栓 129
側頭極 70
側頭筋 29, 114
側頭骨 103
側頭葉 70
側頭葉てんかん 261
側脳室 75
続発性 218
側副靱帯 111
足部変形 123
側弯（症） 157
阻血性拘縮 167
阻血性骨壊死 132
咀嚼筋 29, 113
粗大触覚 91
速筋（線維） 57
足根管 98
足根管症候群 168
外がえし 106
粗面小胞体 1

た

第1ケーラー病 156
第1世代抗うつ薬 273
第1（Ⅰ）脳神経 76
第1のてこ 95
第一反抗期 290
第Ⅰ誘導 22
体温調節機構 64

索 引

体温調節中枢　3, 63
体感幻覚　245
第9（Ⅸ）脳神経　78
大頬骨筋　114
退行　291
退行性変化　131, 132
大後頭神経　117
対光反射　196
第5（Ⅴ）脳神経　77
大細胞癌　139
第三脳室　75
第3（Ⅲ）脳神経　76
第3のてこ　95
第Ⅲ誘導　22
代謝　3
代謝異常　150
代謝亢進　149
代謝性アシドーシス　2, 230
代謝性アルカローシス　2
代謝性疾患　150, 229
代謝当量　5
第11（Ⅺ）脳神経　78
大十二指腸乳頭　31
第12（Ⅻ）脳神経　78
第10（Ⅹ）脳神経　78
第10脳神経　3
体循環　18
大循環　18
帯状回　71
代償行為　265
対称性緊張性頸反射　126
大静脈　16
耐性　273
体性感覚障害　199
体性神経　89
滞続言語　195, 267
大腿骨体角　102
大腿骨頸部骨折　152
大腿骨頭　102
大腿骨頭靭帯　111
大腿骨内側顆　102
大腿三角　122
大腿四頭筋反射　59
大腿神経　119
大腿動脈　13
大殿筋歩行　208
耐糖能　228
大動脈　13
大動脈弓　13
大動脈硬化症　219
大動脈洞　18
大動脈弁　11, 13
大動脈弁狭窄症　215
大内臓神経　3
第7（Ⅶ）脳神経　77
第2ケーラー病　156
第2（Ⅱ）脳神経　76
第2のてこ　95
第Ⅱ誘導　22
大脳　67
大脳基底核　62, 67, 186
大脳脚　62
大脳髄質　67
大脳動脈　14
大脳皮質　67
大脳辺縁系　70, 71, 190
第8（Ⅷ）脳神経　77
胎盤　14, 15, 17
胎盤通過性　146
体表解剖　121
タイプⅠ線維　56
タイプⅡa線維　56
タイプⅡb線維　56
大発作　262
大網　30
代用貨幣　289
代用貨幣エコノミー法　289
第四脳室　75
第4（Ⅳ）脳神経　76
代理　293

代理ミュンヒハウゼン症候群 260
大菱形骨 102
対連合記憶 252
第6(Ⅵ)脳神経 77
対話性幻聴 269
大弯 30
ダウン症候群 297
唾液 33, 34, 35
唾液アミラーゼ 34
唾液腺 33
唾液分泌中枢 34
楕円関節 107
多核細胞 48
多形膠芽腫 140
多系統萎縮症 183
多血症 236
多行為 249
多合指症 166
多指症 166
多シナプス反射 58
立ち直り反応 210
脱臼 158
脱髄 132
脱髄型ギラン・バレー症候群 200
脱分極 22, 52
脱毛斑 259
脱抑制 264
脱力 258
脱力発作 256
多糖 3
多動性障害 266
多糖類 4
田中・ビネー式知能検査 282
田中寛一 282
棚障害 161
多発(性)筋炎 204
多発性硬化症 188, 201
多発性骨髄腫 299
田原結節 21
足袋式足根義足 175

多弁 249, 250
樽状胸郭 224
痰 220, 221, 223, 224
単位 96
単位体表面積 5
単核細胞 48
単核白血球 10
短期記憶障害 252
単球 10
短骨 101
炭酸リチウム 273
単シナプス反射 58
胆汁 233
短縮位で遠心性収縮 120
短縮位で求心性収縮 120
単純音声チック 254
単純部分発作 262
炭水化物分解酵素 33, 35
男性ホルモン 40
胆石(症) 233
断層画像 209
淡蒼球 67
断綴性発語(だんてつせいはつご) 196
単糖 3
胆嚢 32
胆嚢炎 234
蛋白質 4
　　──の合成 4
蛋白質分解酵素 33, 35
蛋白尿 220
弾発現象 159

ち

チアノーゼ 217
チアミン 6, 253
遅延型アレルギー 146
チェーン・ストークス呼吸 224
力 95, 96
遅筋(線維) 57
恥骨下角 122

索引

恥骨結合　105
知性化　293
チック　254
窒息　190
窒息感　258
知能検査　252, 282
知能指数　282
知能偏差値　282
緻密骨（緻密質）　100
着衣失行　195
着想　246
注意欠陥多動性障害　266
注意障害　252
注意転導　266
肘角　123
中隔鎌　20
中間宿主　149
注察妄想　268
注視障害　196
中心窩　83
中心溝　75
中心後回　69
中心性頸髄損傷　171
中心性肥満　148
中心前回　69
中心裂　75
中枢神経障害　188
中枢神経の構造　66
中枢性化学受容野　60
中枢パターン発生器　124
中足骨切断　173
中大脳動脈　14
中殿筋筋力低下　178
中殿筋麻痺　123
中脳　61
中脳蓋　62
中脳黒質線条体　182
中胚葉　48
虫部　64
肘部管　98

肘部管症候群　168
中和　2
腸陰窩　31
腸液　33, 35
聴覚器の構造　80
聴覚言語中枢　75
聴覚的記憶　276
聴覚伝導路　80
長管骨　101
腸間膜静脈　17
腸間膜動脈　12
鳥距溝　75
蝶形紅斑　240
蝶形骨　104
蝶口蓋孔　105
腸骨大腿靱帯　111
腸骨翼　122
超自我　292
腸絨毛　31
腸腺　31
蝶番関節　106
超皮質性感覚失語　195
腸閉塞　233
跳躍伝導　52, 85
腸リンパ本幹　24
直接型ビリルビン　7, 149
直腸吻合部腫瘍　141
チロキシン　39
チロシン　37, 230
陳述記憶　198, 253, 276
鎮静作用　274

つ

椎間円板　99
椎間関節　108
椎間孔　103
椎間板造影　176
椎間板ヘルニア　156
椎弓　103
椎骨　103

索引

椎骨動脈　14, 180
椎骨脳底動脈系　14
槌指　164
対臓器　1
椎体　103
椎体圧迫骨折　151
椎体高　151
対麻痺　298
痛風　162, 229
痛風結節　162
痛風性関節炎　162
つきもの妄想　268
2シナプス反射　58
ツチ骨　81
槌指　164
ツベルクリン反応　147
ツリーテスト　281

て

低CO_2血症　26, 225
低アルブミン血症　236
低カルシウム血症　229
低吸収域　209
定型抗精神病薬　273
低血糖（症）　227
提舌障害　196
低炭酸ガス血症　225
低蛋白血症　236
ティネル徴候　177
デュピュイトラン拘縮　163
適応　291
適応障害　257
てこ　95
テストステロン　40
テタニー　188, 229
手続き記憶　276
テニス肘　154
手の休息肢位　121
手の把握反射　125
デュシェンヌ型筋ジストロフィー　202

デュピュイトラン骨折　153
δ線維　87
δ波　72
デローム法　174
転移　278
電位　51
転移性腫瘍　139
てんかん　261
転換　294
てんかん気質　278
転換症状　260
転換性運動障害　260
転換性障害　259
転換性ヒステリー　256
電気けいれん療法（電気ショック療法）
　　250
電撃痛　188
伝導失語　195
点頭発作　262
伝導路　72
テント下腫瘍　189
テント上腫瘍　189
デンバー式発達スクリーニング検査　128
デンプン　4, 47
展望記憶　277
天幕上, 天幕下　64

と

同一化　292
頭位分娩　298
投影　291
投影法　279, 281
投影法（検査）　280
頭蓋表筋　113
透過性　49, 131
導管　35
動眼神経　76
動眼神経核　76
動悸　258
同期　48

索引

道具的条件付け 275
洞結節 21, 215, 216
瞳孔 196
瞳孔括約筋 83
統合失調症 243
橈骨 102
橈骨遠位端骨折 153
橈骨神経 118
橈骨頭 102
橈骨動脈 14
橈骨輪状靱帯 112
動作性IQ 252
動作性テスト（動作性検査） 283
洞察 290
糖質コルチコイド 39
投射 291
等尺性収縮 119
投射性線維 68
豆状骨 102
動静脈較差 18
洞(性)徐脈 215
陶酔感 264
銅代謝障害 229
頭頂葉 70
疼痛性側弯症 157
糖尿病 227
糖尿病性腎症 228
糖尿病性ニューロパチー 228
糖尿病性網膜症 228
逃避反射 58, 127
頭部外傷後後遺症 194
頭部挙上訓練 205
洞不全症候群 214
洞房結節 21
動脈 12
動脈血酸素（O_2）分圧 27
動脈血二酸化炭素（CO_2）分圧 27
動脈硬化（症） 137
動脈瘤 179
銅 229

動揺性肩関節 159
動揺(性)歩行 207
トゥレット障害 254
特異的複雑音声チック 254
特異動的作用 6
独語 243
特発性骨壊死 132
特発性側弯症 157
特発性てんかん 261
トークン 289
トークンエコノミー法 289
吐血 231, 232
突進歩行 207
ドーパミン 37, 50, 61, 182
取り入れ 292
トリグリセリド 4
トリプシン 35
鳥目 296
努力呼息 28
トルエン 264
トルク 96
トレッドミル法 217
トレンデレンブルグ徴候 123, 178
ドロップアームサイン 177
トロンビン 9
鈍感性 278
貪食 145
貪食細胞 145
遁走（とんそう） 259

な

ナイアシン 6
内観法 288
内観療法 270, 288
内胸静脈 17
内頸静脈 16
内頸動脈 14
内頸動脈閉塞症 181
内向性 280
内向的 284

索引

内肛門括約筋　32
内痔核　233
内耳神経　77
内臓　1
内臓筋　1
内側骨折　152
内側膝状体　80
内側側副靱帯　111
内側縦アーチ　121
内側毛帯　61
内側翼突筋　115
内的適応　291
内的動機づけ　98
内頭蓋底　104
内尿道括約筋　44
内尿道口　44
内胚葉　48
内反股　102
内反膝　160, 164
内反小趾　165
内反尖足　165
内反足　165
内反肘　163
内分泌器　35
内分泌疾患　237
内分泌　35
内包　68
内膀胱括約筋　44
軟口蓋　28
軟骨　99, 105
軟骨炎　154
軟骨下骨　101
軟骨結合　105
軟膜　65, 181

に

Ⅱ（群）線維　87
2 型糖尿病　227
肉芽　134
肉芽腫　141

ニコチン酸　6, 190, 230
二酸化炭素分圧　27
二次終末　86
二次性骨粗鬆症　155
二次性変形性股関節症　159
21 トリソミー　297
二重支持期　124
二重人格　294
二尖弁　20
二点識別覚　89
二点識別覚障害　206
ニトログリセリン　242
二分脊椎　157
2 峰性　123
日本脳炎　190, 226
乳頭筋　20
乳頭体　71, 253
乳糜　23
乳糜槽　23
ニュートン　96
ニューヨーク心臓協会　213
ニューラプラキシア　169
ニューロトメーシス　169
ニューロパチー　169, 206
尿管　44
尿管結石　239
尿細管　43
尿酸　41, 130, 162, 229
尿酸塩結晶　130
尿失禁　180, 258
尿素　41
尿崩症　238
尿路感染　227
尿路結石　239
妊娠高血圧症候群　220
妊娠中毒症　220
認知　275
認知行動療法　270, 286, 287
認知症　250, 255
認知症検査　251

認知症スクリーニング検査 251
認知発達 289
認知発達的メカニズム 289
認知療法 270

ね

ネグレクト 269
熱傷 173
熱発 241
熱量 96
ネフローゼ症候群 239
ネフロン 42, 43
粘液水腫 238
粘液腺 30, 33
粘着性 278
捻髪音 224
粘膜 28
粘膜下組織 28
粘膜筋板 28
粘膜固有層 28
粘膜上皮 28
粘膜ヒダ 28, 30

の

脳圧 19
脳圧亢進 191
脳炎 190
脳回 69
脳下垂体 35
間脳 62
脳幹反射 78
脳器質性障害 129
脳弓 68
脳血管障害 179, 250
脳血管性認知症 250
脳血栓 179
脳血流量 180
脳溝 75
脳梗塞 179, 250
脳挫傷 193
脳室 75, 180
脳出血 179, 250
脳腫瘍 139, 189
脳症 190
脳神経 75, 76
脳神経核 76
脳神経障害 196
脳髄液圧 19
脳性ナトリウム利尿ペプチド 238
脳性麻痺 298
脳脊髄液 48, 65, 180, 209
脳脊髄膜 65
脳塞栓 179
脳卒中片麻痺 180
脳地図 66
脳底動脈 14
脳底動脈解離 181
能動義手 175
脳動静脈奇形 181
脳動脈瘤破裂 181
脳波 71
脳梅毒 189
脳葉 70
脳梁 68
罵り 254
飲み込み反射 33
ノルアドレナリン 37, 40, 50, 61
ノルエピネフリン 37, 50

は

把握反射 125
胚 48
バイオフィードバック（法） 287
徘徊 253
肺活量 26
肺活量比 26
肺気腫 220
肺胸膜 25
肺虚脱 221
肺結核（症） 222

敗血症 226
肺高血圧症 222
肺循環 18
肺静脈 17
肺性心 213
肺線維症 221
肺尖部 25
肺塞栓症 222
肺動脈弁 11
梅毒トレポネーマ 189
排尿機能 41
排尿筋 44
排尿（反射）中枢 41
排便中枢 33
肺胞 25
廃用 132, 295
肺葉 25
胚葉 48
廃用症候群 295
HTPテスト 281
バウムテスト 281
破瓜型統合失調症 243
パーキンソニズム 182, 187
パーキンソン症候群 182
パーキンソン病 182
白質 66
白日夢 247
薄束 74
白内障 296
剝離 149
麦粒腫 296
暴露療法 287
跛行（はこう） 160
破骨細胞 135
箱庭療法 271, 286
はさみ足歩行 207
バージャー・アレン体操 218
バージャー病 218
長谷川式簡易知能評価スケール 251, 252
バセドウ病 238

パーソナリティ障害 260
パチニ小体 92
バチ指 224
発汗 258
白筋（線維） 57
バック 281
白血球 10, 144
発達課題 289
発達検査 127, 289
発達障害 265
発達心理 289
発痛物質 148
発熱 241
抜毛症 259
パニック 258
パニック障害 256
パニック発作 258
ハバース管 100, 154
羽ばたき振戦 186
バビンスキー反射 126, 210
パーフェクトOサイン 170
パブロフ 275
パペッツ回路 70
パラシュート反応（反射） 126
パラソルモン 36
馬力 96
バリスム 192
パリラリア 254
バルサルバ試験 18
バルサルバ洞 18
バレー徴候 185
破裂孔 105
ハロペリドール 273
パワー 96
半規管 79, 80
半球 63
反響言語 267
反響症状 267
反響動作 267
半月板 160

索 引

半月板損傷　160, 178
半月ヒダ　31
半月弁　21
瘢痕拘縮　134
反作用　121
反射　79
反社会的　291
反射弓　210
反射性交感神経性ジストロフィー　167
反射性膀胱　171
半身麻痺　179
半側空間無視　194
反張膝　160
ハンチントン（舞踏）病　184
反動形成　292
パンヌス　162
反応性愛着障害　269
汎発性 Lewy 小体病　251
晩発性小脳皮質萎縮症　187
反復言語　254
反復性肩関節脱臼　159

ひ

悲哀　277
被害妄想　243, 268
非可逆的　210
被殻　67, 68
皮下結節　162
皮下出血　241
光駆動　71
非器質性遺尿症　255
引き抜き損傷　169
ひきよせ締結法　174
鼻筋横部　114
鼻腔　24
腓骨神経麻痺　170
腓骨頭　102
腓骨頭下　102
鼻根筋　114
膝折れ現象　160

膝関節ロッキング（現象）　161
膝くずれ（現象）　161
非識別性触覚　91
皮質延髄路　73
皮質脊髄路　73
脾腫　235
微絨毛　31
尾状核　67, 68
脾静脈　17
肘離断性骨軟骨炎　154
皮疹　204
ヒス束　21
ヒスタミン　148
ヒステリー　256
脾臓　32
肥大　135
肥大型心筋症　213
非対称性緊張性頸反射　127
ビタミン　6
ビタミンA　83, 296
ビタミンB_1　6, 231, 253
ビタミンB_{12}　233
ビタミンB_1欠乏症　231
ビタミンB_3　6
ビタミンC　237
ビタミンD　154
悲嘆　277
ピック病　251
引っ込め反射　58
非定型抗精神病薬　273
被毒妄想　268
ヒト白血球抗原　144
ヒト免疫不全ウイルス　142, 225, 226
泌尿器疾患　239
泌尿器の構造　42
否認　293
皮膚　90
皮膚癌　297
皮膚筋炎　204
皮膚血管拡張　64

皮膚血管収縮 64
飛沫核 227
飛沫感染 142
肥満型 278
びまん性 250
びまん性軸索損傷 193
びまん性汎細気管支炎 221
ヒュー・ジョーンズの分類 223
ヒューター三角 122
憑依妄想（ひょういもうそう） 268
病因 129
描画法 282, 283
病原体 142
表在感覚 91, 199
表在受容器 91
標準予防策 226
表情筋 113
病巣症状 208
病的骨折 151
病的反射 79, 210
日和見感染 142
平山病 201
非律動（性） 149
非流暢 195
ビリルビン 7, 149, 189
疲労骨折 157
広場恐怖 257
ピロリン酸カルシウム 130
ピロリン酸カルシウム結晶 230
卑猥 254
貧血 137
貧困化 245
貧困妄想 267
頻脈 215, 258

ふ

ファーター乳頭 31
ファーレン徴候 177
不安 292
不安階層表 258, 289

不安障害 257, 271
不安症状 257
不安神経症 256
不安定狭心症 214
不安発作 257
部位覚 89
フィブリノゲン 9
フィブリン 9, 166
風景構成法 289
フェニトイン 274
フェニルアラニン 230
フェニルケトン尿症 229
フェノバルビタール 274
不応期 51
フォークォーター用義手 175
フォルクマン拘縮 167
不穏 247, 253
不可逆的 210
負荷心電図検査 217
不均衡症候群 236
複屈折性 81
複合感覚 199
副交感神経 3
副甲状腺 36
副甲状腺ホルモン 39
複雑音声チック 254
複雑骨折 151
複雑部分発作 262
複視 197
復唱困難 195
復唱障害 205
副神経 78
副腎静脈 16
副腎髄質 36, 50
副腎髄質ホルモン 40
副腎皮質 36, 39, 40
副腎皮質刺激ホルモン 39
副腎皮質ステロイド薬 242
腹水 235
腹大動脈 13

索引

副伝導路　216
腹部消化器　29
腹部静脈怒張　235
腹部大動脈瘤　219
腹部膨満　235
腹壁反射　59
福山型先天性筋ジストロフィー　203
不減衰伝導　50
不顕性感染　142
不合理　258
浮腫　136
不随意運動　192
ブチアリン　35
不注意　266
ブチロフェノン系定型抗精神病薬　273
舞踏運動　186
ブドウ糖　90
ブドウ糖　47
舞踏病　186
ぶどう膜　82
負の電位　51
部分発作　262
普遍的無意識　284
不満　294
不眠　258
フライバーグ病　156
プライミング　277
ブラウン・セカール症候群　171
ブラジキニン　148
フラッシュバック　258
フランクル　288
プリオン　143, 183
振子運動　175
フリードライヒ（型）失調症　186
プリン体　130, 162, 229
ふるえ　258
プルキンエ細胞　64
プルキンエ線維　21
ブルジンスキー徴候　192
プレート固定法　174

フロイト　286
ブローカ失語　195
プロゲステロン　40, 41
プロスタグランジン　148
ブロードマン　280
プロラクチン　38
分化度　138
吻合部腫瘍　141
粉砕骨折　151
文章完成法テスト　281
分娩　298
分娩麻痺　169
分回し歩行　208
噴門　30
噴門腺　30
分離　292
分離症　157
分離すべり症　157
分離不安障害　257
分裂気質　278
分裂膝蓋骨　160

へ

平滑筋　1
平衡感覚　79
平衡砂　80
平衡反応　89
閉所恐怖　257
閉塞性換気障害　220
閉塞性血栓血管炎　218
閉塞性動脈硬化症　218
閉塞性肺疾患　220
平板化　246
平面関節　107
ベクトル　97
ペースト状食物　206
βアドレナリン受容体　37
βアミロイド　250, 251
β遮断薬　241
β線維　87

索 引

ベーチェット病　240
ベッカー型筋ジストロフィー　202
ベッツ細胞　85
ベネット骨折　153
ペプシン　35
ヘム　9
ヘモグロビン　9, 223
ペラグラ（脳症）　190, 230
ヘリコバクター・ピロリ　232
ペルテス病　155
ヘルパーTリンパ球　10
辺縁系　71
辺縁系脳炎　190
変形拘縮　163
変形性関節症　163
変形性股関節症　159
変形性膝関節症　160
変形性脊椎症　163
変性　131
ベンゾジアゼピン　274
ベンゾジアゼピン系抗不安薬　273
ベンダー・ゲシュタルト・テスト　282
扁桃体　71
ベントン視覚記銘検査　193
扁平骨　101
扁平上皮癌　139
扁平足　165
ヘーン・ヤール重症度ステージ　182
ヘンレ係蹄　42
ヘンレのループ　43

ほ

ボイタ法　295
防衛機制　291
方向　97
膀胱　44
抱合型ビリルビン　7, 149
膀胱括約筋　41, 44
膀胱直腸障害　199
放散痛　188

傍糸球体細胞　43
房室結節　21, 216
房室弁　20
放射線ニューロパチー　169
茫然　258
放線冠　68
乏突起膠腫　140
歩行障害　173
歩行分析　123
歩行率　124
保護伸展反応　126
母指Z変形　164
母指の手根中手関節　109
補償　293
ホスホリラーゼ　47
保続　255
補足運動野　66
細長型　278
保存的治療　152
ボーダーライン　260
ボタン穴変形　163
発作性上室性頻拍　216
ポット骨折　153
ホッピング反射　126
ボツリヌス中毒症　201
ボツリヌス毒素　143, 201
ホフマン反射　210
ボーマン嚢　42
ポリオ　201
ポルフィリン症　230
ホルモン　49, 237
ホルモン受容体　37
ホルモンの日内変動　36
本態性　218

ま

マイスネル小体　92
マイボーム腺　296
膜電位　51
マクマレーテスト　178

341 索引

ま

マクロファージ 10, 134, 135, 225
まだら認知症 250
末梢血管抵抗 18
末梢神経 89, 117
末梢神経障害 169, 199
末梢神経叢 89
末梢性化学受容器 3
末端肥大症 237
マニュアル化 279
麻痺 180
麻痺性イレウス 199
マルターゼ 35
マルピギー小体 42
マルファン症候群 166, 297
マレットフィンガー（マレット指） 164
マロリー・ワイス症候群 232
慢性炎 131
慢性気管支炎 220
慢性硬膜下血腫 181
慢性糸球体腎炎 239
慢性副腎皮質機能低下症 238
慢性閉塞性肺疾患 220

み

ミエリン鞘 85
ミエログラム 176
ミオクロニーてんかん 263
ミオクロニー発作 263
ミオクローヌス 193
ミオグロビン 54, 56, 57
ミオシン 53, 54
ミオトニア 193
ミオパチー顔貌 203
右リンパ本幹 24
ミトコンドリア 49
ミニメンタルステート検査 251, 252
ミネソタ多面人格目録 280
未分化型 138
脈絡叢 65
三宅式記銘力検査 252

ミュンヒハウゼン症候群 260

む

無為 247
無意識 284
無意識的過程 284
無関係対語 252
無感動 258, 277
無呼吸 224
ムコ多糖類 4
無酸素性作業閾値 5
無酸素性脳症 190
無糸分裂 48
無髄神経 85
むちゃ食い 265
夢中遊行症 265
ムチン 34
無痛性分裂膝蓋骨 160
無痛性リンパ節腫脹 141
無動 182, 183, 261
無腐性骨壊死 133
無欲 258

め

明順応 81
明所視 82
迷走神経 3, 78
酩酊歩行（めいていほこう） 208
滅裂思考 245
めまい 258
メラトニン 38
メラニン細胞 136
メラノサイト 136
メルケル盤 92
免疫 144
免疫応答 144
免疫グロブリン 10, 11, 145

も

毛細血管網 12

索 引

毛細リンパ管 23
網状赤血球 137
妄想 243, 267
妄想型統合失調症 243
妄想気分 246
妄想体験 246
妄想知覚 246
妄想着想 246
毛包受容体 92
網膜 84
網膜色素変性症 296
毛様体（毛様体筋） 84
網様体脊髄路 73
もうろう状態 254
モーズレイ性格検査 280
模擬実習 285
モデリング 275
物忘れ 250
モーメント 97
もやもや病 181
モラトリアム 290
森田正馬 285
森田療法 271, 285
モーレーテスト 176
モレノ 288
モロー反射 125
モンテギア骨折 153
門脈 17, 235
門脈圧亢進 235

や

薬物性歯肉過形成 274
役割演技 285
ヤコブソン法 272
夜盲症 296

ゆ

有関係対語 252
有鉤骨 102
有糸分裂 48
有髄神経 85
融通 260, 269
有痛性分裂膝蓋骨 160
有頭骨 102
誘発帯 295
有毛細胞 80
幽門 30
幽門括約筋 30
遊離脂肪酸 8
床反力 123
輸出細動脈 43
輸入細動脈 43
ユングの性格類型 284

よ

葉 25
葉気管支 25
溶血 236
腰静脈 16
腰神経叢 90
陽性支持反応 127
陽性症状 243, 245
陽性転移 278
腰椎45°斜位像 176
腰椎穿刺法 209
腰椎椎間板症 177
腰椎椎間板ヘルニア 177
腰椎分離症 157
腰膨大 60
腰リンパ本幹 24
溶連菌 143
抑圧 291
抑うつ 248, 278
翼状肩甲 170, 203
翼突筋 29, 115
横アーチ 121
吉本伊信 288
予備吸気量 26
予備呼気量 26
Ⅳ（群）線維 87

索引

IV型アレルギー 146

ら

来談者中心療法 286
ライトテスト 177
ラクターゼ 35
ラクナ梗塞 179
ラセーグ徴候 177
らせん関節 107
らせん形終末 86
ラックマンテスト 178
ラポール 278
ランヴィエ(の)絞輪 52, 85
卵円窩 20
卵円孔 20, 105
卵円孔弁 20
ラングハンス巨細胞 134, 225
卵形嚢 80
ランゲルハンス島 37, 227
ランスバリー指数 162
ランドウ反射 126
ランバート・イートン症候群 203
卵胞刺激ホルモン 40
卵胞ホルモン 41

り

リウマチ熱 225
リウマトイド因子 144, 162
リウマトイド結節 161, 162
リエゾン精神医学 270
罹患 295
力学 95
力学的エネルギー 95
梨状陥凹 29
梨状筋症候群 168
離人状態 246
リスフラン関節 110
リスフラン切断 173
理想化 293
離脱期 264

離脱症状 263, 264
離断性骨軟骨炎 156
立体覚障害 182
律動(性) 149
律動性不随意運動 192
立毛筋 91
利尿作用 264
利尿薬 242
リバースアクション 121
リパーゼ 35
リハビリテーション医学 295
リープマン現象 264
リーベルキューン腺小窩 31
リボソーム 1
リボソームRNA 1
流涎 206
流行性角結膜炎 296
両価性 248
両脚支持期 124
菱形靱帯 111
良性腫瘍 138
良性線維性中皮腫 141
両側(性)伝導 50
両麻痺 298
緑内障 296
リラクセーション(法) 287
リラクゼーション法 272
理論化 292
リン 7
臨機応変 269
輪状咽頭筋 93
臨床検査 209
輪状甲状筋 93
輪状ヒダ 31
輪走筋 30
リンパ液 23, 48
リンパ管 23
リンパ球 9, 145
リンパ循環 23
リンパ節 23

索 引

リンホカイン 10

る

類骨 101, 136, 154
類上皮細胞 135
ルフィニ小体（ルフィニ終末） 92

れ

冷汗 258
レイノー（現象，病，症候群，徴候） 218
劣等感 270, 293
レット症候群 263
レビー小体型認知症 251
レプチン 38
レルミット徴候 192
連合弛緩 247
連合線維 68
連合反射 185
攣縮 185
レンズ核 67
連続加算 279
レンノックス・ガストー症候群 262

ろ

ロイコトリエン 145
老化現象 163

老人斑 250, 251
老年医学 298
ろ過 41
ローザー・ネラトン線 122
ローゼンツァイク 281
肋間神経 117
ロッキング（現象） 161
ロドプシン 83
ローランド溝（ローランド裂） 75
ロールシャッハテスト 280
ロールプレイ 285
ロンベルグ徴候 187

わ

若木骨折 151
ワーキングメモリー 276
ワクチン接種 226
鷲手（変形） 165, 170
ワット 96
ワーラー変性 131
ワレンベルグ症候群 180
腕尺関節 108
腕神経叢 89, 90
腕神経叢麻痺 169
腕橈関節 108

**PT・OT国家試験共通問題
頻出キーワード1800**

| 2013年11月5日 | 第1刷発行 |
| 2020年2月20日 | 第3刷発行 |

編 者 中島雅美,中島喜代彦
発行者 小立鉦彦
発行所 株式会社 南江堂
〒113-8410 東京都文京区本郷三丁目42番6号
☎(出版)03-3811-7236 (営業)03-3811-7239
ホームページ https://www.nankodo.co.jp/
印刷・製本 公和図書
装丁 阿部賢司

© Nankodo Co., Ltd., 2013

定価は表紙に表示してあります.
落丁・乱丁の場合はお取り替えいたします.
ご意見・お問い合わせはホームページまでお寄せください.

Printed and Bound in Japan
ISBN978-4-524-26895-5

本書の無断複写を禁じます.

JCOPY 〈出版者著作権管理機構 委託出版物〉

本書の無断複写は,著作権法上での例外を除き,禁じられています.複写される場合は,そのつど事前に,出版者著作権管理機構(TEL 03-5244-5088,FAX 03-5244-5089, e-mail: info@jcopy.or.jp)の許諾を得てください.

本書をスキャン,デジタルデータ化するなどの複製を無許諾で行う行為は,著作権法上での限られた例外(「私的使用のための複製」など)を除き禁じられています.大学,病院,企業などにおいて,内部的に業務上使用する目的で上記の行為を行うことは私的使用には該当せず違法です.また私的使用のためであっても,代行業者等の第三者に依頼して上記の行為を行うことは違法です.

国試過去問を解く **3・4年生** はもちろん
勉強を始める **1年生** にもオススメ!

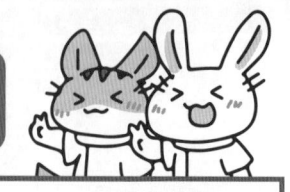

国試合格へ最短! 簡単! PT単!
イラストで覚えるPT専門問題頻出単語1500

● 編集　中島 雅美　中島 喜代彦

単語の意味が分かれば,
問われている内容を理解できる→解答できる→国試に受かる!

PT専門分野の必修単語を1冊にまとめた単語帳

異常歩行や各種体操など,イメージして覚えたい単語には図を掲載

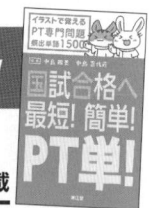

■B6変型判・530頁　2019.2.　ISBN978-4-524-26195-6　定価3,520円(本体3,200円+税)

PT単の使い方——その1"読経"

面倒だと思っても,とにかく声に出して医学用語を読む.最初は意味が分からなくても,お経のようにひたすら読む.これを徹底して毎日行うことで,国試得点力は確実に上がります.

確実に声に出して読めるよう,すべてのキーワードには読み仮名が付いています.

グループ学習の場合,互いに声を合わせるとよいでしょう.他の人の声に合わせる努力をすることは,記憶の定着によい効果をもたらします.

索引語を読み上げた音声に合わせて1人で読むこともできます.

音声データと索引ページのPDFは右記のリンクよりダウンロードできます.

PT単の使い方——その2"描画"

PT単では,多くの単語が図を用いて解説されています.
その図を自分で描く練習が"描画"です.

まず2人～3人のチームに分かれ,図を用いて解説された
単語を1人が選びます.

他の人はPT単を見ないでその単語を図にします.

"描画"の担当の人は,その単語の意味や関連情報について
相手に説明しながら図を仕上げていきます.

相手に説明しながら描画をできるようになれば,"医学用語の
意味をイメージして理解できるようになった"といえるでしょう.

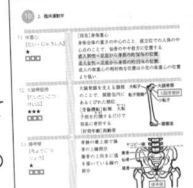

使い方の詳細を南江堂WEBサイトで公開しております